医院感染预防与控制
标准操作规程

第2版

主编

胡必杰　高晓东　韩玲样　王世浩

主审

郭燕红

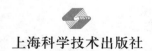

上海科学技术出版社

图书在版编目(CIP)数据

医院感染预防与控制标准操作规程 / 胡必杰等主编.
—2版. —上海:上海科学技术出版社,2019.5 (2025.1 重印)
ISBN 978 - 7 - 5478 - 4436 - 6

Ⅰ. ①医… Ⅱ. ①胡… Ⅲ. ①医院-感染-预防(卫生)-技术操作规程②医院-感染-控制-技术操作规程
Ⅳ. ①R197. 323 - 65

中国版本图书馆 CIP 数据核字(2019)第 076739 号

医院感染预防与控制标准操作规程(第2版)

主编 胡必杰 高晓东 韩玲样 王世浩
主审 郭燕红

上海世纪出版(集团)有限公司
上海 科 学 技 术 出 版 社 出版、发行
(上海市闵行区号景路 159 弄 A 座 9F-10F)
邮政编码 201101 www.sstp.cn
浙江新华印刷技术有限公司印刷
开本 787×1092 1/16 印张 26.25
字数 570 千字
2010 年 6 月第 1 版
2019 年 5 月第 2 版 2025 年 1 月第 29 次印刷
ISBN 978 - 7 - 5478 - 4436 - 6/R · 1843
定价:65.00 元

内容提要

本书由上海斯菲克微生物应用技术研究中心组织国内几十家医疗机构的医院感染及相关专业专家学者共同编写，是供医院感染管理专职人员和临床医护人员学习、实践医院感染预防与控制标准操作规程的图书。

本书第 1 版出版于 2010 年，在我国医院感染领域产生了广泛的影响。第 2 版根据近年来我国医院感染预防与控制相关法律法规、国内及国际相关指南更新情况、相关学科发展情况等，对各标准操作规程的内容进行了修订。本书围绕手卫生、不同传播途径疾病预防与控制策略、医院感染监测、多重耐药菌管理、医院感染预防与控制重点部门和重点部位、职业安全与防护等 15 个主题，纳入临床常用、重要的 143 个医院感染预防与控制标准操作规程。与前一版相比，此次修订采用了表格形式，使内容更简洁明了；同时配以流程图和简单示意图加以注解说明，增加了本书的可读性及内容的易操作性。

本书的读者对象包括医院感染管理专职人员、临床医护人员等，同时本书还可作为疾病预防与控制、卫生监督等相关工作人员的参考资料。

编者名单

主　编

胡必杰　高晓东　韩玲样　王世浩

主　审

郭燕红

副主编

孙庆芬　切措塔　赵　静　唐红萍

编　委　按姓氏拼音排序

高晓东　韩玲样　胡必杰　黄小强　雷小航　廖　丹　卢　珊　切措塔　孙庆芬　唐红萍
王广芬　王世浩　阎　颖　张　波　张　菊　张　翔　张立国　赵　静　周　密

编　者　按姓氏拼音排序

陈松婷　昆明医科大学第一附属医院

崔扬文　复旦大学附属中山医院

杜凤霞　内蒙古包钢医院

高晓东　复旦大学附属中山医院

韩常新　大连市第六人民医院

韩玲样　铜川市妇幼保健院

胡必杰　复旦大学附属中山医院

黄炳花　山东中医药大学第二附属医院

黄小强　中山市小榄人民医院

雷小航　西北大学附属第一医院(西安市第一医院)

李占结　江苏省人民医院(南京医科大学第一附属医院)

梁睿贞　南京医科大学附属口腔医院

廖　丹　广西壮族自治区妇幼保健院

卢　珊　开封市人民医院

倪明珠　芜湖市第二人民医院

切措塔　九寨沟县人民医院

秦　瑾　河北医科大学第三医院

秦海燕　昆明市第一人民医院

沈　燕　复旦大学附属中山医院

孙　伟　复旦大学附属中山医院

孙庆芬　赤峰学院附属医院

唐红萍　启东市人民医院

王广芬　宁波市医疗中心李惠利医院

王世浩　山东中医药大学第二附属医院

徐子琴　温州市人民医院

许　缤　石家庄市第一医院

许　茜　宜昌市第一人民医院(三峡大学人民医院)

阎　颖　郑州人民医院

杨松梅　承德市中心医院

叶　丹　成都市龙泉驿区第一人民医院（四川大学华西医院龙泉医院）

臧金成　洛阳市中心医院

张　波　大连医科大学附属大连市友谊医院

张　菊　成都市龙泉驿区第一人民医院（四川大学华西医院龙泉医院）

张　翔　江苏省人民医院（南京医科大学第一附属医院）

张　莹　包头市中心医院

张立国　承德医学院附属医院

赵　静　包头市中心医院

周　密　苏州大学附属儿童医院

周超群　上海市普陀区卫生健康委员会监督所

序　言

　　在世界卫生组织（WHO）公布的 2019 年全球十大健康威胁中，有 6 个与感染病相关。当前，卫生健康保健实践中的获得性感染（现在人们习惯称之为"医院感染"）对大众的个体健康以及整个社会安全所造成的威胁受到世界各个国家和地区政府的日益重视，医院感染预防与控制（以下简称防控）也已经成为全球共同关注的公共卫生与公共安全问题。回顾我国医院感染防控工作的发展历程，自 1986 年在国家层面有组织开展医院感染防控以来，我国的医院感染防控经历了从无到有、从基础到深入、从以经验管理为主到以循证防控为引领思想的过程，医院感染防控逐步走向法制化、科学化和规范化，无论在认识层面还是实践层面，都取得了长足进步。

　　在新的历史时期，医院感染防控面临着新的形势和变化，这集中体现在两个方面。一是感染相关疾病谱的变化，包括重大新发、再发传染病疫情时有发生；慢性感染病、慢性病合并或继发感染带给卫生健康保健服务体系的诊疗与防控压力日益增大；细菌耐药、耐药细菌感染及其防控形势严峻，挑战巨大。二是医学模式创新，医疗管理政策与诊疗模式改变，以及临床诊疗新科技、新技术、新手段和新产品等在整体、连续的医学诊疗照护实践中快速而广泛的应用，给医院感染防控带来许多新课题，对医院感染防控工作也提出了更高的要求。伴随着新时期"健康中国"战略的推进和医药卫生体制改革的不断深化，党和国家对卫生健康工作的要求更高，人民群众对卫生健康服务的期望值也更高，医院感染防控问题已逐步由卫生健康行业内部的专业性问题演变为受到政府和全社会广泛关注的公共管理问题。

　　客观地说，医院感染始终伴随着医学，尤其是临床医学的形成与发展，只要有诊疗活动就有发生医院感染的可能。虽然医院感染难以杜绝，但绝大多数的医院感染可以通过科学、规范、循证、精准的系统管理和个性化、个体化防控来有效预防和应对。近年来，国内外每年都会发生后果严重、具有重大负面影响的医院感染事件。尽管这些事件的外在表现形式多种多样，但是追根溯源，造成这些医院感染发生与传播的原因往往具有很大的相似性——通常是最基础、简单、常规的管理规范和技术操作规程没有被完全且持之以恒地执行。因此，将具有循证依据的医院感染防控措施以标准化文本（SOP）的形式固定下来，并将其引入、应用于临床诊疗实践活动之中,建立标准化、规范化的临床感控操作规程,可有效提升医务人员主动规范诊疗行为的自觉性和严格执行相关感控策略及措施的依从性,真正体现医院感染防控对实现医疗安全与医疗质量目标的重要价值和作用。

复旦大学附属中山医院胡必杰教授带领上海国际医院感染控制论坛(SIFIC)专家团队,依据国内外医院感染防控的最新理论、实践与循证学依据,结合我国国情及医院感染防控工作实践,对《医院感染预防与控制标准操作规程》进行了梳理和修订。本书以临床实际医院感染防控问题为导向,关注其临床实践中的重点和误区,聚焦其主要风险点和关键防控措施及执行细节,致力于将循证感控理念、科学感控要求与诊疗临床实践有机结合,将重要且基础的医院感染防控措施融入重要的临床实践操作流程,真正体现出"真实的防控需求从临床中来,切实的防控策略和措施到临床中去"的医院感染防控思路。本书内容既涵盖了手卫生、清洁消毒和标准预防等感控基础知识,也涉及多重耐药菌感染防控、重点部门(部位)感染防控核心要点等热点话题,同时还对目前尚未引起足够重视的医疗机构内水源性感染、建筑修缮相关感染等提出防控建议,具有很强的实用性、指导性和实践操作性。

自 2009 年以来,胡必杰教授带领的 SIFIC 团队已编撰出版 20 余本医院感染预防与控制相关的工具书及专著,为推动我国医院感染防控理论研究和实践改进做出了卓越贡献。相信本书对提升医院感染防控专职人员和临床医务人员的感控能力同样能够有所帮助,对夯实感控基础知识、加强感控环节质控起到推动作用,助力中国感控进一步向循证化、精准化、专业化的道路迈进。

国家级医院感染质量管理与控制中心主任

付　强

2019 年 4 月　于北京

前　言

标准化管理已成为全球医疗机构进行医疗质量控制的主要措施。规范诊疗流程并形成标准操作规程，再将标准操作规程引入临床医疗管理之中，可更好地消除诊疗风险、提高医疗质量。

SOP(standard operation procedure)即"标准操作规程"，是将某一事件以文件的形式及统一的格式进行描述的标准操作步骤和要求，用以指导和规范日常工作。从质量管理需要的角度来看，标准操作规程就是对某一程序中的关键控制点进行细化、量化和优化。在美国，医院均有成文的《医院科室工作手册》，作为医疗质量管理的标准来完善质量保障体系。标准操作规程的精髓便是"写你所做，做你所写"，标准操作规程明确了人员职责，统一了操作标准，规范了医疗行为，为科室"管理制度化、诊疗规范化、处置程序化、工作指标化、服务标准化"奠定了基础。

自1986年我国的"感控元年"至今，在这三十多年的发展与探索中，医院感染管理组织体系不断完善，先后颁布的医院感染预防与控制（简称感控）指南和行业标准涉及面越来越广泛、内容越来越细化，使我国的感控工作质量有了质的飞跃。而如何将感控规范、指南贯彻于医务人员的诊疗活动全过程中，如何将最新感控理念转化为实践行为，如何提高作为感控主力军的临床医护人员对感控措施的执行力，已逐渐成为一系列亟待解决的问题。

为了提升感控专职人员的专业技能，指导医务人员更高效地掌握并落实医院感染预防与控制过程中的关键点和细化要求，解决临床实践中的感控实际问题，复旦大学附属中山医院胡必杰教授组织上海国际医院感染控制论坛(SIFIC)专家团队在2010年版《医院感染预防与控制标准操作规程(参考版)》基础上，以我国感控相关法律法规为基准，以临床问题为导向，参考美国、欧洲各国感控指南与标准操作规程，致力于将感控要求与诊疗实践相结合，编写了本书，力求打造一整套切实有效的标准操作规程体系。

本书纳入的143个标准操作规程力求贴近临床与实践，内容涵盖重点环节和重点部门，并兼顾基础知识和热点话题；力争将感控措施的关键控制点进行细化但又不失简明扼要；

观点和做法遵循国内感控相关规范标准但不拘泥于此；纳入国际感控循证依据的同时紧密结合国内临床实际情形。与第 1 版相比，第 2 版更多地采用了流程图的形式，使得内容简洁明了并更具有可操作性；对于最新的措施条款及临床常见的误区进行了简要注解和说明，旨在让工作人员"明明白白"去执行，用循证指导实践。本书可为各医疗机构制订标准操作规程提供参考和借鉴，部分流程图及附表可直接复制使用。本书是医院感染专职人员、临床医护人员进行医院感染预防与控制工作的工具书，同时还可作为从事疾病预防控制、卫生监督工作人员的参考资料。

由于编写时间仓促，编写人员能力有限，错漏之处在所难免，恳请广大读者批评指正。读者可通过 SIFIC 论坛（http：//bbs. sific. com. cn/）、SIFIC 感染网（http：//www. sific. com. cn/）以及 SIFIC 感染官微等途径提出改进意见和建议，以便我们共同提高。

最后，向致力于本书编撰、审核的所有作者与专家致以衷心的感谢，在本书编写过程中，编者们查询循证依据，用心撰写，付出了艰辛的努力；向 SIFIC 的广大会员们致以感谢，是你们的疑问，为本书的撰写提供了动力与素材，也使我们的编写更有针对性；向上海科学技术出版社表示衷心的感谢，你们的严谨为书稿质量和如期出版提供了保障。

本书编委会
2019 年 4 月

目 录

第1章

手卫生

1. 医务人员手卫生基本原则

持有部门:		文件编号:	
制订者:	审核者:	版次:	
制订日期:	审核日期:	执行日期:	

措施类别	关 键 控 制 点	说 明
手卫生指征与方法的选择	1. 手卫生指征:"两前三后",即:① 接触患者前;② 清洁/无菌操作前;③ 体液暴露风险后;④ 接触患者后;⑤ 接触患者周围环境后。 2. 手部没有肉眼可见污染时,宜首选速干手消毒剂进行卫生手消毒。 3. 当手部有血液或其他体液等肉眼可见的污染时,应选择流动水 + 皂液洗手。 4. 手部被手足口病相关病毒、轮状病毒等对醇类消毒剂不敏感的病原微生物污染后,不应选择含醇类速干手消毒剂。 5. 艰难梭菌芽孢能够抵抗醇类消毒剂,手部接触可能受到艰难梭菌污染的表面后,应用肥皂(皂液)和流动水洗手,而非使用含醇类的手消毒剂进行卫生手消毒。	戴手套不能代替手卫生,戴手套前、摘手套后应进行手卫生。
手 卫 生 设施	1. 手卫生设施包括流动水、洗手液(皂液)、干手物品、速干手消毒剂等。速干手消毒剂应放置在方便医务人员拿取的位置。 2. 重症监护病房宜每床配备速干手消毒剂,其他病房至少每间病室配备速干手消毒剂。 3. 干手物品首选干手纸。 4. 洗手池应防喷溅,洗手池应与废液倾倒池分开。 5. 洗手池与治疗物品准备台面、清洁物品放置台面距离宜>1 m。 6. 重点部门应配备非手触式水龙头。 7. 新生儿重症监护病房、移植病房等医院感染高危病房的水龙头不宜选择电子水龙头。	1. 电子水龙头比手动/肘碰/脚踩式水龙头更容易污染,从而引发水源性感染。 2. 外科手消毒设施请参照"3. 医务人员外科手消毒标准操作规程"。

手卫生设施	8. 选择手消毒剂、清洁用品时应考虑到产品的刺激性、香味及护肤效果。 9. 如有条件，应保持洗手水温适宜。	
注意事项	1. 手卫生时最易忽视的地方为拇指、指尖及指缝，确保这些部位揉搓到位比强调所需时间、揉搓顺序更重要。 2. 卫生手消毒揉搓方法可分为六步法、三步法。与六步法相比，三步法对提高手卫生依从性和正确性可能更有效。	卫生手消毒参照"2. 医务人员卫生手消毒标准操作规程"。
其他管理要求	1. 应开展手卫生依从性、正确性监测及手卫生用品消耗量监测，并反馈监测结果，根据监测情况持续改进质量。 2. 应鼓励患者及家属参与手卫生。 （1）在病室及公共场所放置速干手消毒剂并张贴手卫生宣传图（手卫生指征及手卫生方法），鼓励患者及家属、探视人员在手卫生时机内执行手卫生； （2）鼓励患者及家属监督、提醒医务人员规范执行手卫生。	监测方法及要求参照"27. 手卫生依从性监测标准操作规程"。

 参 考 文 献

[1] 中华人民共和国卫生部. WS/T 311—2009 医务人员手卫生规范［EB/OL］.（2009 - 04 - 01）［2018 - 12 - 01］. http：//www. nhfpc. gov. cn/zwgkzt/s9496/200904/40118. shtml.

[2] 中华预防医学会医院感染控制分会. 中国艰难梭菌医院感染预防与控制指南［J］. 中华医院感染学杂志,2018,28(23)：3647 - 3679.

[3] Yapicioglu H，Gokmen TG，Yildizdas D，et al. Pseudomonas aeruginosa infections due to electronic faucets in a neonatal intensive care unit［J］. J Paediatr Child Health，2012，48：430 - 434.

[4] Wendel AF，Kolbe-Busch S，Ressina S，et al. Detection and termination of an extended low-frequency hospital outbreak of GIM-1-producing pseudomonas aeruginosa ST111 in Germany［J］. Am J Infect Control，2015，43：635 - 639.

[5] Tschudin-Sutter S，Sepulcri D，Dangel M，et al. Simplifying the World Health Organization protocol：3 steps versus 6 steps for performance of hand hygiene in a cluster-randomized trial［EB/OL］.（2018 - 11 - 03）［2019 - 04 - 01］. https：//academic. oup. com/cid/article - lookup/doi/10. 1093/cid/ciy948.

2. 医务人员卫生手消毒标准操作规程

持有部门:		文件编号:	
制订者:	审核者:	版次:	
制订日期:	审核日期:	执行日期:	

定义：卫生手消毒是指医务人员用手消毒剂揉搓双手，以减少手部暂居菌的过程。

措施类别	关 键 控 制 点
适用情形	1. 当医务人员在手部没有肉眼可见污染时，宜优先选择速干手消毒剂进行卫生手消毒。 2. 使用速干手消毒剂进行卫生手消毒比使用流动水洗手更有优势。 （1）能更有效地杀灭致病菌和减少手部细菌数量； （2）所需时间更少、更方便，从而更有利于提高手卫生依从性； （3）因含有护肤成分，与肥皂（皂液）相比，引起皮肤干燥、受损情况少见。
手消毒剂的选择	1. 卫生手消毒时首选速干手消毒剂，过敏人群可选用其他手消毒剂。 2. 对手足口病相关病毒、轮状病毒等对醇类不敏感的肠道病毒不应选用含醇类消毒剂，而应选择含其他有效成分的手消毒剂。 3. 医务人员对选用的手消毒剂应有良好的接受性，包括气味、刺激性、护肤效果等方面。
揉搓	1. 揉搓方法可分为六步法、三步法。与六步法相比，三步法对提高手卫生依从性和正确性可能更有效。 2. 揉搓步骤不分先后，卫生手消毒总时长宜为20～30秒。确保指尖、拇指等部位揉搓到位比强调所需时间和顺序更重要。
医务人员卫生手消毒方法	准备卫生手消毒 ↓ 取液 取适量手消毒剂于掌心 ↓

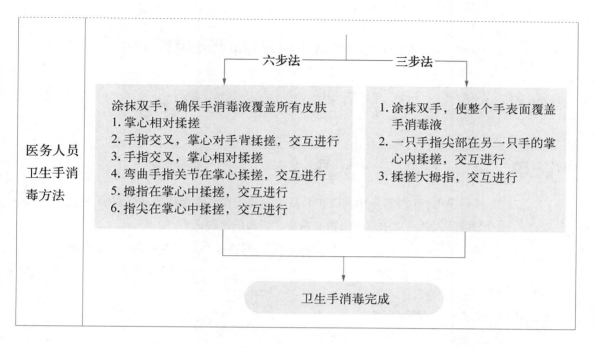

参考文献

[1] 中华人民共和国卫生部. WS/T 311—2009 医务人员手卫生规范[EB/OL]. (2009 - 04 - 23)[2019 - 01 - 10]. http://www.nhfpc. gov. cn/zwgkzt/s9496/200904/40118. shtml.
[2] 高晓东,韩玲样,卢珊,等. 基层医疗机构感染预防与控制 500 问[M]. 上海:上海科学技术出版社,2017.
[3] Tschudin-Sutter S,Sepulcri D,Dangel M,et al. Simplifying the World Health Organization protocol:3 steps versus 6 steps for performance of hand hygiene in a cluster-randomized trial [EB/OL]. (2018 - 11 - 03) [2019 - 04 - 01]. https://academic. oup. com/cid/article - lookup/doi/10. 1093/cid/ciy948.
[4] Tschudin-Sutter S,Rotter M L,Frei R,et al. Simplifying the WHO "how to hand rub" technique:three steps are as effective as six — results from an experimental randomized crossover trial[J]. Clinical Microbiology and Infection,2017,23(6):409e1 - 409e4.

3. 医务人员外科手消毒标准操作规程

持有部门：			文件编号：	
制订者：		审核者：	版次：	
制订日期：		审核日期：	执行日期：	

定义	1. 外科手消毒：外科手术前医护人员用流动水和洗手液揉搓冲洗双手，再用手消毒剂清除或者杀灭手部暂居菌和减少常居菌的过程。 2. 免冲洗手消毒剂：主要用于外科手消毒，消毒后不需用水冲洗的手消毒剂。
适用范围	1. 外科手术前。 2. 为不同患者手术之间。 3. 手术过程中手套破损或手被污染时。
原则	先洗手，后消毒。
手 卫 生设施	1. 应根据手术间的数量合理设置洗手池及水龙头数量，每2～4间手术间应独立设置1个洗手池，水龙头数量应不少于手术间的数量。 2. 洗手池大小、高矮应适宜；应设有内缘，能防止水溅出；池面应光滑无死角，易清洁。 3. 水龙头应为非手触摸式。 4. 盛放洗手液的容器宜为一次性使用，重复使用的洗手液容器应至少每周清洁与消毒。 5. 手消毒剂的出液器应采用非手触式，手消毒剂宜采用一次性包装。 6. 应配备计时装置、外科手消毒流程图。
注意事项	1. 不应戴假指甲、装饰指甲，保持指甲和指甲周围组织的清洁。 2. 术后摘除手套后，应进行手卫生。 3. 洗手与消毒可使用海绵、其他揉搓用品或双手相互揉搓。揉搓用品、清洁指甲用品应一人一用一消毒或者一次性使用，用后应放到指定的容器中，容器定期清洁消毒。 4. 洗手池应每日清洁与消毒。

医务人员外科手消毒方法	准备外科洗手[a] ↓ 1. 湿手：在流动水下淋湿双手 2. 取液：均匀涂抹双手、前臂和上臂下1/3 3. 揉搓： • 按照六步揉搓法揉搓双手及手腕 • 揉搓前臂及上臂下1/3 4. 冲洗：用流动水冲洗双手、前臂和上臂下1/3 5. 擦干：用干手用品擦干双手、前臂和上臂下1/3 ↓ 外科洗手完成，准备免冲洗外科手消毒 ↓ 1. 取适量的免冲洗手消毒剂放置在左手手掌上[b] 2. 将右手指尖浸泡在手消毒剂中（≥5秒） 3. 涂抹[c]：将手消毒剂涂抹在右手、前臂直至上臂下1/3，通过环形运动环绕搓揉前臂至上臂下1/3 4. 重复步骤1~3消毒对侧手臂（左右手互换） 5. 取适量的手消毒剂放置在手掌上，按照六步揉搓法揉搓双手直至手腕[d] ↓ 外科手消毒完成

注：

[a] 洗手之前应先摘除手部饰物，并修剪指甲，长度不应超过指尖。清洁双手时，可使用清洁指甲用品清洁指甲下的污垢和使用揉搓用品清洁手部皮肤的褶皱处。

[b] 左、右侧手及手臂消毒顺序无先后顺序，应确保所有部位消毒到位。

[c] 确保手消毒剂完全覆盖双手、前臂、上臂下1/3皮肤区域直至消毒剂干燥，持续10~15秒。

[d] 手消毒剂的取液量、揉搓时间及使用方法遵循产品的使用说明。

参 考 文 献

[1] 中华人民共和国卫生部. WS/T 311—2009 医务人员手卫生规范[EB/OL]. (2009 - 04 - 01)[2018 - 12 - 01]. http：//www. nhfpc. gov. cn/zwgkzt/s9496/200904/40118. shtml.

[2] 中华人民共和国卫生部. GB 27950—2011 手消毒剂卫生要求[EB/OL]. (2011 - 12 - 30)[2018 - 12 - 01]. http：//www. nhfpc. gov. cn/zhuz/s9488/201207/55360. shtml.

第2章

不同传播途径疾病的
预防与控制策略

4. 标准预防标准操作规程

持有部门：		文件编号：	
制订者：	审核者：	版次：	
制订日期：	审核日期：	执行日期：	

定义：标准预防是基于患者的所有血液、体液、分泌物、排泄物(不含汗液)、破损皮肤和黏膜均可能含有感染性病原体的原则,针对所有患者和医务人员采取的一组感染预防措施。包括手卫生,根据预期可能的暴露选用手套、隔离衣、口罩、护目镜或防护面屏,以及安全注射,也包括采取恰当的措施处理患者环境中污染的物品与医疗器械。

措施类别	干预措施	实施原则
手卫生	按照手卫生指征执行手卫生。	1. 诊疗工作中,应避免不必要的接触患者邻近的环境表面。 2. 手部有血液、体液等可见污染时,应选择皂液和流动水进行洗手。 3. 如果手部无可见污染,宜选择含醇手消毒剂消毒双手。
职业防护	根据预期接触患者的血液、体液或分泌物时暴露的风险,穿戴合适的防护用品。	1. 有可能发生血液、体液喷溅到面部或污染身体时,应根据需要选择佩戴医用外科口罩、防护镜或防护面屏,并穿戴具有防渗透性能的隔离衣或者围裙。 2. 脱下职业防护用品时应注意避免污染自身衣服和皮肤。 3. 离开隔离病室前应脱下职业防护用品并规范处置。
呼吸道卫生／咳嗽礼节	存在呼吸道感染征象的所有人员应遵守呼吸道卫生/咳嗽礼仪。	1. 咳嗽、打喷嚏时使用纸巾遮掩口鼻,使用后丢弃在免触碰式的垃圾桶内。 2. 手被呼吸道分泌物污染后应进行手卫生。 3. 如果病情容许,患者应佩戴医用外科口罩。 4. 如果可行,与患者交谈时应保持至少1米的距离。
设备清洁与消毒	被患者血液、体液污染的器械、设备应规范清洗消毒。	1. 消毒和灭菌之前应使用去污剂去除器械/设备上的有机物。 2. 对器械/设备进行清洁消毒时,工作人员应根据污染程度穿戴合适的个人防护用品。 3. 选择合适的消毒/灭菌方式对器械、设备进行处理。

诊疗环境	应制订环境表面清洁、消毒的工作常规，尤其是高频接触表面。	对容易被病原微生物污染的环境表面应加强清洁并消毒，尤其是邻近患者的物品（如床栏杆、床头桌）和高频接触表面（如门把手、盥洗间内部及周围表面），以上环节的清洁消毒频次应较其他区域（如等候室）更高。
患者安置	如果患者会导致感染风险增加或被感染的风险增加，应优先单间隔离。	1. 条件允许时，存在将感染传播给他人危险的患者（如存在伤口引流、患呼吸道或消化道病毒感染的婴儿）应单间安置。 2. 应根据以下因素决定患者安置： （1）确诊或疑似感染源的传播途径； （2）感染传播的风险因素； （3）该区域其他患者感染后出现不良后果的风险因素； （4）可供使用的隔离病室； （5）可同室安置的患者选择（如相同病原体感染的患者）。
织物	患者使用后的织物应安全包装、转运并洗涤。	1. 收集、包装污染的织物时应尽量避免抖动，以避免污染空气、物体表面和患者。 2. 处理织物时应避免污染物与人体及衣物直接接触。
安全注射	在进行注射操作时，既要使用无菌技术保护患者，也要避免医务人员发生锐器伤。	1. 注射操作时应落实无菌操作技术。 2. 静脉输注的药物应尽量使用单人份药物。 3. 如使用多人份药物，应确保针头、注射器等无菌。

参 考 文 献

[1] Siegel JD，Rhinehart E，Jackson M，et al. 2007 guideline for isolation precautions：preventing transmission of infectious agents in health care settings [J]. Am J Infect Control，35：S65 - S164.

5. 接触预防标准操作规程

持有部门：		文件编号：	
制订者：	审核者：	版次：	
制订日期：	审核日期：	执行日期：	

适用范围：适用于通过直接或间接接触患者或患者周围环境而传播的感染性病原体的预防控制，包括耐甲氧西林金黄色葡萄球菌(MRSA)、耐万古霉素肠球菌(VRE)、艰难梭菌等重要病原微生物；也适用于有证据显示经接触传播可能性较大的综合征的预防控制。

措施类别	干预措施	关键控制点
患者安置	单间安置或集中收治。	1. 当条件允许时，患者应首选单间安置。 2. 当隔离病室不足时，患者安置应遵循下列原则： 　(1) 优先隔离可传播疾病的患者(如开放引流、大小便失禁者)； 　(2) 同种病原体的感染或定植患者同室安置。 3. 当将应实施接触预防的患者与未感染或定植同种病原体的患者同室安置时，应遵循下列原则： 　(1) 避免与感染后会增加不良事件发生风险的患者或易传播感染的患者同室安置，如免疫功能低下、开放伤口或者可能延长住院日的患者； 　(2) 床间距≥1 m，以减少直接接触的机会； 　(3) 无论需要接触预防的患者是一名还是全部，接触该病室不同患者之间都应更换隔离衣并进行手卫生。
手卫生	根据手卫生指征严格执行手卫生。	1. 如手部有可见污染，应使用皂液＋流动水洗手；如无可见污染，宜选择速干手消毒剂消毒双手。 2. 接触诺如病毒、轮状病毒、艰难梭菌、手足口病相关病毒等对醇类不敏感的病原体后，应选择皂液＋流动水洗手。

职业防护用品	手套。	1. 接触患者完整皮肤、物体表面以及靠近患者的物品如诊疗设备、床栏杆时,需戴手套。 2. 进入病室或隔离间时应戴手套。 3. 手部皮肤有伤口时应戴双层手套。
	隔离衣。	1. 当衣服会直接接触患者、可能被污染的环境表面,或者靠近患者的设备时应穿隔离衣。进入病室或隔离间应穿隔离衣,离开诊疗环境前要脱去隔离衣并进行手卫生。 2. 脱下隔离衣后,注意衣服和皮肤不要接触可能污染的环境表面。 3. 隔离衣应每天更换并清洗与消毒,或使用一次性隔离衣。
患者转运	限制患者非诊疗需要的转运与室外活动。	1. 如需转运,应遮盖患者的感染/定植部位。 2. 转运前工作人员要脱下污染的个人防护用品,并进行手卫生。 3. 到达目的科室后应换上干净的防护用品处置患者。
诊疗设备、器械	按照标准预防原则处置诊疗设备、器械。	1. 低度危险性物品(如血压计袖带等)宜选择一次性使用或者专人专用。 2. 如不能专用,每位患者使用后应清洁并消毒。
诊疗环境	隔离病室应增加清洁消毒频率。	1. 环境表面湿式清洁至少2次/天。 2. 高频接触表面(如床栏、床头桌、洗脸台、浴室的盥洗盆、门把手等)以及患者旁的设备应增加清洁消毒频次。
解除隔离		感染已经治愈或者根据特异性的病原学建议。
不推荐的措施	对多重耐药菌感染/定植患者接触的物体表面、仪器设备进行消毒时,增加消毒剂浓度。	不推荐。多重耐药菌仅是对抗菌药物耐药,对消毒剂基本不存在耐药。消毒剂滥用、使用方法不当及浓度过高是消毒剂抗性产生的主要原因,同时消毒剂也可能存在对环境及人员的危害。

 参考文献

[1] Siegel JD, Rhinehart E, Jackson M, et al. 2007 guideline for isolation precautions: preventing transmission of infectious agents in health care settings [J]. Am J Infect Control, 35: S65 - S164.

6. 飞沫预防标准操作规程

持有部门：		文件编号：	
制订者：	审核者：	版次：	
制订日期：	审核日期：	执行日期：	

适用范围：适用于接触确诊或疑似经呼吸道飞沫(飞沫核＞5 μm)传播疾病患者时的预防,如百日咳杆菌、流感病毒、脑膜炎双球菌及 A 群链球菌(特别指抗感染治疗 24 小时内)等病原体。其飞沫核可通过患者咳嗽、打喷嚏或讲话时产生。

措施类别	干预措施	关键控制点
患者安置	优先单间安置。	1. 如条件允许,患者应首选单间安置;条件受限时,应遵循以下原则： (1) 优先安置严重咳嗽和痰多的患者; (2) 同种病原体感染患者同室安置。 2. 如不得不将不同病原体感染患者同室安置,则应遵循以下原则： (1) 避免将感染后会增加不良事件发生风险的患者或易传播感染的患者同室安置,如免疫功能低下或者可能延长住院日的患者; (2) 床间距应≥1 m,并设置隔帘以减少密切接触的机会; (3) 接触每位患者之前都应更换隔离衣并进行手卫生,无论该患者是否需要采取飞沫预防措施。 3. 门、急诊应尽快将需要采取飞沫预防措施的患者安置于检查室内,并指导患者落实呼吸道卫生/咳嗽礼仪。
职业防护用品	进入患者病室,应佩戴医用外科口罩。	1. 接触患者时,应佩戴医用外科口罩。 2. 为患者进行可能产生气溶胶的操作时,应戴医用防护口罩、防护镜或防护面罩等,并穿隔离衣。 3. 在流感大流行时,应遵循最新感染控制指南。 4. 密切接触患者但无飞沫喷溅可能时,除佩戴医用外科口罩外,不建议常规佩戴护目镜、面罩等。

患者转运	减少非诊疗需要的转运。	1. 除非诊疗需要,否则应减少患者转运与室外活动。如确需转运,患者病情容许时,应佩戴医用外科口罩,并落实呼吸道卫生/咳嗽礼仪。 2. 口罩应定期更换。
其他要求	预防经飞沫传播疾病时,应在标准预防的基础上,同时采取飞沫预防措施。	

[1] Siegel JD, Rhinehart E, Jackson M, et al. 2007 guideline for isolation precautions: preventing transmission of infectious agents in healthcare settings [J]. American Journal of Infection Control, 2007, 35(10): S65 - S164.

7. 空气预防标准操作规程

持有部门：		文件编号：	
制订者：	审核者：	版次：	
制订日期：	审核日期：	执行日期：	

适用范围：适用于确诊或疑似经空气传播疾病（如结核分枝杆菌感染、麻疹、水痘、播散性带状疱疹）的预防。

措施类别	干预措施	关键控制点
患者安置	优先将患者安置于空气隔离病室（AIIR）。	1. 优先将患者安置于空气隔离病房。 （1）每小时换气≥6次（已建）或12次（新建/改建）； （2）病室内空气应直接排至室外，否则需经高效过滤后方能排入通风系统或邻近区域； （3）即使安装了压差检测设备（如压力计），使用中的病室仍须每天用直观的检测方法如烟柱、飘带等检测压力差； （4）病室入口和出口的门应随时保持关闭。 2. 无空气隔离病室时，应将患者安置在远离人群密集的相对独立区域，病室应通风良好或具有空气消毒装置。 3. 同一种病原体感染的患者可同住一室。
	门急诊措施。	1. 建立预检分诊、标记等措施体系，以便判断、隔离确诊或疑似需要采取空气预防措施的患者。 2. 尽快将患者安置于空气隔离病房，条件受限时，应为病情许可的患者佩戴医用外科口罩并将患者安置于检查室，限制其活动范围。患者离开后，检查室一般应停止使用1小时以上以达到换气次数要求。 3. 应指导确诊或疑似患者正确佩戴医用外科口罩与落实呼吸道卫生/咳嗽礼仪。患者进入空气隔离病室前不得摘除口罩。

职业防护	医务人员进入隔离病室应佩戴医用防护口罩。	1. 医务人员为肺部、喉部结核或存在结核感染的皮肤损伤患者实施可能产生气溶胶的操作(冲洗、切开引流、水疗)时应佩戴医用防护口罩。 2. 医用防护口罩应经过密合性测试,效能持续 6~8 小时,遇污染或潮湿及时更换。 3. 可以优先安排对麻疹(风疹)、水痘、播散性带状疱疹等疾病有免疫力的工作人员为患者提供诊疗操作,不应安排易感者进入隔离病室。 4. 疑似麻疹、水痘或播散性带状疱疹。 (1) 对于已有免疫力的工作人员佩戴何种类型的口罩尚无建议; (2) 对于易感的工作人员佩戴何种类型的口罩尚无建议。
患者转运	限制非诊疗必要的转运与户外活动。	1. 如患者确需转运或户外活动,病情容许时应佩戴医用外科口罩,并注意呼吸道卫生/咳嗽礼仪。 2. 患者存在水痘或结核杆菌导致的皮肤破损时,应遮盖破损部位。
暴露管理	敏感人群意外暴露后,应尽快注射相应的免疫球蛋白或疫苗。	1. 麻疹:暴露后 72 小时内接种麻疹疫苗或 6 天内注射免疫球蛋白。 2. 水痘:暴露后 120 小时接种水痘疫苗,或 96 小时内注射免疫球蛋白。

 参 考 文 献

[1] Siegel JD, Rhinehart E, Jackson M, et al. 2007 guideline for isolation precautions：preventing transmission of infectious agents in health care settings [J]. Am J Infect Control，35：S65 - S164.

8. 保护性隔离标准操作规程

持有部门：			文件编号：	
制订者：	审核者：		版次：	
制订日期：	审核日期：		执行日期：	

适用范围：适用于造血干细胞移植患者，以减少患者暴露于环境中的真菌(如曲霉属)的机会。

措施类别	干预措施	关键控制点
环境控制	空气净化。	1. 应使用对直径≥0.3 μm 颗粒清除率达到 99.97％的高效过滤器净化隔离病室的进风。 2. 单间病房送风应经过高效过滤，房间的风向应定向流动，直线横贯病床，从房间的一侧进风，另一侧排风。 3. 病室应保持对走廊的相对正压(压力差≥12.5 Pa)。 4. 使用中的病室应每天用直观的检测方法如烟柱、飘带等检测压力差。 5. 应保持房间密封良好，防止室外空气渗入。 6. 病室应使用自闭门。 7. 应配备备用的通风装置以预防紧急情况。
	环境净化。	1. 病室环境表面应使用光滑、无孔、易清洁的材质，不应使用织物。 2. 水平表面如有灰尘应立即湿式清洁，常规清洁缝隙和花洒头等灰尘会沉积的位置。 3. 不应使用地毯。 4. 禁止摆放干花、鲜花及盆栽植物。 5. 不应使用会导致灰尘扩散的除尘方法。
患者管理	尽可能缩短就诊者在保护性病房外逗留的时间。	1. 除因放射检查、手术等无法在隔离病室实施的诊疗操作外，患者不得外出。 2. 患者外出时建议佩戴呼吸防护器，如医用防护口罩。

标准预防及额外预防	所有患者都需采取标准预防,且应根据传播途径采取相应的额外预防措施。	1. 接触患者前、后应进行手卫生。 2. 一般情况下,医务人员或探视者进入病室无须穿戴隔离衣、手套和口罩。 3. 如果确诊或疑似感染,医务人员或探视者进入病室应根据传播途径采取相应预防措施,穿隔离衣,戴口罩和手套。
无推荐的措施		1. 对于其他存在环境真菌感染风险的患者实施保护性隔离尚无建议。 2. 对于无保护性隔离病室时使用微粒呼吸器无建议。

[1] Siegel JD, Rhinehart E, Jackson M, et al. 2007 guideline for isolation precautions: preventing transmission of infectious agents in healthcare settings [J]. American Journal of Infection Control, 2007, 35(10): S65 - S164.

9. 医疗机构水源性感染预防与控制标准操作规程

持有部门:		文件编号:	
制订者:	审核者:	版次:	
制订日期:	审核日期:	执行日期:	

定义:水源性感染属于水传播疾病,是所有与水使用相关感染的通称,涉及菌血症、肺炎、气管支气管炎、尿路感染、手术部位感染等。主要病原体为细菌、真菌和病毒。细菌主要为军团菌、非结核分枝杆菌以及以铜绿假单胞菌和鲍曼不动杆菌为主的革兰阴性杆菌;真菌主要包括曲霉、毛霉、镰刀菌等;病毒如诺如病毒等。

贮水设备 类别	干预措施	关键控制点	说　明
饮用水、自来水以及医院供水系统	1. 控制出水口水温。 2. 对供水系统消毒。 3. 高危人群必要时饮用无菌水,不饮用冷水或冷、热混合水。 4. 维持饮用水标准。 5. 定期监测水样中军团菌数量。 6. 停水、供水系统故障后,应贴标签提示且不要饮用。	1. 使水温 < 20℃ 或 >51℃。 2. 供水系统可选择紫外线、臭氧、热(≥60℃)、二氧化氯、含氯消毒剂消毒,或使用净化系统、安装过滤器等。 3. 如果造血干细胞移植者或者器官移植病区的供水系统检出军团菌,应对供水系统彻底消毒。	间歇性的水流停滞、水中较低浓度消毒剂、适宜的水温,容易造成细菌生长繁殖、形成生物膜,与此相关的危险因素均应警惕。
水槽	1. 洗手水槽和处置废液的水槽应分开。 2. 定期清洁水槽,必要时消毒。 3. 水槽不使用时应保持干燥。	1. 怀疑革兰阴性杆菌通过水槽传播或流行时,应及时去除污染并消毒。 2. 水槽周边应保持干燥,不应摆放无菌物品。	长期潮湿的水槽容易定植细菌,且细菌可伴随水滴飞溅而传播至医护人员的手部,造成再次传播。

软式内镜清洗	1. 终末漂洗使用纯化水或无菌水。 2. 内镜管道使用气枪或者乙醇、异丙醇彻底干燥。	纯化水应符合 GB 5749 的规定，细菌总数 ≤ 10 CFU/100 ml；生产纯化水所使用的滤膜孔径应 ≤ 0.2 μm，并定期更换。	
口腔用水	1. 有条件时，可使用独立供水系统，水源使用无菌水、蒸馏水、去离子水等。 2. 牙科综合治疗台水路系统常规清洁消毒，检测结果参照生活饮用水标准。 3. 如有条件，使用防回吸装置（手机、管道）。 4. 口腔外科操作和种植牙操作应选择无菌水。 5. 免疫缺陷患者治疗时宜选择无菌水。	每次治疗开始前和结束后应踩脚闸冲洗牙科综合治疗台水路系统至少30秒。	口腔用水消毒具体参照"57. 牙科综合治疗台水路系统消毒标准操作规程"。
透析水	1. 定期对水路系统进行消毒。 2. 对透析液中的微生物和内毒素进行常规监测。		具体要求及操作参照本书第 58～64 相关标准操作规程。
心脏体外循环冷热交换器	1. 按照厂商说明书进行维护。 2. 水箱充水或者清洗时采用无菌水或者通过孔径 ≤ 0.22 μm 滤膜过滤。 3. 冷热交换器尽可能远离患者。	如有条件，将冷热交换器放置在单独房间且门窗紧闭。如果放置在手术间，则不将风扇和通风口对着患者，术中保持关闭状态。	
溶媒	避免共用。		

淋浴头	1. 中性粒细胞减少的患者禁止使用淋浴。 2. 使用可拆卸消毒的淋浴装置。 3. 控制水路中军团菌的定植。		
水疗、浴缸	1. 定期清洁消毒浴缸,每次使用后放干水。 2. 烧伤患者进行创面水疗时使用无菌水。 3. 留置各类静脉导管的患者洗澡时应使用透明密闭敷料覆盖导管部位。		1. 烧伤患者进行物理水疗和烧伤创面的清洗时,感染风险较大。 2. 留置中央导管患者洗澡时,发生血流感染的风险较大。
暖箱湿化液、雾化器、氧气湿化水	1. 使用无菌水。 2. 规范清洁消毒。 3. 停止使用时彻底清洁消毒暖箱水槽、雾化器水槽或湿化瓶并排干水分,干燥保存。		氧气湿化水、暖箱湿化液禁止使用自来水。
二次供水水箱	1. 定期对水箱及其管道进行消毒。 2. 如工作允许,应定期排干水分。 3. 必要时,可安装过滤装置。		
洗眼装置	1. 尽量使用无菌水冲洗眼睛。 2. 定期冲洗洗眼装置。		
空调	1. 按照厂家推荐的方式进行维护,定期机械清洁、消毒。 2. 停用后第一次开始使用前应进行维护和彻底清洗。 3. 冷却塔不用时排干水分。 4. 条件允许时,开展军团菌检测。		中央空调通风系统清洗消毒及维护参照"13. 医院集中空调通风系统清洗消毒标准操作规程"。

冰浴用水	1. 对冰浴用水或冰浴容器常规进行清洁、消毒。 2. 血制品解冻时可使用塑料袋/薄膜包裹血液制品,保证其表面干燥。 3. 手术室冲洗液不推荐使用水浴箱加温。 4. 使用无菌水来进行冰浴。		1. 使用污染的水对血制品、母乳、术中冲洗液解冻或保温,容易发生污染。 2. 术中冲洗液加温推荐使用干式加温(如电恒温箱)。 3. 新生儿母乳加温推荐使用干式加温设备或者使用无菌水。
电子水龙头	1. 高危部门(如新生儿重症监护病房等)不宜安装电子水龙头。 2. 可疑电子水龙头污染时应移除水龙头。		1. 电子水龙头比手动式水龙头更容易污染。 2. 电子水龙头的塑料阀门和管道更容易引起铜绿假单胞菌的定植。
水龙头起泡器、存水弯	1. 常规筛查和消毒。 2. 或者永久移除所有的起泡器。	军团菌感染暴发期间,对高危部门的水龙头起泡器进行清洁和消毒,或直接移除。	通常不需要预防措施。
花盆和盆栽植物	免疫缺陷患者病区和重症监护病房禁止摆放盆栽植物和鲜花。		

参 考 文 献

[1] 胡必杰,高晓东,韩玲样,等. 医院感染岗位培训:临床情景试题与解析[M]. 上海:上海科学技术出版社,2018.
[2] H Kanamori, DJ Weber, WA Rutala. Healthcare outbreaks associated with a water reservoir and infection prevention strategies [J]. Clinical Infectious Diseases, 2016, 62(1): 1423 – 1435.
[3] 中华人民共和国国家卫生和计划生育委员会. 软式内镜清洗消毒技术规范 WS 507—2016[J]. 中国感染控制杂志, 2017, 16(6): 587 – 592.
[4] 乔甫,林吉,李婧闻,等. 人工心肺机热交换水箱系统引起心脏手术患者奇美拉分枝杆菌的感染暴发[J]. 中华医学杂志, 2017,

97(42).

[5] Yapicioglu H，Gokmen TG，Yildizdas D，et al. Pseudomonas aeruginosa infections due to electronic faucets in a neonatal intensive care unit [J]. J Paediatr Child Health，2012，48：430-434.

[6] 中华人民共和国国家卫生和计划生育委员会. WS/T 509—2016 重症监护病房医院感染预防与控制规范[EB/OL]. (2017-01-17)[2018-08-12]. http：//www. nhfpc. gov. cn/zhuz/s9496/201701/1f9de66563304061a4fcd7f54a9399fb. shtml.

10. 医院建筑修缮相关感染预防与控制标准操作规程

持有部门：		文件编号：	
制订者：	审核者：	版次：	
制订日期：	审核日期：	执行日期：	

定义：

1. 施工类型：根据预期产尘量、工期以及共用通风空调系统（HVAC）的数量来定义。
2. 感染控制风险分组：根据与施工项目的物理距离或潜在暴露风险，对患者和工作人员进行风险分组。

适用范围：适用于医疗机构建筑建造、房屋拆除或者改建时。

感染防控流程	

准备建筑建造、房屋拆除或者改建

↓

进行感染控制风险评估
- 由医院感染管理委员会下设的建筑小组委员会（多学科团队）进行风险评估
- 评估时需考虑设计要素、建筑要素、遵守要素等

↓

制订感染防控计划

↓

召开临时生命安全会议
- 解决那些在施工或其他损害期间出现的无法纠正的生命安全规范缺陷问题，并对具体补救措施的类型和范围提供指导

↓

教育培训
- 医院感染管理部门对项目负责人和施工人员进行感染防控知识培训，如降尘措施等

↓

施工前感染控制措施落实情况检查

↓

感染防控流程	监测（病例监测和空气监测） • 施工期间进行经空气传播疾病的监测（如曲霉感染）和空气微生物学监测，以确定是否需要中断工程 施工完成，现场验收
其他管理要求	1. 医疗机构在进行新建和（或）改建规划时须考虑感染风险、干预措施和控制策略，可能影响患者健康的所有项目均应进行感染控制风险评估。 2. 感染控制风险评估和感染控制防控计划应作为综合设施计划、设计、建筑和试运行的一部分，应列出感染风险评估提出的设计建议和感染控制风险防控建议。 3. 感染控制风险评估设计要素包括：① 空气隔离与保护性隔离病房的数量、位置和类型；② 流动水洗手设施、手消毒设施以及紧急急救设备（洗眼器和喷淋装置）；③ 特殊的空调系统需要应符合功能需求计划；④ 水路系统应限制军团菌和其他水源性条件致病菌等。 4. 感染控制风险防控建议：要描述避免气源性和水源性生物污染物传播的具体方法，以避免建造以及调试期间，暖通空调和管道系统及设备启用/重启时发生生物污染的传播。 5. 医院感染控制人员可随时巡视项目工地。如果没有遵从降尘措施，或屏障和（或）措施不合格，观察者有责任通知项目负责人和施工监理立即采取补救措施。 6. 大型工程的拆除和（或）建造可能需要分几个阶段，每个阶段都需要单独的施工前感染控制检查。 7. 附件。 　附表 10-1　医疗机构建筑修缮感染控制风险评估表。 　附表 10-2　医疗机构建筑修缮感染控制风险防控计划及预防措施清单。 　附表 10-3　医疗机构建筑修缮感染控制措施依从性巡查单。 　附表 10-4　医疗机构建筑修缮主要外部工程项目降尘核查表。 　附表 10-5　医疗机构建筑修缮主要外部工程项目减少扬尘措施表。 　附表 10-6　医疗机构建筑修缮施工前调查表。

参 考 文 献

[1] 中华人民共和国国家卫生和计划生育委员会. WS/T 512—2016 医疗机构环境表面清洁与消毒管理规范[EB/OL]. (2017-01-17)[2019-02-12]. http://www.nhc.gov.cn/ewebeditor/uploadfile/2017/01/20170105092341798.pdf.

［2］Sehulster L，Chinn RY，CDC，et al. Guidelines for environmental infection control in health-care facilities：recommendations of CDC and the Healthcare Infection Control Practices Advisory Committee（HICPAC）［J］. MMWR Recomm Rep，2003，52(RR 10)：1－42.

附表10－1　医疗机构建筑修缮感染控制风险评估表

项目编号和地点：	施工日期：	预计工期：
项目经理：	承包人：	感染控制人员：
项目经理联系方式：	承包人联系方式：	感染控制人员联系方式：
意见：		

第一步：确定医院改建工程的类型

表 A　施工类型

A 类	检查与非破坏性活动。包括但不限于下列： □ 移除吊顶板材进行检查［最多 4 平方英尺（0.37 m²）］ □ 移动设备、建筑物结构等进行外观检查 □ 粉刷（不打磨） □ 铺贴墙面材料、电力修整工作、小型管道工程以及其他不产生灰尘或不凿墙、不进入天花板等不同于外观检查的活动
B 类	产尘量极少的小范围、短工期的工作。包括但不限于下列： □ 安装通讯电缆 □ 进入行走区域 □ 凿墙或切割天花板，但可以控制扬尘
C 类	中等-大量产尘的工作或需要拆除或移除任何固定的建筑构件或组件（例如台面、橱柜、水槽）。包括但不限于下列： □ 打磨墙面以粉刷或铺贴墙面材料 □ 移除地板和墙面材料、踢脚板、天花板和格子间 □ 砌墙 □ 天花板上的小型管道施工或电气作业 □ 大型缆线施工 □ 任何无法在单个工作班次内完成的活动

D类	大范围的拆迁、建筑和改建项目。包括但不限于下列： ☐ 需要连续倒班的施工 ☐ 严重破坏或移除整个电缆系统 ☐ 新建工程

第二步：鉴定处于不同风险等级的患者群体

表 B　人群和地理风险组别

组1：最低	组2：中危	组3：高危	组4：极高危
☐办公区域 ☐ 行政区域 ☐ 非患者诊疗、候诊或转运区域	☐大厅 ☐ 自助餐厅 ☐ 临床实验室	☐急诊科 ☐ 放射科/CT室 ☐ 产房和分娩室 ☐ 儿内科/儿外科 ☐ 核医学科 ☐ 入院/出院办理区 ☐ 康复治疗科 ☐ 超声心动图室 ☐ 普通内科/外科 ☐ 门诊	☐所有重症监护病房 ☐ 肿瘤病房 ☐ 手术部（包括L&D手术室、麻醉苏醒室） ☐ 灭菌区 ☐ 心肺急性监护病房 ☐ 心导管和血管造影区 ☐ 透析区域 ☐ 肿瘤和骨髓移植病房 ☐ 内窥镜检查区域 ☐ 药物调配区 ☐ 门诊手术中心 ☐ 儿科治疗中心

第三步：通过匹配施工项目与人群风险组别,确认感染防控措施的恰当等级

表 C　施工行为和风险组别矩阵表

施工类型→ 风险水平↓	"A"类	"B"类	"C"类	"D"类
组1	等级Ⅰ	等级Ⅱ	等级Ⅱ	等级Ⅲ/Ⅳ
组2	等级Ⅰ	等级Ⅱ	等级Ⅲ	等级Ⅳ
组3	等级Ⅱ	等级Ⅲ	等级Ⅲ/Ⅳ	等级Ⅳ
组4	等级Ⅲ	等级Ⅲ/Ⅳ	等级Ⅲ/Ⅳ	等级Ⅳ

评估者(项目经理)： 日期：	审查者(感染控制人员)： 日期：

附表10-2　医疗机构建筑修缮感染控制风险防控计划及预防措施清单

项目号和地点：	动工日期：	预计工期：
项目经理：	承包人：	感染控制人员：
项目经理联系方式：	承包人联系方式：	感染控制人员联系方式：

请检查感染控制风险评估确认的该项目的感染控制风险防控计划。

感染防控措施等级	感染防控措施
等级Ⅰ □	1. 施工时，采取措施尽量减少产尘。 2. 进行外观检查后立即放回移动的天花板。 3. 立即使用 HEPA 真空或湿式除尘清除偶然产生的灰尘。 4. 完成作业后清理工作区。
等级Ⅱ （包括等级Ⅰ） □	1. 施工前获得感染控制部门许可。 2. 采取积极措施防止粉尘扩散到空气中。 3. 用水雾化作业表面，以控制切割时产生粉尘。 4. 用胶带密封不使用的门。 5. 通风口可能需要密封，具体操作要求咨询设备管理部门。 6. 用消毒剂擦拭表面。 7. 建筑工人在离开工作区之前，用安装了高效空气过滤器（HEPA）的真空吸尘器清洁衣服。 8. 建筑垃圾采用加盖容器转运。 9. 离开工作区之前用湿拖把和（或）真空 HEPA 过滤装置进行清洁。 10. 在工作区域内（如果安全允许，也可在工作区域外）放置黏性地垫。 11. 通往建筑区域外的天花板或墙壁设置单独的围墙（事先获得许可）。
等级Ⅲ （包括等级Ⅱ） □	1. 工作区域应密封通风口和隔离 HVAC 系统。咨询项目规范。 2. 施工前完成所有关键屏障或移动缓解装置。 3. 正确地密封所有的孔道、管道和缝隙。 4. 利用 HEPA 空气过滤装置，使施工场所内保持负压。

等级Ⅲ (包括等级Ⅱ) □	5. 工作区域彻底清洁以前不要移走屏障。 6. 使用 HEPA 过滤装置进行真空吸尘。 7. 使用消毒剂湿式拖地。 8. 移除屏障材料时,尽量减少泥土和杂物。 9. 湿润建筑垃圾,并保持转运容器密封良好。
等级Ⅳ (包括等级Ⅲ) □	1. 如果墙壁不是整堵墙(由楼面至天花板),暴露的墙壁或天花板的空间必须密封。 2. 建造大厅,需要所有人员在离开工地前使用 HEPA 真空吸尘器清洁衣服或者穿戴布或纸质工作服,每次离开工地时脱掉。 3. 完成的项目在设计与施工方或机构管理人员检查并彻底清洁前,不要移走工作区域的屏障。移走屏障时,尽量减少灰尘和杂物。 4. 完成施工后,移除工作区域 HVAC 系统的屏障。按照既定程序重新启动 HVAC 或水源。 5. 所有进入工地的人员必须穿戴鞋套。每次离开工作区域时,必须更换鞋套。
申请人(项目经理):_____ 日期:_____	审查者(感染控制人员):_____ 日期:_____

附表10－3 医疗机构建筑修缮感染控制措施依从性巡查单

项目编号:_____　　地点:_____　　日期:____/____/____

□ 建筑/拆除项目施工前调查　　　　　　　□ 跟踪调查

	是	否	不适用
1. 建筑围障			
● 围障密封,无渗漏	____	____	____
● 地垫到位,清洁	____	____	____
● 围障门安装有闭门器	____	____	____
● 门框密封,门关闭和密封合适	____	____	____
● 张贴有粉尘危害警示标识	____	____	____

- 有感染风险评估和降尘计划 ____ ____ ____
- 张贴有项目负责人联系方式 ____ ____ ____
- 相邻的天花板完好无损 ____ ____ ____
- 相邻的楼面清洁，无尘埃痕迹 ____ ____ ____
- 正确安装墙壁/天花板围障 ____ ____ ____

评论：_____

2. 空气处理   是   否 不适用

- 围障入口为负压状态 ____ ____ ____
- 围障后面的所有门窗均处于关闭状态 ____ ____ ____
- 负压通风设备处于工作状态 ____ ____ ____
- 负压机过滤网清洁 ____ ____ ____
- 负压排气口完好无损 ____ ____ ____

评论：_____

3. 施工现场   是   否 不适用

- 施工区域清洁，杂物清运路径已认证 ____ ____ ____
- 杂物清运容器合适 ____ ____ ____
- 按照规定的时间表清运杂物 ____ ____ ____
- 项目负责人事先已通知邻近区域 ____ ____ ____
- 患者/员工/来访人员通道已改道 ____ ____ ____
- HEPA真空过滤器处于备用状态 ____ ____ ____
- 一次性使用的患者医疗物品远离施工区域 ____ ____ ____

评论：_____

4. 使用区域   是   否 不适用

- 工作已授权和安排 ____ ____ ____
- 聚乙烯围障到位，且密封合适 ____ ____ ____
- 天花板入口已贴封条 ____ ____ ____
- 周围区域清洁 ____ ____ ____

评论：_____

医院感染控制部门： _____   **日期：** ____/____/____

附表10-4   医疗机构建筑修缮主要外部工程项目降尘核查表

医疗中心降尘的措施	完成日期
1. 面对施工现场的窗户	
拧紧/锁定关闭。	
贴窗膜以减少热量增加。	
所有窗户都贴上多种语言标志,提醒患者和工作人员保持窗户关闭。	
2. 门	
靠近长期住院病区电梯的所有门上都贴上多种语言标志,提醒工作人员、患者和访客除紧急情况外(仅限拆除时)不要使用门。	
在土地拆迁阶段,保安协助监控楼梯间。	
所有长期住院病区楼梯间门都已安装好,并安装了闭门器。	
在大的入口处安装塑料窗帘,如较低楼层的通风道、楼梯间等。	
3. 电梯	
在艰难的拆除阶段,鼓励员工使用专用电梯转移免疫缺陷患者或为患者戴上口罩。	
在适当的地方张贴每日清洁时间表。	
4. 卸货区域	
不使用时,门和窗帘被支撑或打开。	
电梯前厅门在不使用时保持关闭状态。	
项目负责人将宣传单分发给送货司机,解释装卸区域的程序。	
5. 进气系统	
由医院设施维护部门监控过滤器,以便更频繁地更换。	
在新风风机的下游采集空气样本,以监测空气质量。	
如有需要,安装其他的预过滤器。	

6. 教育培训	
患者诊疗服务部门向患者和访客发送信件或通过其他方式,告知粉尘相关的破坏和危害。	
通过医院各种宣传平台教育工作人员遵守有关项目的程序。	
项目负责人: _____ **医院感染控制部门:** _____ **日期:**	

附表10－5 医疗机构建筑修缮主要外部工程项目减少扬尘措施表

项目地点减少扬尘的措施	完成日期
1. 承包商	
任何可能产生扬尘的行为都必须持续保湿。	
装载时,松散的碎屑应被湿润。	
在运输之前,湿润并覆盖好被运走的建筑垃圾。	
道路保持无污垢堆积,每天清洁。	
建筑工人不得进入诊疗区域。	
承包商建立一份每日核查清单,由现场人员填写有关现场清洁和灰尘控制的处理情况。	
避免损坏供水系统(如埋地管道),以防止土壤和灰尘污染水路系统。	
如果没有水或者出现导致无法控制的粉尘产生的情况,承包商将停止所有产生粉尘的活动。	
2. 教育	
在开始工作之前,所有现场施工人员应参加医院感染管理部门组织的医院感染相关知识培训。应掌握的内容包括医院内和周围的拆除和建筑项目中的除尘措施的理由、患者人群、关注的感染因子、真菌的空气取样以及减少扬尘的具体措施。 培训记录由承包商保存,并按要求提供。	
承包商/工程师按要求参加建筑小组委员会会议。	

3. 监测	
医院感染管理部门进行空气采样,以监测空气质量并确定任何扬尘带来的问题。	
医院感染管理部门、医院其他相关部门和项目负责人对减少扬尘措施的依从性进行突击检查。	
每个项目的具体交通管制措施将作为风险评估的一部分进行评估和制订。	
设计和施工部门把可能受影响的部门负责人提出的可能存在的感染风险转达给承包商,并采取措施消除风险。	
如果在手术室内出现与振动有关的紧急情况,则医院手术室人员有权叫停施工。	
在适当的位置张贴相关负责人联系电话以回答有关项目的一般问题。	

项目负责人: _____

医院感染控制部门: _____   **日期:**

附表10-6 医疗机构建筑修缮施工前调查表

风险评估和降尘措施计划是否执行:执行/部分执行/未执行 I级 II级 III级 IV级	
项目名称/编号: _____	项目地点: _____
项目负责人: _____	承包商: _____
电话: _____	电话: _____

有关感染控制措施纳入合同任务书中。并且根据合同规定,批准进行拆除和(或)建筑活动。承包商负责确保合同上的感染控制降尘措施在整个施工期间有效落实。

所有措施到位且项目负责人已确认/完成:

1. 承包商和建筑工人已接受感染控制降尘在职教育,每位现场在岗工人每年必须至少完成一次。承包商负责保留参加培训人员的记录。培训记录可随时提供给医院感染管理部门。

    举办日期:____/____/____

2. 负压设备的DOP测试合格日期(一年内):____/____/____

3. 施工空间在围障门完全打开时处于负压(气流速度≥100 fpm)   日期:____/____/____

措施到位并由医院感染管理部门确认/完成：

1. 附表：感染控制依从性调查清单。

    调查日期：＿＿＿/＿＿＿/＿＿＿   跟踪调查日期：＿＿＿/＿＿＿/＿＿＿

    备注：＿＿＿＿＿＿＿＿＿＿＿＿＿＿＿＿＿＿＿＿＿＿＿＿＿＿＿＿＿＿＿＿＿

2. 早期拆除时空气采样：   日期：＿＿＿/＿＿＿/＿＿＿

    对于工期较长的项目，重复采样。   日期：＿＿＿/＿＿＿/＿＿＿

3. 负压设备的 DOP 测试合格日期(一年内)   日期：＿＿＿/＿＿＿/＿＿＿

项目负责人：＿＿＿＿＿＿＿＿＿＿＿＿＿＿   **日期：**＿＿＿/＿＿＿/＿＿＿

医院感染管理部门负责人：＿＿＿＿＿＿＿＿＿＿＿   **日期：**＿＿＿/＿＿＿/＿＿＿

承包商：＿＿＿＿＿＿＿＿＿＿＿＿＿＿＿＿   **日期：**＿＿＿/＿＿＿/＿＿＿

第3章

清洁与消毒

11. 环境表面清洁消毒标准操作规程

持有部门：			文件编号：	
制订者：		审核者：	版次：	
制订日期：		审核日期：	执行日期：	

措施类别	干预措施	关键控制点	说　明
基本原则	1. 先清洁后消毒。 2. 湿式卫生。 3. 清洁顺序应由上而下、由里到外、由轻度污染到重度污染。 4. 遵循清洁单元化操作原则。 5. 进行清洁消毒时，穿戴好个人防护装备。	1. 清洁工具分区使用，用颜色标记。 2. 对使用后污染的抹布或拖布清洁时，漂洗用水应一用一换或使用流动水漂洗。用于浸泡污染的抹布或拖布的消毒剂不得反复使用。	1. 清洁工具的数量应满足科室规模的需要。 2. "清洁单元"是指以某患者病床为中心，将其周围的环境表面与相关的所有医疗设备视为一个清洁单元，在实施环境清洁与消毒工作时，不得在两个清洁单元之间连续使用同一块抹布或卫生湿巾。
清洁级：适用于低度风险区域	1. 方式：湿式卫生。 2. 频率：1～2次/天。	无明显污染，推荐使用一次性卫生湿巾。	评价标准：区域内环境干净、干燥、无尘、无污垢、无碎屑、无异味等。
卫生级：适用于中度风险区域	1. 方式：湿式卫生＋清洁剂辅助。 2. 频率：2次/天。	侵入性操作、吸痰等高度危险性诊疗活动后，需立即对环境表面进行清洁消毒。	评价标准：区域内环境表面菌落总数＜10 CFU/cm²，或自然菌减少1个对数值以上。
消毒级：适用于高度风险区域	1. 方式：① 湿式卫生＋清洁剂辅助；② 高频接触的环境表面实施中、低水平消毒。 2. 频率：≥2次/天。	侵入性操作、吸痰等高度危险性诊疗活动后，需立即对环境表面进行清洁消毒。	评价标准：区域内环境表面菌落总数符合 GB 15982 要求。

污点清洁与消毒	先用吸湿材料去除可见污染物,再对污染区域实施清洁和消毒。	1. 有明确病原体污染的,应根据病原体抗力选择适当的消毒剂。 2. 做好个人防护。	被患者体液、血液、排泄物、分泌物等污染时应立即进行。
强化清洁与消毒	1. 增加清洁与消毒频率,比常规频率增加1倍甚至更多。 2. 更换消毒剂,针对性选择高水平消毒剂。 3. 选用其他技术来辅助强化消毒,如过氧化氢气雾发生器。	1. 根据病原体类型选择消毒剂。 2. 落实接触传播、飞沫传播和空气传播的隔离措施,具体参照WS/T 311执行。 3. 对感染朊病毒、气性坏疽、不明原因病原体的患者周围环境的清洁与消毒措施应参照 WS/T 367执行。	下列情况应实施强化清洁与消毒策略:① 发生感染暴发时,如不动杆菌属、艰难梭菌、诺如病毒等感染暴发;② 环境表面检出多重耐药菌,如耐甲氧西林金黄色葡萄球菌(MRSA)、耐碳青霉烯类肠杆菌科细菌(CRE)等耐药菌。
屏障保护	使用塑料薄膜、铝箔等材料覆盖物体表面。	屏障物一用一更换。	适用于高频接触、易污染、难清洁与消毒的表面,例如牙科治疗台、电脑键盘等。
终末消毒	湿式卫生 + 清洁剂辅助 + 中、低水平消毒。	实施清洁消毒时,应设有醒目的警示标志。	适用于患者出院、转院或死亡后。具体做法参照"14.床单元终末清洁与消毒标准操作规程"。
其他管理要求	复用清洁工具规范处理。		具体要求参照"15.清洁工具管理标准操作规程"。
	定期对清洁与消毒质量进行审核,促进质量持续改进。		具体要求参照"16.医疗机构环境表面清洁与消毒质量评价标准操作规程"。

不推荐的措施	1. 采用高水平消毒剂进行日常消毒。		
	2. 对使用中的新生儿床和暖箱内表面日常使用含氯消毒剂进行消毒。		日常清洁应以清水为主。

相关定义:

1. 环境表面:指医疗机构建筑物内部表面和医疗器械设备表面,前者如墙面、地面、玻璃窗、门、卫生间台面等,后者如监护仪、呼吸机、透析机、新生儿暖箱表面等。

2. 高频接触表面:患者和医护人员手频繁接触的物品表面,包括床护栏、床旁桌、静脉注射泵、呼叫器按钮、电源开关、水龙头、门把手、计算机等。

3. 污点清洁与消毒:对被患者的少量体液、血液、排泄物、分泌物等感染性物质小范围污染的环境表面进行的清洁与消毒处理。

4. 低度风险区域:基本没有患者或患者只作短暂停留的区域,如行政管理部门、图书馆、会议室、病案室等。

5. 中度风险区域:有普通患者居住,患者体液、血液、排泄物、分泌物对环境表面存在潜在污染可能性的区域,如普通住院病房、门诊科室、功能检查室等。

6. 高度风险区域:有感染或病原体定植患者居住的区域以及对高度易感患者采取保护性隔离措施的区域,如感染病科、手术室、产房、重症监护病房、移植病房、烧伤病房、早产儿室等。

参 考 文 献

[1] 中华人民共和国国家卫生和计划生育委员会. WS/T 512—2016 医疗机构环境表面清洁与消毒管理规范[EB/OL]. (2016 - 12 - 27)[2018 - 12 - 01]. http://www.nhc.gov.cn/ewebeditor/uploadfile/2017/01/20170105092341798.pdf.

12. 体液、血液溅污处置标准操作规程

持有部门：			文件编号：	
制订者：	审核者：		版次：	
制订日期：	审核日期：		执行日期：	

适用范围：适用于患者体液、血液、排泄物、分泌物等感染性物质意外喷溅至环境表面（物体表面、地面、墙面等）时。

处置原则：先采用吸湿材料将血液、体液、分泌物、排泄物清除，再对污染区域进行清洁消毒。

血液、体液溅污处置流程图

环境物表、地面发生溅污

判断污染量

少量（<10 ml）

大量（>10 ml）

摆放警示标识牌

戴手套，必要时佩戴护目镜和医用外科口罩

根据污染物量及污染物性质，评估处置中工作人员可能的暴露情况，选择穿戴合适的防护用品，如戴手套、医用外科口罩、护目镜等，必要时穿隔离衣。

用吸湿材料如吸水纸或棉球等清除污染物

使用吸湿材料如吸水纸、抹布等覆盖污染物，并小心将吸收了污染物的纸巾、抹布连同污染物一同收集到专用的医疗废物袋中。再使用吸湿材料彻底清除残留污染物

使用有效消毒剂对污染表面进行清洁消毒

使用有效消毒剂对污染区域进行清洁消毒

对其他可能被污染区域及设备进行污染情况评估，必要时进行清洁消毒

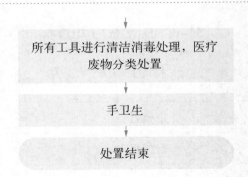

血液、体液溅污处置流程图

注：

a 建议配备血液、体液溅污处置工具包，工具包内应包含以下物品：小喷壶 1 个、含氯消毒片 1 瓶及含氯消毒液浓度测试纸 1 包(或其他有效消毒液)、吸水纸 1~2 包或全棉小毛巾 2~3 块、镊子 1~2 把或刷子 1 个、黄色警示胶带 1 卷或警示标示牌 1 个、医疗废物专用包装袋 2 个、一次性医用外科口罩 1 只、乳胶手套 2 副。

b 如污渍已干涸，可使用含有效氯 500 mg/L 的消毒液棉球、卫生湿巾或 75％ 乙醇棉球先将污渍擦除。

c 消毒剂的类别和浓度、作用时间等应根据病原体类别进行选择并遵照消毒产品说明书。如使用含氯消毒液，当被细菌繁殖体污染时，可选择有效氯 500 mg/L 消毒液作用 10~30 分钟；当被经血传播病原体、分枝杆菌、细菌芽孢污染时，可选择有效氯 2 000~5 000 mg/L 消毒液作用 30 分钟。如被污染的物品为医疗设备，应考虑消毒剂与设备材料的兼容性。

d 警示语可为"正在消毒，请勿通行"或其他内容，如有可能，建议警示牌中注明消毒作用时间的起止节点以及消毒责任人(最好有联系方式)等信息。

e 如污染物内混有玻璃碴或其他锐器，应先用镊子或其他工具将其夹除，再进行污染物清除与消毒。

f 清洁消毒时应以污染部位为中心，由外向内进行清洁消毒。如被污染表面有缝隙，应对缝隙进行彻底清洁消毒。

g 应对污染区域内的其他物品、环境(如病床、床头柜、墙面、地面等)进行污染评估，并根据评估结果选择是否清洁消毒及清洁消毒范围。

 参 考 文 献

[1] 中华人民共和国国家卫生和计划生育委员会. WS/T 512—2016 医疗机构环境表面清洁与消毒管理规范[EB/OL]. (2016－12－27)[2017－06－01]. http://www.nhc.gov.cn/ewebeditor/uploadfile/2017/01/20170105092341798.pdf.

[2] 中华人民共和国卫生部. GB 15982—2012 医院消毒卫生标准[S]//国家卫生和计划生育委员会医院管理研究所医院感染质量管理与控制中心. 医院感染管理文件汇编(1986—2015). 北京：北京人民卫生出版社,2015：125－137.

[3] 中华人民共和国卫生部. WS/T 367—2012 医疗机构消毒技术规范[S]//国家卫生和计划生育委员会医院管理研究所医院感染质量管理与控制中心. 医院感染管理文件汇编(1986—2015). 北京：北京人民卫生出版社,2015：262－293.

13. 医院集中空调通风系统清洗消毒标准操作规程

持有部门：		文件编号：	
制订者：	审核者：	版次：	
制订日期：	审核日期：	执行日期：	

清洗消毒范围	1. 风管：送风管、回风管和新风管。 2. 部件：风机、换热器、过滤器（网）、加热（湿）器、箱体、混风箱、风口、风机叶轮、换热器表面和冷凝水盘等。 3. 冷却塔。	
清洗频次及消毒时机	1. 清洗频次。 （1）开放式冷却塔每年至少一次； （2）空气净化过滤材料每半年清洗或更换一次； （3）空气处理机组、表冷器、加热（湿）器、冷凝水盘等每年清洗一次。 2. 消毒时机。 （1）冷却水、冷凝水中检出嗜肺军团菌时； （2）送风质量不符合送风卫生标准时（送风卫生标准：PM10≤0.15 mg/m³，细菌总数≤500 CFU/m³，真菌总数≤500 CFU/m³，β-溶血性链球菌等致病微生物不得检出）； （3）风管内表面积尘量、细菌总数、真菌总数不符合要求时（风管内表面卫生指标：积尘量≤20 g/m³，细菌总数≤100 CFU/cm²，真菌总数≤100 CFU/cm²）。 3. 当空气传播性疾病暴发流行时，应每周对运行的集中空调通风系统的开放式冷却塔、过滤网、过滤器、净化器、风口、空气处理机组、表冷器、加热（湿）器、冷凝水盘等进行清洗、消毒或更换。	
清洗技术要求	风管清洗	1. 使用可以进入风管内并能够正常工作的清洗设备对风管内表面进行清洗。 2. 清洗工作应分段、分区域进行，清洗工作段的长度应保证清洗时风管内污染物不外逸。 3. 采取在风管清洗工作段与非工作段之间使用气囊密封、在进行清洗的风管与相连通的室内区域之间保持压力梯度等有效隔离空气措施。 4. 严禁操作人员进入风管内进行人工清洗。

清洗技术要求	部件清洗	1. 采用专用工具、器械对部件进行清洗。 2. 部件可直接进行清洗或拆卸后进行清洗。清洗后拆卸的部件应恢复到原来的位置,可调节部件应恢复到原来的调节位置。 3. 可使用负压吸尘机去除部件表面污染物的干式清洗方式,亦可使用一定压力的清水或中性清洗剂配合专用工具清除部件表面污染物的湿式清洗方式,必要时应联合应用干式和湿式清洗方式。 4. 风机盘管宜采用湿式清洗。湿式清洗时首先要疏通排水管或采取有效收集措施,当发现盘管组件不能有效清洗时,应拆卸后进行清洗。
	冷却塔清洗	按有关操作规程对集水池及相关部位进行清洗。
消毒技术要求	风管消毒方法	1. 先清洗,后消毒。 2. 可采用化学消毒剂喷雾消毒。金属管壁首选季铵盐类消毒剂,非金属管壁首选过氧化物类消毒剂。
	部件消毒方法	1. 冷却水。 (1) 宜采用物理或化学持续消毒方法; (2) 当采用化学消毒时首选含氯消毒剂,将消毒剂加入冷却水中,对冷却水和冷却塔同时进行消毒。 2. 过滤网、过滤器、冷凝水盘。 (1) 先清洗,后消毒; (2) 宜采用浸泡消毒方法,部件过大不易浸泡时可采用擦拭或喷雾消毒方法; (3) 重复使用的部件首选季铵盐类消毒剂,不再重复使用的部件首选过氧化物类消毒剂。 3. 净化器、风口、空气处理机组、表冷器、加热(湿)器。 (1) 先清洗,后消毒; (2) 采用擦拭或喷雾消毒方法; (3) 首选季铵盐类消毒剂。 4. 冷凝水。 (1) 首选含氯消毒剂; (2) 加入消毒剂作用一定时间后排放。

清洗与消毒效果要求	清洗效果	1. 风管：内表面积尘残留量宜小于 1 g/m²，细菌总数、真菌总数均应小于 100 CFU/cm²。 2. 部件：表面细菌总数、真菌总数均应小于 100 CFU/cm²。
	消毒效果	1. 自然菌去除率应大于 90%，风管内表面细菌总数、真菌总数均应小于 100 CFU/cm²，且不应检出致病性微生物。 2. 冷却水自然菌去除率应大于 90%，嗜肺军团菌等致病微生物不得检出。
其他要求		1. 清洗、消毒 7 日内进行检验。 2. 将所有清洗过程制成影像资料，影像资料中应有区分不同清洗区域的标识。 3. 清洗过程中应采取风管内部保持负压、作业区隔离及覆盖、清除的污物妥善收集等有效控制措施，防止集中空调通风系统内的污染物散布到非清洗工作区域。 4. 从集中空调系统的风管清除出来的所有污物均应妥善保存，积尘使用含氯消毒剂直接浇洒致其完全湿润后按普通垃圾处理，其他污染物按有关规定进行处理。

参 考 文 献

[1] 中华人民共和国卫生部. WS 394—2012 公共场所集中空调通风系统卫生规范[EB/OL]. (2012 - 09 - 19)[2018 - 12 - 01]. http://www. nhc. gov. cn/fzs/s7852d/201209/520054e2602b44eb9467abe3e5454d82. shtml.
[2] 中华人民共和国卫生部. WS/T 396—2012 公共场所集中空调通风系统清洗消毒规范[EB/OL]. (2012 - 09 - 19)[2018 - 12 - 01]. http://www. nhc. gov. cn/wjw/pgw/201210/56037/files/1b3a36e53e6040d4b7ab68b70008b42a. pdf.
[3] 国家卫生和计划生育委员会.《公共场所集中空调通风系统清洗消毒规范（WS/T 396—2012）》标准第 1 号修改单[EB/OL]. (2013 - 05 - 06)[2018 - 12 - 01]. http://www. nhc. gov. cn/fzs/s7852d/201306/ebed4ded36634a20ab95ce3e32633d54. shtml.

14. 床单元终末清洁与消毒标准操作规程

持有部门:		文件编号:	
制订者:	审核者:	版次:	
制订日期:	审核日期:	执行日期:	

定义:床单元是指病室(房)内为每位住院患者配备的基本服务设施,一般包括病床及其床上用品、床头柜、床边治疗带等。患者转科、出院或死亡后,应对其床单元进行彻底的清洁、消毒。

处置对象	干 预 措 施	关 键 控 制 点
物体表面	1. 床头柜、床头、床尾及餐板等可拆卸部分均要拆卸并彻底清洁消毒,病床可摇起部分需摇起清洁消毒。 2. 避免重复往返擦拭,宜采用"S"形顺序擦拭。	1. 清洁消毒顺序:由上到下、由内到外、由轻度污染到重度污染。 2. 包括病床、床头柜、床边治疗带、使用后的医疗设备和设施等。
地面	1. 湿式清洁。 2. 从相对清洁区域到污染区域的顺序拖地,采用"S"形方式顺序拖地。	
空气	通风或使用合适的空气消毒设施进行空气净化。	1. 推荐通风,机械通风或自然通风均可。 2. 特殊感染患者出院后应根据病原体特点选择合适的空气净化方式。
织物	1. 床单、被套、枕套等直接接触患者的床上用品,应一人一更换。 2. 被芯、枕芯、褥子、病床隔帘、床垫等间接接触患者的床上用品,应定期清洗与消毒;被污染时应及时更换、清洗与消毒。	
清洁工具处理	使用后及时清洁与消毒,干燥保存。	1. 抹布:一床一用一清洗。 2. 拖布:分区使用,使用颜色标记。

其他管理要求	1. 应遵循先清洁后消毒的原则,采取湿式卫生的清洁方法。实施清洁与消毒时应做好个人防护。
	2. 甲类及按甲类管理的乙类传染病患者、不明原因病原体感染的患者使用后的床上用品应按照 GB 19193 相关要求处理。
	3. 消毒方法应合法、有效,其使用方法与注意事项等应遵循产品使用说明。

 参考文献

[1] 中华人民共和国国家卫生和计划生育委员会. 病区医院感染管理规范 WS/T 510—2016[J]. 中国感染控制杂志,2017,16(3): 289 - 292.

[2] 中华人民共和国国家卫生和计划生育委员会. WS/T 512—2016 医疗机构环境表面清洁与消毒管理规范[EB/OL]. (2017 - 01 - 17)(2019 - 01 - 20). http://www.nhc.gov.cn/ewebeditor/uploadfile/2017/01/20170105092341798.pdf.

15. 清洁工具管理标准操作规程

持有部门：		文件编号：
制订者：	审核者：	版次：
制订日期：	审核日期：	执行日期：
干 预 措 施	关 键 控 制 点	说　　明
设立清洁工具复用处理房间。	1. 房间宜按病区或科室的规模设立。 2. 房间应具备相应的清洁工具处理设施和储存条件。 3. 确保房间内环境干燥、通风良好。	
配备足量的清洁工具和适宜的复用处理设施。	清洁工具数量应满足病区或科室规模需要。	
使用后的清洁工具规范处置	1. 使用后应及时清洁与消毒，干燥保存。 2. 复用处理方式包括手工清洗和机械清洗。 3. 消毒可采用化学消毒，也可采用热力消毒。 4. 禁止使用被污染的漂洗用水、消毒剂重复漂洗或浸泡使用后或污染的抹布或拖布。严禁抹布、拖布现场复用。 5. 使用后或污染的抹布与拖布应分开清洗。 6. 来自感染性疾病科等重点区域的清洁工具在机械清洗的过程中可适当加入化学消毒剂，辅助提高消毒效果。	1. 推荐机械清洗、热力消毒、机械干燥、装箱备用的处理流程。 2. 热力消毒要求 A_0 值达到 600 及以上，相当于 75℃ 30 分钟、80℃ 10 分钟、90℃ 1 分钟、93℃ 30 秒。 3. 化学消毒时，常规可使用含有效氯 500 mg/L 消毒液浸泡，作用 30 分钟。明确被病原体污染时，根据病原体特点选择合适的浓度和作用时间。

清洁工具应分区使用。	清洁不同区域应更换清洁工具,推荐清洁工具实行颜色标记。	清洁用具的颜色编码既可参照国家发布的指南或规范,也可根据本单位的实际情况制订。
清洁工具材质适宜。	1. 推荐使用微细纤维材料的抹布和拖布。 2. 强烈推荐拖布头为可拆卸式,便于清洁和干燥。	
洁具车每日工作结束后,应清洁消毒。		
清洁消毒清洁工具时,应做好个人防护。	戴医用外科口罩、手套,必要时戴护目镜及防水围裙等,防止喷溅引发的职业暴露。	
减少使用后的清洁工具运送和洗涤中的污染。	1. 密闭运送。 2. 来自感染性病房的抹布和拖布可采用水溶性的包装袋包装。	

 参 考 文 献

[1] 徐虹,倪晓平. WS/T 512—2016《医疗机构环境表面清洁与消毒管理规范》重点解读[J]. 中国消毒学杂志,2017,34(4):356－359.

[2] 张静,张波,倪晓平.《医疗机构环境表面清洁与消毒管理规范》实施解疑[J]. 中华医院感染学杂志,2018,28(3):473－476.

16. 医疗机构环境表面清洁与消毒质量评价标准操作规程

持有部门:			文件编号:	
制订者:		审核者:		版次:
制订日期:		审核日期:		执行日期:

适用范围:适用于医疗机构对环境清洁与消毒质量审核或监督时。

评价方法	评价标准	关键控制点	说 明
目测法	环境是否干净、干燥、无尘、无污垢、无碎屑等。	1. 制订统一的现场评价表格。 2. 考核人员应经过培训,统一考核评判方法与标准。	适用于所有的区域。
嗅觉法	是否有异味。		适用于一些特殊的区域,如公共厕所内是否可嗅到氨气等异味。
擦抹法	是否有积尘。		1. 适用于所有的环境区域。 2. 检查者可戴白色手套或用清洁纱布等对环境表面进行擦抹检查。
化学法	荧光标记法:借助紫外线灯检查荧光痕迹是否清除。	1. 在实施清洁工作前预先标记。 2. 将荧光标记在邻近患者诊疗区域内高频接触的环境表面。	1. 适用于中度风险区域质量抽查、高度风险区域定期质量抽查。 2. 只能用于光滑的环境表面。 3. 可通过计算荧光标记清除率来评价清洁质量。
	荧光粉迹法:借助紫外线灯检查荧光粉是否扩散。	1. 实施清洁工作前预先标记。 2. 将荧光粉撒在邻近患者诊疗区域内高频接触的环境表面。	1. 适用于中度风险区域质量抽查、高度风险区域定期质量抽查。 2. 只能用于光滑的环境表面。 3. 可通过计算荧光扩散处数目来评价清洁质量。

化学法	ATP 法：记录监测表面的相对光单位值（RLU），合格标准遵照产品说明书。		
微生物法	参考 GB 15982 的相关规定。		1. 适用于对环境表面消毒效果的评价。 2. 可参照"29. 物体表面微生物污染检测标准操作规程"。
其他管理要求	1. 医疗机构应参与环境清洁质量监督，并对环境清洁服务机构的人员开展业务指导。 2. 医疗机构应对清洁质量进行审核，并将结果及时反馈给相关部门与人员，促进清洁质量的持续改进。		

[1] 中华人民共和国国家卫生和计划生育委员会. WS/T 512—2016 医疗机构环境表面清洁与消毒管理规范［EB/OL］. (2016 - 12 - 27)［2018 - 12 - 01］. http：//www. nhc. gov. cn/ewebeditor/uploadfile/2017/01/20170105092341798. pdf.
[2] 高晓东，韩玲样，卢珊，等. 基层医疗机构感染预防与控制 500 问［M］. 上海：上海科学技术出版社，2017.

17. 医用织物收集、运送标准操作规程

持有部门：		文件编号：	
制订者：	审核者：	版次：	
制订日期：	审核日期：	执行日期：	

适用范围：适用于医疗机构洗衣房及社会化洗涤机构收集、运送医用织物时。

措施类别	关 键 控 制 点	说 明
分类收集	1. 脏污织物和感染性织物分开收集。 2. 收集过程应减少抖动。 3. 确认的感染性织物应在患者床边密闭收集。	不应在病区清点。
盛装	1. 感染性织物的收集容器宜为橘红色，有"感染性织物"标识。 2. 脏污织物宜采用有文字或颜色标识的可重复使用的专用布袋或包装箱(桶)盛装，也可用一次性专用塑料包装袋盛装。 3. 盛装使用后医用织物的包装袋应扎带封口，包装箱(桶)应加盖密闭。	有条件时，感染性织物可使用专用水溶性包装袋盛装。专用水溶性包装袋装载量不应超过包装袋的2/3，并应在洗涤、消毒前持续保持密封状态。
运送	1. 使用后的医用织物和清洁织物的运输工具不应交叉使用。 2. 运送时应确保运送容器密闭。	建议规定医用织物运送路线，避免使用后医用织物和清洁织物运送时段的重叠，可设专用运送电梯。
储存	1. 使用后医用织物和清洁织物分区放置，标识明显。 2. 清洁织物存放架或柜应距地面高度20～25 cm，离墙5～10 cm，距天花板≥50 cm。 3. 使用后医用织物的暂存时间不应超过48小时。 4. 清洁织物储存过程中如被污染，应重新洗涤。	1. 污染区与清洁区有完全隔离屏障。 2. 使用后医用织物每次移交后应进行环境、空气的清洁消毒。

收集容器的消毒	1. 使用后的一次性专用塑料包装袋应按医疗废物处理。 2. 用于盛装使用后医用织物的专用布袋和包装箱(桶)应一用一清洗消毒;医用织物周转库房或病区暂存场所内使用的专用存放容器应至少一周清洗一次,如遇污染应随时进行清洁消毒处理。	

[1] 中华人民共和国国家卫生和计划生育委员会. WS/T 508—2016 医院医用织物洗涤消毒技术规范[EB/OL]. (2016 - 12 - 27) [2018 - 12 - 15]. http://www.nhc.gov.cn/ewebeditor/uploadfile/2017/01/20170119150059821.pdf.
[2] 梁建生,许慧琼.《医院医用织物洗涤消毒技术规范》释义[J]. 中华医院感染学杂志,2017,27(15):3377 - 3381.

18. 医用织物清洁消毒标准操作规程

持有部门:		文件编号:	
制订者:	审核者:	版次:	
制订日期:	审核日期:	执行日期:	

适用范围:适用于医疗机构洗衣房及社会化洗涤机构清洁消毒医用织物时。

措施类别	关 键 控 制 点	说 明
基本原则	1. 先洗涤后消毒。被朊病毒、气性坏疽、突发不明原因传染病的病原体或其他有明确规定的传染病病原体污染的感染性织物,以及多重耐药菌感染或定植患者使用后的感染性织物,若需重复使用应先消毒后洗涤。 2. 耐高热织物首选热洗涤。 3. 新生儿、婴儿的医用织物应专机洗涤、消毒。 4. 手术室的医用织物(如手术衣、手术铺单等)单独洗涤。 5. 布巾、地巾宜单独洗涤。 6. 感染性织物宜专机洗涤,且不宜手工洗涤。	已明确被朊病毒、气性坏疽或其他细菌芽孢污染的感染性织物,如果不能实现绝对安全清洗和消毒,建议将织物直接作为医疗废物,采用焚烧方式进行处理。
预洗、主洗、漂洗及中和	1. 机械洗涤消毒时可采用洗涤与消毒同时进行的程序。 2. 对不耐热的感染性织物宜在预洗环节同时进行消毒处理,耐热织物可在热洗涤环节进行热力消毒。 3. 预洗应采用低温(不超过40℃)洗涤,脏污织物一般洗涤时间为3~5分钟。 4. 主洗时应根据织物耐热程度选择热洗涤或冷洗涤。热洗涤温度70~90℃,采用低水位方式;冷洗涤温度40~60℃,采用低水位方式。 5. 漂洗时一般温度65~70℃,时间>3分钟/次,次数>3次。 6. 中和:一般温度45~55℃,时间5分钟,采用中、低水位方式。 7. 整理:整理中应防止织物二次污染。	1. 脏污织物的洗涤方法按洗涤设备操作说明书执行。 2. 采用水溶性包装袋盛装感染性织物的,应在密闭状态下将其直接投入洗涤设备内。 3. 每次漂洗间隔应脱水。

脏污织物的消毒	1. 热洗涤时可不作化学消毒处理。 2. 化学消毒时，消毒剂浓度、作用时间、方法等应遵照消毒剂使用说明和 WS/T 367 标准。
感染性织物的消毒	1. 化学消毒法。 　（1）被细菌繁殖体污染的感染性织物，可使用 250～500 mg/L 的含氯消毒剂或 100～250 mg/L 的二氧化氯消毒剂或相当剂量的其他消毒剂，洗涤消毒应不少于 10 分钟； 　（2）已明确被气性坏疽、经血传播病原体、突发不明原因传染病的病原体或分枝杆菌、细菌芽孢污染的感染性织物，可使用 2 000～5 000 mg/L 的含氯消毒剂、500～1 000 mg/L 的二氧化氯消毒剂或相当剂量的其他消毒剂，洗涤消毒应不少于 30 分钟； 　（3）采用机械清洗的地巾、抹布，可使用 500 mg/L 的含氯消毒剂、250 mg/L 的二氧化氯消毒剂或相当剂量的其他消毒剂消毒。 2. 热力消毒法：① 消毒温度 75℃，时间≥30 分钟；② 温度 80℃，时间≥10 分钟；③ 温度 90℃，时间≥1 分钟；④ 煮沸消毒（温度 100℃，时间≥15 分钟）；⑤ 蒸汽消毒（温度 100℃，时间 15～30 分钟）。 3. 对已明确被朊病毒污染的感染性织物，处理方法参照 WS/T 367。 4. 耐热且需灭菌的感染性织物首选压力蒸汽灭菌。
质量监督	1. 感官质量检查：清洁织物感官质量每批次进行，外观应整洁、干燥，无异味、异物、破损。 2. 微生物检测：根据工作需要或在怀疑医院感染暴发与医用织物有关时进行，其标准为：细菌菌落总数≤200 CFU/100 cm²，不得检出大肠杆菌和金黄色葡萄球菌。

 参 考 文 献

[1] 中华人民共和国国家卫生和计划生育委员会. WS/T 508—2016 医院医用织物洗涤消毒技术规范［EB/OL］.（2016 - 12 - 27）［2018 - 12 - 15］. http://www.nhc.gov.cn/ewebeditor/uploadfile/2017/01/20170119150059821.pdf.
[2] 梁建生，许慧琼.《医院医用织物洗涤消毒技术规范》释义［J］. 中华医院感染学杂志，2017，27（15）：3377 - 3381.

19. 可重复使用诊疗设备/器械处理原则

持有部门：		文件编号：
制订者：	审核者：	版次：
制订日期：	审核日期：	执行日期：

诊疗器械/设备/器具使用完毕

这是一次性诊疗器械/设备/器具吗？ —是→ 按照感染性或损伤性医疗废物处置

否

器械/设备/器具用于确诊或疑似克-雅病患者吗？ —是→ 联系相关部门，按照特殊流程进行处置（可参照78.朊病毒污染可重复使用器械、器具、物品处置标准操作规程）

否

器械/设备/器具是高度危险性物品吗？ —是→ 转移至消毒供应中心集中清洗、消毒 → 器械/设备/器具可以耐受压力蒸汽灭菌（例如134℃、4分钟）吗？ —是→ 压力蒸汽灭菌

否

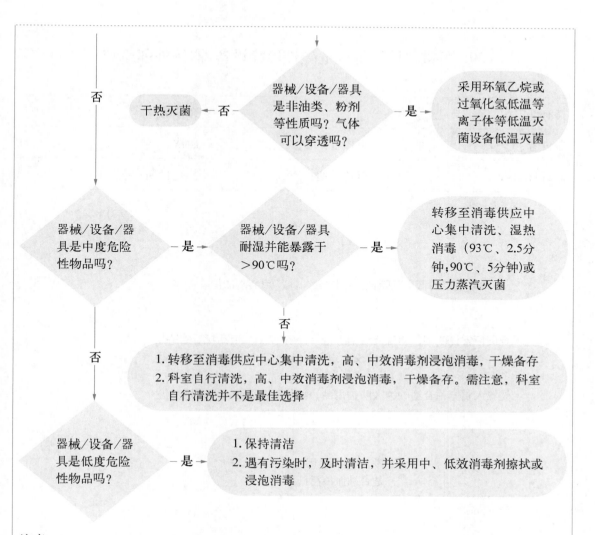

注意：

1. 如有条件，可重复使用诊疗器械尽可能由消毒供应中心（CSSD）集中清洗、消毒/灭菌。

2. 通常情况下，诊疗器械/设备/用品在消毒或灭菌前应先彻底清洗。

3. 管道类器械宜采用清洗消毒机进行清洗消毒。

4. 精密仪器、结构较复杂的器械宜手工清洗。有机物污染较重的器械/设备应先手工清洗。

5. 外来器械、植入物、精密器械的处置应遵循设备厂家或供应商提供的使用说明或指导手册。

参考文献

［1］中华人民共和国国家卫生和计划生育委员会. WS 310. 2—2016 医院消毒供应中心 第 2 部分：清洗消毒及灭菌技术操作规范［EB/OL］. (2016－12－27)［2019－01－07］. http://www. nhfpc. gov. cn/fzs/s7852d/201701/b11cdd47e5624d698f0d1f3e25e0c9b8. shtml.

［2］Health Protection Scotland. HPS national infection control manual version 2. 4 ［EB/OL］. (2015－04－29)［2019－01－29］. http://www. nhsdg. scot. nhs. uk/Departments _ and _ Services/Infection _ Control/Infection _ Control _ Files/2. 01 _ National _ Infection_Control_Precautions. pdf.

20. 可重复使用低度危险性诊疗设备/器械处理原则

持有部门：		文件编号：	
制订者：	审核者：	版次：	
制订日期：	审核日期：	执行日期：	

可重复使用的低度危险性诊疗设备/器械/用品清洁消毒程序

- 查阅厂家说明书，明确清洁消毒剂对设备/器械/用品材质的适用性，特别是处理心电监护仪、电子体温计等电子设备或高值设备时
- 处置人员穿戴合适的个人防护用品，如非灭菌手套、防水围裙等

设备/器械/用品是否被血液污染？

是

否

设备/器械/用品是否被尿液/呕吐物/粪便污染或被确诊或疑似多重耐药菌感染/定植患者使用？

否

是

- 立即使用纸巾／废弃的清洁抹布或一次性卫生湿巾擦除污染物
- 使用清洁剂＋水彻底清洁、漂洗、擦干，然后用500～2 000 mg/L含氯消毒剂或其他消毒剂浸泡／擦拭消毒，达到作用时间后用清水漂洗并彻底干燥
- 根据污染病原体的不同，选择不同的消毒剂浓度和作用时间。消毒液浓度、适用条件和作用时间应遵循产品说明

- 用清洁剂＋水去污或使用一次性卫生湿巾去污
- 漂洗并彻底干燥

- 立即使用纸巾/废弃的清洁抹布或一次性卫生湿巾擦除污染物
- 用清洁剂+水彻底清洁、漂洗、擦干，然后用500 mg/L含氯消毒剂或其他消毒剂擦拭／浸泡消毒，达到作用时间后用清水漂洗并彻底干燥
- 根据污染病原体的不同，选择不同的消毒剂浓度和作用时间。消毒液浓度、适用条件和作用时间应遵循产品说明

- 清洗设备时应将可拆卸的部分全部拆卸，彻底清洁消毒
- 抹布等清洁工具应清洁消毒后干燥保存
- 纸巾、一次性湿巾、废弃的抹布按照感染性医疗废物处置
- 脱卸并丢弃防护用品
- 执行手卫生

[1] 中华人民共和国国家卫生和计划生育委员会. WS 310. 2—2016 医院消毒供应中心 第 2 部分：清洗消毒及灭菌技术操作规范［EB/OL］.（2016 - 12 - 27）［2019 - 01 - 07］. http://www. nhfpc. gov. cn/fzs/s7852d/201701/b11cdd47e5624d698f0d1f3e25e0c9b8. shtml.

[2] Health Protection Scotland. HPS national infection control manual version 2. 4［EB/OL］.（2015 - 04 - 29）［2019 - 01 - 29］. http://www. nhsdg. scot. nhs. uk/Departments _ and _ Services/Infection _ Control/Infection _ Control _ Files/2. 01 _ National _ Infection_Control_Precautions. pdf.

21. 呼吸机清洁消毒标准操作规程

持有部门：		文件编号：	
制订者：	审核者：	版次：	
制订日期：	审核日期：	执行日期：	

部　位	关　键　控　制　点
外壳及面板	1. 每日清洁消毒 1～2 次；若有明显污染，及时清洁消毒；撤机后，进行终末消毒。 2. 选择的消毒剂应与材质相兼容。通常可选择 75％乙醇或季铵盐类消毒剂消毒面板，如被血液、体液污染，应根据病原体类别选择适宜消毒剂。 3. 清洁时应注意勿使液体进入呼吸机内部。 4. 外壳包括按键、支臂架、电源线、高压气源管路等。
外置管路及附件	1. 可复用管路及附件一人一用一消毒或灭菌；遇污染时及时更换并清洁消毒。 2. 一次性管路及附件使用后按照感染性医疗废物处置。 3. 不推荐定期更换螺纹管。 4. 可重复使用管路及附件清洁消毒流程及注意事项如下。 撤机后或呼吸机外置管路及附件被污染 清洗操作人员穿戴好必要的防护用品，如医用外科口罩、帽子、手套、防护镜或防护面屏等 • 彻底拆卸外置管路及各个附件 • 将拆卸后的外置管路及各部件浸泡在清洁剂中（如酶液） 专用毛刷彻底刷洗管路及各个附件 ←是— 手工清洗？ —否→ 专用清洗消毒机清洗？ 是

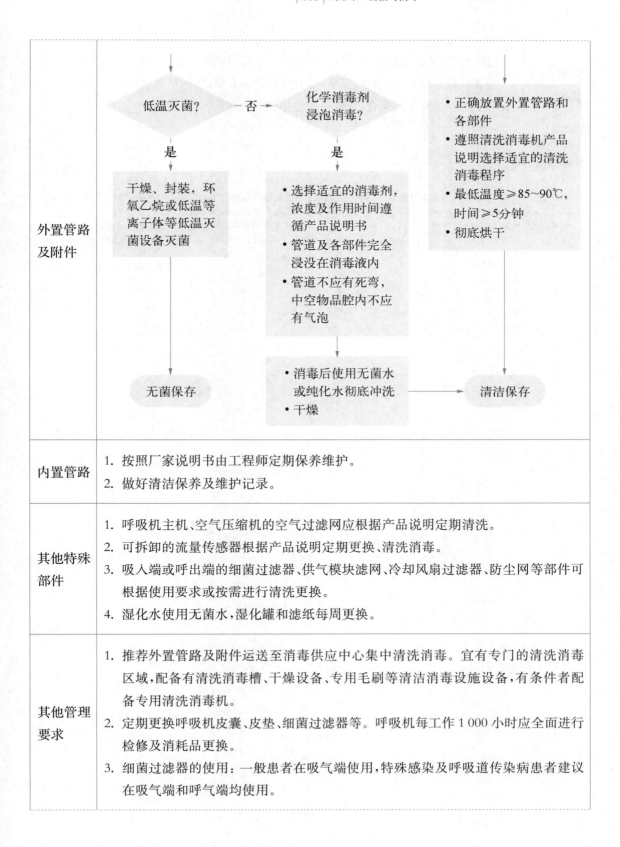

外置管路及附件	（流程图见上方）

内置管路	1. 按照厂家说明书由工程师定期保养维护。 2. 做好清洁保养及维护记录。
其他特殊部件	1. 呼吸机主机、空气压缩机的空气过滤网应根据产品说明定期清洗。 2. 可拆卸的流量传感器根据产品说明定期更换、清洗消毒。 3. 吸入端或呼出端的细菌过滤器、供气模块滤网、冷却风扇过滤器、防尘网等部件可根据使用要求或按需进行清洗更换。 4. 湿化水使用无菌水，湿化罐和滤纸每周更换。
其他管理要求	1. 推荐外置管路及附件运送至消毒供应中心集中清洗消毒。宜有专门的清洗消毒区域，配备有清洗消毒槽、干燥设备、专用毛刷等清洁消毒设施设备，有条件者配备专用清洗消毒机。 2. 定期更换呼吸机皮囊、皮垫、细菌过滤器等。呼吸机每工作1 000小时应全面进行检修及消耗品更换。 3. 细菌过滤器的使用：一般患者在吸气端使用，特殊感染及呼吸道传染病患者建议在吸气端和呼气端均使用。

其他管理 要求	4. 经过消毒、装机、检测、校正后的呼吸机处于完好的备用状态,需套上防灰罩,并在显著位置上挂上"备用状态"字样的标牌,放置在清洁、通风的房间内。 5. 对于呼吸道传染病患者,首选一次性呼吸机管路。

[1] 中华人民共和国国家卫生和计划生育委员会. WS 392—2012 呼吸机临床应用[EB/OL]. (2012 - 09 - 04)[2019 - 04 - 19]. http://www.nhc.gov.cn/wjw/s9494/201209/55886/files/3f6f686ead334bfe8eced0813e7a72a0.PDF.
[2] 中华人民共和国国家卫生和计划生育委员会. WS/T 509—2016 重症监护病房医院感染预防与控制规范[EB/OL]. (2017 - 01 - 17)[2018 - 08 - 12]. http://www.nhc.gov.cn/wjw/s9496/201701/1f9de66563304061a4fcd7f54a9399fb.shtml.

22. 常用皮肤、黏膜消毒剂使用与管理

持有部门：				文件编号：	
制订者：		审核者：		版次：	
制订日期：		审核日期：		执行日期：	

定义：消毒剂（disinfectant）是指能杀灭传播媒介上的微生物并达到消毒要求的制剂。包括高效消毒剂、中效消毒剂和低效消毒剂。

消毒剂类别	适用范围	使用方法	浓度	作用时间	说明
过氧化氢	外科伤口、皮肤黏膜	冲洗、擦拭	3%	3～5分钟	
碘伏	新生儿脐部；皮肤	擦拭2～3遍	原液	>2分钟或遵循产品说明书	1. 含乙醇、异丙醇的复方碘制剂可用于手、皮肤消毒，在减少皮肤细菌数量方面比单独碘伏更有效，但不得应用于黏膜和伤口的消毒。 2. 含氯己定的复方碘伏慎用于腹腔冲洗。
	阴道黏膜及创面	冲洗、擦拭、含漱	有效碘250～500 mg/L（冲洗）、1 000～2 000 mg/L（擦拭）	遵循产品说明书	
碘酊	皮肤	涂擦2遍以上	原液	1～3分钟	1. 不应用于破损皮肤、黏膜的消毒。 2. 待稍干后再用70%～80%乙醇脱碘。

乙醇	皮肤	擦拭 2 遍	70%~80%	3 分钟	1. 皮肤被血、粪便等有机物严重污染时,应先清洁再消毒。 2. 用于手术部位皮肤消毒和手部消毒时,通常为复方制剂,醇类多作为基础消毒措施使用。醇类与葡萄糖氯己定、碘伏或季铵盐类联合使用时,可延长抑菌效应持续时间。醇类作用于皮肤时,能够很快发挥作用且没有残余毒性,是较为理想的皮肤消毒剂。 3. 目前无法证明醇类对杀灭诸如病毒、轮状病毒、手足口病病毒、细菌芽孢的有效性。 4. 目前常用的醇类有异丙醇、乙醇和正丙醇。杀灭细菌活性从高到低依次为:正丙醇>异丙醇>乙醇。
	手	涂擦	遵循说明书	遵循说明书	
氯己定	皮肤、伤口创面、手	擦拭、涂抹 2~3 遍	≥2 g/L 氯己定-乙醇(70%)溶液	3~5 分钟或遵循产品说明	1. 不应与肥皂、洗衣粉等阴离子表面活性剂混合使用或前后使用。 2. 黏膜消毒仅限于医疗机构诊疗中使用。 3. ≤2 月龄婴儿慎用。 4. 用于手术部位、手消毒的多为复方制剂,氯己定-乙醇在减少皮肤细菌数量方面及持续抑菌方面比单独醇制剂更有效。 5. 氯己定对真菌孢子、细菌芽孢杀灭活性较差,对于病毒的杀灭效果还不确定。
	口腔、阴道、伤口创面	冲洗	≥2 g/L 氯己定溶液	5 分钟或遵循产品说明	
	术前皮肤准备	擦浴	≥2 g/L 氯己定溶液	遵循产品说明书	

季铵盐类	皮肤	擦拭	复方季铵盐类消毒剂原液	2～5分钟	1. 不宜与碘、过氧化物同用。 2. 目前无法证明杀灭诺如病毒的有效性。 3. 多与醇类联合用于皮肤及手部消毒。
	黏膜	冲洗	400～1 000 mg/L	2～5分钟	

注意:

1. 化学消毒剂因本身具有一定的化学毒性,会对医务人员、患者和环境造成一定的安全隐患。

2. 在人类皮肤可耐受的浓度范围内,没有一种手消毒可以杀灭梭状芽孢杆菌。

3. 使用皮肤、黏膜消毒剂时应关注接触性过敏及皮炎。

4. 任何消毒剂的使用范围、使用方法、浓度、作用时间等应遵循产品说明书,不应用于说明书以外的范围。

 参 考 文 献

[1] 中华人民共和国国家卫生部. WS/T 367—2012 医疗机构消毒技术规范[EB/OL]. (2012 – 04 – 05)[2019 – 04 – 19]. http://www. nhc. gov. cn/wjw/s9496/201204/54510/files/2c7560199b9d42d7b4fce28eed1b7be0. PDF.

[2] 中华人民共和国国家卫生部. GB 27951—2011 皮肤消毒剂卫生要求[EB/OL]. (2011 – 12 – 30)[2019 – 04 – 19]. http://www. nhc. gov. cn/wjw/s9488/201207/55361/files/48962b58dffa454b9d450451b8f924b6. pdf.

23. 常用环境物体表面、医疗器械消毒剂使用与管理

持有部门：			文件编号：	
制订者：	审核者：		版次：	
制订日期：	审核日期：		执行日期：	

定义：消毒剂(disinfectant)指能杀灭传播媒介上的微生物并达到消毒要求的制剂。包括高效消毒剂、中效消毒剂和低效消毒剂。

消毒剂	适用范围	使用方法	浓　　度	作用时间	说　　明
戊二醛 （GA）	支气管镜	浸泡	≥2%（碱性）	≥20 分钟	1. 不应用于环境表面、室内空气、手和皮肤黏膜的消毒。 2. 用于医疗器械灭菌时，浸泡器械的容器应灭菌处理。灭菌后使用前应使用无菌水彻底冲净器械。灭菌后器械无法保存，该方法不推荐作为常规灭菌方法。 3. 用于软式内镜消毒时，应确保所有管道注满消毒液。 4. 有效期：20～25℃环境中，加入 pH 调节剂和亚硝酸钠后，连续使用≤14 天，动态监测浓度低于 1.8% 时应停止使用。 5. 使用时注意通风，操作人员应做好个人防护。
	除支气管镜外的其他软式内镜	浸泡	≥2%（碱性）	≥10 分钟	
	分枝杆菌感染患者使用后的软式内镜	浸泡	≥2%（碱性）	≥45 分钟	
	需达到灭菌水平的可重复使用医疗器械	浸泡	≥2%（碱性）	≥10 小时	
过氧乙酸 （PAA）	普通物体表面	擦拭、浸泡	0.1%～0.2%	30 分钟	1. 使用前应测定有效含量，原液浓度低于 12% 时不应使用。 2. 稀释液应现用现配，使用时限≤24 小时。
	耐腐蚀医疗器械	冲洗、浸泡	0.5%	10 分钟	

过氧乙酸 (PAA)	软式内镜	内镜清洗消毒机自动清洗消毒	0.2%～0.35%（体积分数）	消毒≥5分钟，灭菌≥10分钟	3. 对多种金属和织物有很强的腐蚀和漂白作用，环境喷洒消毒时室内不应有人。
	环境	喷洒	0.2%～0.4%	30～60分钟	
邻苯二甲醛 (OPA)	软式内镜	清洗消毒机或手工浸泡	0.55%	≥5分钟	1. 易使衣服、皮肤、器械等染色。 2. 配制时采用专用塑料容器。 3. 有效期：连续使用≤14天。
含氯消毒剂	环境、物品表面、地面（细菌繁殖体污染）	浸泡、擦拭	400～700 mg/L	>10分钟	1. 对金属有腐蚀作用，对织物、皮草类有漂白作用。 2. 有机物污染对其杀菌效果影响很大。 3. 使用液应现用现配，使用时限≤24小时。 4. 用于艰难梭菌芽孢污染的区域建议浓度提高至5 000 mg/L。 5. 不推荐用于环境表面日常消毒，特别是浓度＞500 mg/L时。
	环境、物品表面（经血传播病原体、分枝杆菌、细菌芽孢污染）	浸泡、擦拭	2 000～5 000 mg/L	>30分钟	
	分泌物、排泄物	干粉加入污染物中搅拌	10 000 mg/L	>2小时	
二氧化氯	环境、物体表面、地面（细菌繁殖体污染）	浸泡、擦拭	100～250 mg/L	30分钟	1. 对部分金属有腐蚀性。 2. 有机物污染对其杀菌效果影响很大，消毒前应确保物体表面、诊疗器械彻底清洁。 3. 稀释液应现用现配，使用时限≤24小时。
	环境、物体表面、地面（结核分枝杆菌污染）	浸泡、擦拭	500～1 000 mg/L	30分钟	

二氧化氯	软式内镜	清洗消毒机或手工浸泡	100～500 mg/L	3～5分钟	4. 活化率低时产生较大刺激性气味,宜在内镜清洗消毒机中使用。
	空气	气溶胶喷雾器	500 mg/L,20～30 ml/m³	30～60分钟	
过氧化氢	物体表面	擦拭	3%	30分钟	1. 对金属制品有腐蚀性,对织物漂白作用。
	空气	气溶胶喷雾器	3%,20～30 ml/m³	60分钟或遵照产品说明书	2. 喷雾时应做好个人防护。
乙醇	诊疗器具	浸泡、擦拭	70%～80%	≥30分钟	1. 易燃,不宜大面积使用,常用于体温计、听诊器。 2. 不应用于被血、脓、粪便等有机物严重污染表面的消毒。 3. 对细菌芽孢和亲水类病毒效果较差。
酸性氧化电位水(AEOW)	消毒供应中心手工清洗后的器具和物品灭菌前的消毒	流动冲洗浸泡	有效氯60±10 mg/L、pH 2.0～3.0、氧化还原电位≥1 100 mV	2分钟	1. 在存在有机物的情况下,消毒效果会急剧下降,消毒前应彻底清洗器械。如污染较重,应增加冲洗次数,延长清洗消毒时间。 2. 生成后尽早使用,尽量现制备现用,室温下保存不超过3天。 3. 长时间排放可造成排水管路的腐蚀,故应每次排放后再排放少量碱性还原电位水或自来水。
	物体表面、软式内镜	流动冲洗浸泡、内镜清洗消毒机		3～5分钟	

酸性氧化电位水（AEOW）					4. 每次使用前,应在使用现场酸性氧化电位水出水口处检测 pH、氧化还原电位和有效氯浓度,检测数值应符合指标要求。
季铵盐类	环境、物体表面、地面	浸泡、擦拭、拖地	1 000～2 000 mg/L	15～30 分钟	1. 不宜与阴离子表面活性剂如肥皂、洗衣粉等合用,也不宜与碘、过氧化物同用。 2. 低温时可出现浑浊或沉淀,可加温。 3. 对细菌芽孢、亲水类病毒无效,单链季铵盐类对结核杆菌无效。 4. 属于中、低水平消毒剂,适用于环境表面、地面消毒,不应用于中、高度危险性诊疗器械消毒。

注意:

1. 化学消毒剂因本身具有一定的化学毒性,会对医务人员、患者和环境造成一定的安全隐患,有使用者发生接触性皮炎及过敏的报道。
2. 清洁是任何消毒或灭菌措施的必要的第一步。
3. 在减少环境表面微生物数量方面,过氧乙酸/过氧化氢等复合制剂消毒剂、过氧化氢气雾及喷雾等消毒系统更有效;过氧化氢气雾、喷雾消毒系统消除艰难梭菌芽孢效果优于含氯消毒剂;乙醇、季铵盐等消毒剂杀灭诺如病毒的有效性证据不足。
4. 任何消毒剂的使用范围、使用方法、浓度、作用时间等应遵循产品说明书,不应用于说明书以外的范围。重视医疗器械厂家对该器械保养和维护的说明,考虑器械与化学消毒剂的兼容性。

参 考 文 献

[1] 中华人民共和国国家卫生部. WS/T 367—2012 医疗机构消毒技术规范[EB/OL]. (2012 - 04 - 05)[2019 - 04 - 19]. http://www.nhc.gov.cn/wjw/s9496/201204/54510/files/2c7560199b9d42d7b4fce28eed1b7be0.PDF.
[2] 中华人民共和国国家卫生和计划生育委员会. WS/T 507—2016 软式内镜清洗消毒技术规范[EB/OL]. (2016 - 12 - 27)[2019 - 04 - 19]. http://www.nhc.gov.cn/ewebeditor/uploadfile/2017/01/20170105090816920.pdf.
[3] 中华人民共和国国家卫生和计划生育委员会. WS/T 512—2016 医疗机构环境表面清洁与消毒管理规范[EB/OL]. (2016 - 12 - 27)[2018 - 12 - 01]. http://www.nhc.gov.cn/ewebeditor/uploadfile/2017/01/20170119150706183.pdf.

第4章

医院感染监测

24. 医院感染病例监测标准操作规程

持有部门：			文件编号：	
制订者：		审核者：	版次：	
制订日期：		审核日期：	执行日期：	

监测方法	1. 患者主管医生主动报告。 2. 查看体温单和抗感染治疗信息。 3. 查看微生物、生化检测和影像学检查结果。 4. 查阅住院患者病历及询问患者。 5. 回顾性调查出院病历。 6. 医院感染信息系统根据设定规则预警。
监测内容	1. 患者标识及基本信息：住院号、姓名、性别、年龄等。 2. 患者住院信息：科室、病室、床号、入院及出院日期、入院和出院诊断（ICD编码）、基础疾病（如糖尿病）等。 3. 医院感染信息：感染发生日期、部位、诊断、预后等。 4. 医院感染危险因素：泌尿道插管、中心静脉置管、呼吸机使用、气管插管、内镜使用等侵入性操作以及放/化疗、使用免疫抑制剂等。 5. 手术情况：手术日期、手术间编号、手术名称、手术开始和结束时间、手术参与者、切口类型、麻醉方式、麻醉者、麻醉评分（ASA）、术中出血量、是否急诊手术等。 6. 病原学检测情况：送检标本类型、送检日期、病原体名称、药敏试验结果等。 7. 抗菌药物使用情况：药物名称、剂量、用法、给药途径、起止时间、用药目的等。
统计分析	1. 每月统计各住院科室的医院感染发生率、医院感染类型、漏报情况等，并将统计结果反馈各科室。 2. 每季度/每年对全院医院感染的科室分布、感染部位分布、医院感染病原菌分布与药敏情况进行统计分析。
管理要求	1. 若医院感染专职人员与管床医生对患者医院感染情况判断不一致，应及时与管床医生进行沟通讨论。 2. 定期召开医院感染病例讨论会，对医院感染诊断疑难病例进行讨论。 3. 医院感染管理委员会应对医院感染病例的判断情况进行质量控制。

参 考 文 献

[1] 中华人民共和国卫生部. WS/T 312—2009 医院感染监测规范[S]//国家卫生和计划生育委员会医院管理研究所医院感染质量
管理与控制中心. 医院感染管理文件汇编(1986—2015). 北京：人民卫生出版社,2015：238 - 254.
[2] 任南,冯丽,文细毛,等. 实用医院感染监测方法学[M]. 长沙：湖南科学技术出版社,2012.

25. 器械相关性感染目标性监测标准操作规程

持有部门：			文件编号：	
制订者：		审核者：	版次：	
制订日期：		审核日期：	执行日期：	

适用范围	本标准操作规程中的器械相关感染主要包括呼吸机相关性肺炎(VAP)、中央导管相关血流感染(CLABSI)、导管相关尿路感染(CA-UTI)。
监测对象	使用人工气道(气管插管或气管切开)并接受机械通气、留置中央导管、留置导尿管的患者。主要场所为成人重症监护病房、新生儿重症监护病房、器官移植病房、神经外科病房等。
监测方法	1. 前瞻性主动监测。 (1) 医院感染专职人员宜至少2次/周到监测场所床旁查看患者，了解是否存在感染迹象； (2) 查看护理记录单及病程记录单等资料，根据体温或抗菌药物使用信息、各种感染相关检查结果等确定是否存在感染迹象； (3) 查看微生物实验室报告，了解感染线索； (4) 出现感染迹象时，应及时留取相应标本送检。 2. 专职人员主动监测与临床医务人员诊断报告相结合。 3. 充分发挥医院信息化系统作用，通过预警设置排除或确认感染。 4. 开展防控措施依从性监测时，监测场所专人或/和专职人员应定期核对监测信息，个别关键信息需专人收集与核对，如最大无菌屏障使用依从性等。
监测内容	1. 器械使用率及发病率监测。 (1) 填写《患者日志表》(表25-1)，收集监测场所住院和使用呼吸机/留置中央静脉导管/留置导尿管的患者人数； (2) 按照VAP/CLABSI/CA-UTI定义及诊断标准确定感染病例，填写《VAP/CLABSI/CA-UTI病例登记表》。登记表内容可包括： ● 患者基本信息。 ● 器械使用相关信息，如是否存在气管切开、经鼻插管还是经口插管、中央导管置管部位(锁骨下静脉、股静脉、颈内静脉)等。

监测内容	● 感染相关信息,如诊断标准、病原体类别、是否为多重耐药菌等。 ● 其他需要的信息。 2. 根据需要选择性开展防控措施依从性监测。 (1) 落实防控措施,填写《VAP/CLABSI/CA–UTI 防控措施依从性监测表》(表 25–2、表 25–3,以 VAP 和中央导管置管时防控措施依从性监测为例); (2) 依从性监测可针对单项措施开展,也可针对组合措施开展; (3) 监测过程中应遵循边监测边干预的原则。
数据分析及结果反馈	1. 计算方法(以 VAP 为例) ● 器械使用率、器械相关感染发病率计算方法参照 WS/T 312—2009。发病率应以例/千日(‰)表示。 ● 干预效果 =(干预前发病率 − 干预后发病率)/干预前发病率×100%。 ● 单项措施依从性 = 观察时点内使用呼吸机患者中采取某单项措施的人数/(住院患者中使用呼吸机总人数 − 使用呼吸机人群中对某单项措施有禁忌证的人数)×100%。 ● 组合措施依从性 = 观察时点内使用呼吸机患者中采取组合措施的人数/(住院患者中使用呼吸机总人数 − 使用呼吸机人群中对组合措施有禁忌证的人数)×100%。 2. 至少每季度进行一次器械使用率、器械相关感染发病率、防控措施依从性等相关数据的统计分析。横向、纵向与本地区或全国平均感染率比较、与本院历年感染率比较,查找并分析感染率过高或过低的原因,将分析结果及监测中发现的问题反馈给被监测科室,并共同制订改进建议,实现持续质量改进。 3. 定期评估干预措施的有效性,并不断改进。 4. 数据监测方法如发生改变,如手工收集变为信息化收集,建议采取内部核验。 5. 对目标性监测工作应定期(至少每季度)进行检查、自查,优化流程和反馈机制。
其他	1. 参与监测的医务人员需接受培训,确保各项数据的真实性、及时性,确保防控措施落实的有效性。 2. 医院感染专职人员与管床医生对患者医院感染情况判断不一致时,应相互沟通讨论后确定。

 参 考 文 献

[1] 中华人民共和国国家卫生和计划生育委员会. WST 312—2009 医院感染监测规范[EB/OL]. (2009–04–01)[2018–11–01]. http://www.nhc.gov.cn/wjw/s9496/200904/40117/files/25b6a8b518094e00b150550fdfb0953e.pdf.

［2］中华人民共和国国家卫生健康委员会. WS/T 592—2018 医院感染预防与控制评价规范［EB/OL］. (2018 - 05 - 10)［2018 - 11 - 01］. http://www.nhfpc.gov.cn/ewebeditor/uploadfile/2018/07/20180704110058122.pdf.

［3］Centers for Disease Control and Prevention. NHSN 2018 toolkit and guidance for data quality checks for reporting facilities［EB/OL］. (2018 - 07 - 01)［2018 - 12 - 01］. https://www.cdc.gov/nhsn/pdfs/validation/2018/2018 - nhsn-iv-for-facilities - 508.pdf.

［4］李六亿,吴安华,胡必杰. 如何提升医院感染预防与控制能力［M］. 北京：北京大学医学出版社,2015.

附表25－1　患者日志表

监测病区/科室：				监测月份：	年　月
日期	新住进患者数[a]	住院患者人数[b]	使用呼吸机人数[c]	留置中央导管人数[c]	留置导尿管人数[c]
1					
2					
……					
31					
合计					

注：

1. [a]指当日新住进监测病区/科室的患者人数。[b]包括新住进和已住进监测病区/科室的患者人数。[c]指当日使用呼吸机/中央导管/留置导尿管的患者人数。

2. 每天在固定时间准确填写,每月进行汇总。

3. 具体内容应根据监测项目需求设计。

附表25－2　VAP防控措施依从性监测表

患者基本情况：(略)								
日期	床头抬高30°～45°				口腔护理		评估气管插管必要性并记录	
	是[a]	持续时间(小时)	否	禁忌证(请注明具体原因)	是[b]	频次(次/日)	护理液名称	否	是	否

注：

ᵃ选择了"是"后，应接着填写床头抬高30°～45°持续时间。ᵇ填写了"是"后，应接着填写口腔护理的频次和口腔护理液名称。

附表25－3 中央导管置管时防控措施依从性监测表

患者基本情况：（略）

1. 皮肤准备：a. 氯己定-醇　b. 聚维酮碘　c. 乙醇　d. 其他
2. 最大无菌屏障：
   - 无菌大单覆盖患者全身　　　　　a. 是　b. 否
   - 置管者戴医用外科口罩　　　　　a. 是　b. 否
   - 置管者戴一次性手术帽　　　　　a. 是　b. 否
   - 置管者戴无菌手套　　　　　　　a. 是　b. 否
   - 置管者穿无菌隔离衣　　　　　　a. 是　b. 否
3. 置管部位：a. 锁骨下静脉　b. 颈内静脉　c. 股静脉
4. 置管者洗手或卫生手消毒：　　　　a. 是　b. 否

26. 手术部位感染目标性监测标准操作规程

持有部门:		文件编号:	
制订者:	审核者:	版次:	
制订日期:	审核日期:	执行日期:	

监测对象	所选手术类型的所有急诊和择期手术患者。 1. 手术类别的选择可根据医院感染专职人员数量、此类手术感染发生概率或/和感染后的危害程度、本院此类手术的手术量等情况综合考量。通常应选择手术量较大、感染风险大、感染后危害较严重的手术类别优先进行目标性监测。 2. 手术室内未完全关闭切口的手术(如扩创术)、诊断性手术、无手术切口的手术通常不作为监测对象。
监测方法	1. 宜采用前瞻性主动监测。 　(1) 医院感染专职人员定期(如 1～2 次/周)到病房随访手术患者情况,可随同主管医生一同查房,询问患者或/和查看切口愈合情况; 　(2) 查看护理记录单及病程记录单等资料,根据体温、应用抗菌药物情况、各种感染相关检查结果、切口外观、分泌物性质等确定是否存在手术部位感染。必要时到床旁查看; 　(3) 切口出现感染迹象时,应采集标本送检。 2. 专职人员监测与临床医务人员报告相结合。 3. 宜住院监测与出院监测相结合。 　(1) 可通过查看门诊患者就诊列表,观察术后患者门诊再次就诊情况,进一步筛选是否发生手术部位感染; 　(2) 出院时告知患者,如发现手术部位红、肿、痛或有分泌物等疑似感染情况,应及时就诊或咨询; 　(3) 随访:根据手术类型选择术后随访 30 天或 90 天,随访 1～2 次或根据具体情况确定频次。
监测周期	1. 根据手术类型选择监测周期 30 天或 90 天。 2. 如果监测周期结束,患者仍然因手术相关原因住院,则继续监测 30 天或至病人出院。

监测内容	1. 患者基本信息：如住院号、科室、床号、姓名、性别、年龄、入/出院日期、入/出院诊断(ICD 编码)、是否有基础疾病等。 2. 手术相关资料：如手术日期、手术名称、手术持续时间、手术参与者、切口类型、麻醉方式、麻醉者、危险因素(NNIS)评分、术中出血量、是否急诊等。 3. 手术部位感染相关信息：如感染日期、感染类型、病原体类别等。 4. 根据需要，选择性监测手术部位感染防控措施的依从性，如术前沐浴、围术期保温等。 5. 根据需要，选择性监测围术期抗菌药物使用情况，如使用时机、使用类别等。 注：监测内容可设计为专用表格，具体可参照附表 1。
数据分析及结果反馈	1. 定期统计 SSI 发病率、不同危险指数 SSI 发病率、外科医生 SSI 专率等指标。 2. 如开展防控措施依从性监测，应定期统计单项或组合措施依从性。 3. 计算方法。 (1) SSI 发病率、外科医师 SSI 发病专率等的计算方法参照 WS/T 312—2009； (2) 干预措施依从性：单项措施依从性(%) = 监测对象中围术期实际执行该项措施的患者数/监测对象总数×100%。 4. 定期(至少每季度)分析、总结监测数据和监测中发现的问题，分析 SSI 的特殊原因和共同原因，向医院感染管理委员会报告，向被监测科室反馈并提出改进建议，实现持续质量改进。

 参 考 文 献

[1] 李六亿,吴安华,胡必杰.如何提升医院感染预防与控制能力[M].北京：北京大学医学出版社,2015,11.

[2] 贾维斯.Bennett & Brachman 医院感染[M].胡必杰,陈文森,高晓东,等译.上海：上海科学技术出版社,2016.

[3] 中华人民共和国卫生部.WS/T 312—2009 医院感染监测规范[EB/OL](2009 - 04 - 01)[2019 - 01 - 01].http://www.nhc.gov.cn/wjw/s9496/200904/40117/files/25b6a8b518094e00b150550fdfb0953e.pdf.

附表26 - 1　手术部位感染目标性监测表

一、基本情况	
科室：＿＿＿＿　　姓名：＿＿＿＿　　住院号：＿＿＿＿　　联系电话：＿＿＿＿＿＿＿＿	
性别：① 男 ② 女　身高：＿＿＿＿　　体重：＿＿＿＿＿＿＿＿	
入院时间：＿＿＿年＿月＿日　　出院时间：＿＿＿年＿月＿日	

既往史[a]：_____

入院诊断：_____

二、手术情况(选项请在标号下方划"√")

1. 手术名称【ICD编码】：① _____【 　 】 ② _____【 　 】 ③ _____【 　 】
2. 手术类型：① 急诊　② 择期
3. 手术日期：___年__月__日
4. 植入物：① 是　② 否　产品名称：_____　生产厂家：_____
5. ASA分级：___
6. 切口类型：① Ⅰ类切口　② Ⅱ类切口　③ Ⅲ类切口　④ Ⅳ类切口
7. 手术持续时间[b]：___分钟　开始时间：__时__分　结束时间：__时__分
8. 术中出血量：___ml
9. 术者姓名：_____　级别：① 主任医师　② 副主任医师　③ 主治医师　④ 住院医师

三、手术部位感染情况(选项请在标号下方划"√")

1. 是否感染：① 是　② 否
2. 感染日期：___年__月__日
3. SSI类型：① 浅表　② 深部　③ 器官/腔隙(请注明具体感染部位)_____
4. SSI诊断标准：① 发热(≥38℃)　② 手术部位发红　③ 手术部位肿胀　④ 手术部位疼痛或压痛　⑤ 脓性引流液　⑥ 手术部位分泌物或拭子经涂片、培养,发现微生物和脓细胞　⑦ 其他感染证据(请具体注明)_____
5. SSI病原体：

编号	标本采集日期	病原体名称	检查方法(镜检、培养、血清学)	是否进行药敏	耐药机制
①	___年__月__日				
②	___年__月__日				
③	___年__月__日				

四、SSI预防措施依从性(在已实施措施的标号下方划"√")

1. 术前沐浴/擦浴：① 是　② 否

2. 去毛：

　　① 是

　　● 时间：A. 术前1日　　B. 手术前日

　　● 方式：A. 剪毛　　B. 脱毛　　C. 剃刀剃毛

　　② 否

3. 抗菌药物使用情况：① 是　　② 否

　　● 类别：A. 头孢唑林　　B. 头孢呋辛　　C. 克林霉素　　D. 万古霉素　　E. 其他(请注明)_____

　　● 切皮前0.5～1小时给药(万古霉素和喹诺酮除外)：① 是　　② 否

　　● 失血量＞1 500 ml或手术时间超过药物2个半衰期是否追加：① 是　　② 否

4. 术中保温及核心体温监测：① 是　　② 否

5. 其他_____

五、出院后监测(选项请在标号下方划"√")

1. 电话随访：

随访时间	随 访 情 况
___年__月__日	
___年__月__日	

2. 术后情况：① 良好　　② 怀疑感染　　③ 确认感染

注：

[a] 既往史应重点关注感染高危因素,如是否有糖尿病病史、肿瘤病史等。

[b] 当患者在同一台手术中,通过一个切口进行多种手术时,应记录手术的总时间。当患者在同一台手术中,通过不同切口进行几项手术时,分别记录每个切口进行手术的时间。

第 5 章

消毒灭菌效果监测

27. 手卫生依从性监测标准操作规程

持有部门:			文件编号:	
制订者:	审核者:		版次:	
制订日期:	审核日期:		执行日期:	

适用范围: 手卫生依从性监测方法包括直接观察、基于物联网的自动化观察、基于摄像头检测设备后台观察等。本标准操作规程主要适用于直接观察法。

观察规则	1. 推荐在匿名并保密的情况下收集数据。 2. 将监测结果尽可能尽快反馈给被监测单位。
观察员 要求	1. 经过严格培训,熟悉并理解手卫生指征,在监测中能正确识别、区分手卫生指征、时机等。 2. 有一定的临床、护理工作经验。 3. 观察时不能影响正常诊疗工作。注意保护患者隐私。 4. 特殊情况不应进行手卫生依从性监测,如抢救患者时。
观察原则	1. 为了样本量具有一定代表性,每个观察期或每个观察单位(如病房、病区、不同类别的医务人员等)至少监测 200 个手卫生时机。 2. 监测对象通常应为直接接触患者的医务人员。 3. 每次观察时间应控制在 10～30 分钟内(最佳的观察时间是能观察到医务人员在执行某一连续的医疗操作从开始到结束的全过程)。 4. 1 名观察人员不宜同时观察 3 个人以上。
监测注意 事项	1. 提前设计符合监测目的的监测表格,确定监测对象。 2. 观察到的手卫生行为可以是阴性(未执行),也可以是阳性(执行)。 3. 观察员只能记录看见的手卫生行为。 4. 一次手卫生时机可同时对应多个手卫生指征,但至少应对应一个手卫生指征。当多个指征同时出现时,应全部记录,但"接触患者后"和"接触患者周围环境后"不同时选择。 5. 在观察依从性的同时可观察手卫生正确性。

数据分析注意事项及方法	1. 当某次手卫生行为与手卫生指征无关时,就不能将本次行为纳入计算手卫生依从性的数据中。 2. 可以整体计算手卫生依从性和正确性,也可以分专业、分科室、分人群、分指征来计算手卫生依从性和正确性。 3. 计算方法。 （1）手卫生依从性（％）＝手卫生实际执行次数/应执行手卫生次数×100％； （2）手卫生正确性（％）＝正确实施手卫生时机数/实际实施手卫生时机数×100％。
调查表设计和填写注意事项	调查表设计和填写注意事项可参考附表27-1。
其他	手卫生用品监测可间接评估手卫生依从性,手卫生用品监测包括对速干手消毒剂、洗手液、干手纸等产品消耗量的监测。其优点为省时、省力,容易实现电子化监测,可以降低直接观察法中的霍桑效应,但对手卫生正确性无法评估。另外,由于浪费或滥用等其他情况（如失效报废、患者家属使用等）存在,并不能十分准确的评价手卫生依从性。

[1] WHO,Safety W P. WHO guidelines on hand hygiene in health care[M/OL]. Geneva：World Health Organization,2009[2019-04-01]. https://www.who.int/gpsc/5may/tools/9789241597906/en/.
[2] 李六亿,吴安华,胡必杰. 如何提升医院感染预防与控制能力[M].北京：北京大学医学出版社,2015：216-229.

附表27-1　×××医院手卫生依从性/正确性调查表

病房/科室：　　　　　　　　　　　　调查日期：　年　月　日　　　　　　　　调查人员：

调查开始/结束时间：　　　　　　　　　时　分～　时　分　　　　　　　　　调查持续时间：　分钟

职业类别：			职业类别：			职业类别：			职业类别：		
时机	指　征	手卫生行为	时机	指　征	手卫生行为	时机	指　征	手卫生行为	时机	指　征	手卫生行为
1	□接触患者前 □清洁/无菌操作前 □可能接触体液后 □接触患者后 □接触患者周围环境后	□手消 □洗手 ○无 ○手套 ◇正确 ◇错误	1	□接触患者前 □清洁/无菌操作前 □可能接触体液后 □接触患者后 □接触患者周围环境后	□手消 □洗手 ○无 ○手套 ◇正确 ◇错误	1	□接触患者前 □清洁/无菌操作前 □可能接触体液后 □接触患者后 □接触患者周围环境后	□手消 □洗手 ○无 ○手套 ◇正确 ◇错误	1	□接触患者前 □清洁/无菌操作前 □可能接触体液后 □接触患者后 □接触患者周围环境后	□手消 □洗手 ○无 ○手套 ◇正确 ◇错误
2	□接触患者前 □清洁/无菌操作前 □可能接触体液后 □接触患者后 □接触患者周围环境后	□手消 □洗手 ○无 ○手套 ◇正确 ◇错误	2	□接触患者前 □清洁/无菌操作前 □可能接触体液后 □接触患者后 □接触患者周围环境后	□手消 □洗手 ○无 ○手套 ◇正确 ◇错误	2	□接触患者前 □清洁/无菌操作前 □可能接触体液后 □接触患者后 □接触患者周围环境后	□手消 □洗手 ○无 ○手套 ◇正确 ◇错误	2	□接触患者前 □清洁/无菌操作前 □可能接触体液后 □接触患者后 □接触患者周围环境后	□手消 □洗手 ○无 ○手套 ◇正确 ◇错误

序号	手卫生指征	手卫生行为	序号	手卫生指征	手卫生行为	序号	手卫生指征	手卫生行为	序号	手卫生指征	手卫生行为
3	□接触患者前 □清洁/无菌操作前 □可能接触体液后 □接触患者后 □接触患者周围环境后	□手消 □洗手 ○无 ○手套 ◇正确 ◇错误	3	□接触患者前 □清洁/无菌操作前 □可能接触体液后 □接触患者后 □接触患者周围环境后	□手消 □洗手 ○无 ○手套 ◇正确 ◇错误	3	□接触患者前 □清洁/无菌操作前 □可能接触体液后 □接触患者后 □接触患者周围环境后	□手消 □洗手 ○无 ○手套 ◇正确 ◇错误	3	□接触患者前 □清洁/无菌操作前 □可能接触体液后 □接触患者后 □接触患者周围环境后	□手消 □洗手 ○无 ○手套 ◇正确 ◇错误
4	□接触患者前 □清洁/无菌操作前 □可能接触体液后 □接触患者后 □接触患者周围环境后	□手消 □洗手 ○无 ○手套 ◇正确 ◇错误	4	□接触患者前 □清洁/无菌操作前 □可能接触体液后 □接触患者后 □接触患者周围环境后	□手消 □洗手 ○无 ○手套 ◇正确 ◇错误	4	□接触患者前 □清洁/无菌操作前 □可能接触体液后 □接触患者后 □接触患者周围环境后	□手消 □洗手 ○无 ○手套 ◇正确 ◇错误	4	□接触患者前 □清洁/无菌操作前 □可能接触体液后 □接触患者后 □接触患者周围环境后	□手消 □洗手 ○无 ○手套 ◇正确 ◇错误

注意：

1. 表头在开始数据收集前填写完整（除外结束时间和观察持续时间）。
2. 用铅笔记录监测和观察数据，以便必要时修改。
3. 职业类别一般包括：医生、护士、助产士、技师等。
4. 手卫生行为中的"手消"是指使用速干手消毒剂消毒双手；"手套"只在医务人员未采取其他手卫生措施直接戴手套的情况下才选择。
5. 指征选择：在时机对应的指征选项中选择对应选择，在每个指征前的"□"中画"√"。一个卫生时机可对应多个手卫生指征，但接触患者后应选择；即如果同时接触了患者又接触了患者周围环境，仅勾选"接触患者后"。
6. 手卫生行为的选择：当观察对象执行了手卫生时，应在"□手消""□洗手"中选择一项或两项（洗手后再进行卫生手消毒），并接着判断和记录其是否正确（正确性评价包括揉搓方法、干手方法、任一不正确都应视为手卫生"错误"；如观察对象未执行手卫生，应选择"无"；当观察对象未进行手卫生但是偏戴手套时，在选择"无"的同时选择"手套"。

28. 医务人员手消毒效果监测标准操作规程

持有部门：			文件编号：	
制订者：		审核者：	版次：	
制订日期：		审核日期：	执行日期：	

适用范围及监测频率：

1. 医疗机构应每季度对手术室、产房、导管室、骨髓移植病房、器官移植病房、重症监护病房、新生儿室、母婴同室、血液透析病房、烧伤病房、感染病科、口腔科等部门工作的医务人员手进行消毒效果的监测。

2. 当怀疑医院感染暴发与医务人员手卫生有关时，应及时进行监测，并进行相应致病性微生物的检测。

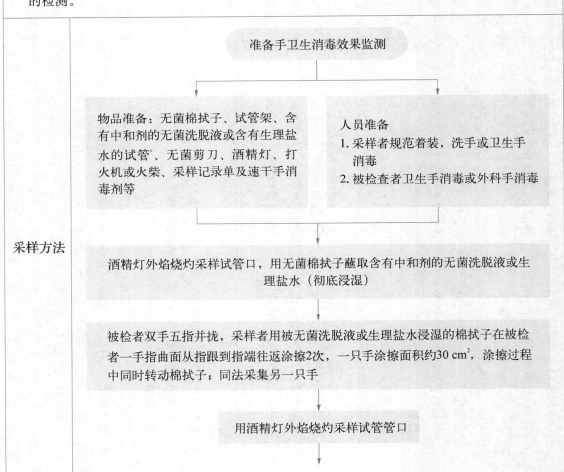

采样方法

准备手卫生消毒效果监测

物品准备：无菌棉拭子、试管架、含有中和剂的无菌洗脱液或含有生理盐水的试管、无菌剪刀、酒精灯、打火机或火柴、采样记录单及速干手消毒剂等

人员准备
1. 采样者规范着装，洗手或卫生手消毒
2. 被检查者卫生手消毒或外科手消毒

酒精灯外焰烧灼采样试管口，用无菌棉拭子蘸取含有中和剂的无菌洗脱液或生理盐水（彻底浸湿）

被检者双手五指并拢，采样者用被无菌洗脱液或生理盐水浸湿的棉拭子在被检者一手指曲面从指跟到指端往返涂擦2次，一只手涂擦面积约30 cm^2，涂擦过程中同时转动棉拭子；同法采集另一只手

用酒精灯外焰烧灼采样试管管口

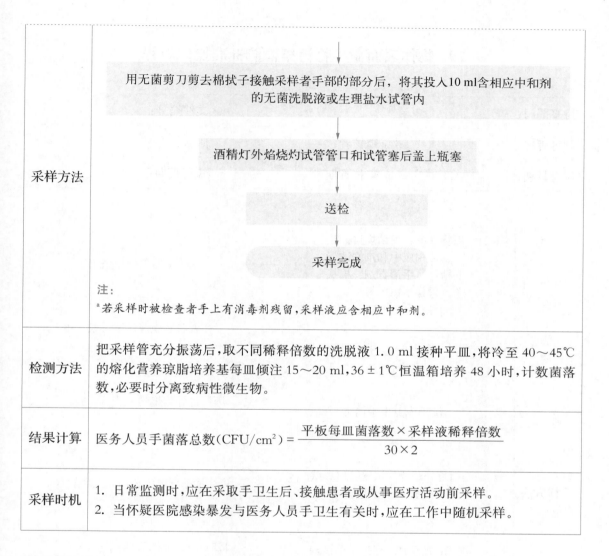

采样方法	用无菌剪刀剪去棉拭子接触采样者手部的部分后，将其投入10 ml含相应中和剂的无菌洗脱液或生理盐水试管内 酒精灯外焰烧灼试管管口和试管塞后盖上瓶塞 送检 采样完成 注： [a] 若采样时被检查者手上有消毒剂残留,采样液应含相应中和剂。
检测方法	把采样管充分振荡后,取不同稀释倍数的洗脱液 1.0 ml 接种平皿,将冷至 40～45℃的熔化营养琼脂培养基每皿倾注 15～20 ml,36±1℃恒温箱培养 48 小时,计数菌落数,必要时分离致病性微生物。
结果计算	医务人员手菌落总数(CFU/cm²) = $\dfrac{平板每皿菌落数×采样液稀释倍数}{30×2}$
采样时机	1. 日常监测时,应在采取手卫生后、接触患者或从事医疗活动前采样。 2. 当怀疑医院感染暴发与医务人员手卫生有关时,应在工作中随机采样。

 参 考 文 献

[1] 中华人民共和国卫生部. WS/T 367—2012 医疗机构消毒技术规范[S] //医院感染管理文件汇编. 北京：人民卫生出版社,2015：262 - 293.

[2] 中华人民共和国卫生部. WS/T 311—2009 医务人员手卫生规范[S]//医院感染管理文件汇编. 北京：人民卫生出版社,2015：255 - 261.

[3] 中华人民共和国卫生部. GB 15982—2012 医院消毒卫生标准[S]//医院感染管理文件汇编. 北京：人民卫生出版社,2015：125 - 137.

29. 物体表面微生物污染检测标准操作规程

持有部门:		文件编号:	
制订者:	审核者:	版次:	
制订日期:	审核日期:	执行日期:	

| 采样方法 | 用物准备：灭菌规格板数个、含相应中和剂的试管、酒精灯、手消毒剂、棉拭子、采样申请单等 → 规范填写采样申请单 ↓ 采样者着装规范，洗手或卫生手消毒 ↓ 酒精灯外焰烧灼试管口，旋转消毒 ↓ 用棉拭子蘸取中和剂或生理盐水 ↓ 将5 cm×5 cm的灭菌标准规格板，放在被检物体表面[a] ↓ 用棉拭子在规格板内横竖往返均匀涂擦各5次 ← 打开无菌剪刀包装，用酒精灯外焰烧灼采样试管管口 ↑ 用无菌剪刀剪去棉拭子手接触部分后将棉拭子投入试管中 ↑ 酒精灯外焰烧灼试管管口和试管塞后盖上瓶塞 ↑ 洗手或卫生手消毒 ↑ 及时送检[b] |

注:

[a] 被采物体表面积＜100 cm² 时，应取全部表面；被采物体表面积≥100 cm² 时，采样应取 100 cm²；门把手等小型物体采用棉拭子直接涂抹物体全部表面。

[b] 采样后立即送检，常温下送检时间＜4 小时；若样品存于 0～4℃，送检时间不得超过 24 小时。

检测方法	充分震荡采样管后,取不同稀释倍数的洗脱液 1.0 ml 接种平皿,将冷却至 40～45℃ 的熔化营养琼脂培养基每皿倾注 15～20 ml,36±1℃恒温箱培养 48 小时,计数菌落数。
结果计算	物体表面菌落总数计算方法: 1. 规则物体表面:细菌菌落总数(CFU/cm²) = 平均每皿菌落数×稀释倍数/采样面积(cm²); 2. 不规则物体表面的结果计算,用 CFU/件表示。
判定标准	1. Ⅰ、Ⅱ类环境:洁净手术部、其他洁净场所,非洁净手术部(室)、非洁净骨髓移植病房、产房、导管室、新生儿室、器官移植病房、烧伤病房、重症监护病房、血液病病区等,物体表面细菌菌落总数≤5 CFU/cm²。 2. Ⅲ、Ⅳ类环境:儿科病房、母婴同室、妇产科检查室、人工流产室、治疗室、注射室、换药室、输血科、消毒供应中心检查包装灭菌区和无菌物品存放区、血液透析中心(室)、急诊室、化验室、各类普通病室等,物体表面细菌菌落总数≤10 CFU/cm²。
采样中的注意事项	1. 采样时机:日常常规检测时可在消毒后采样,怀疑医院感染暴发、进行医院感染暴发调查或工作中怀疑物体表面被污染时,应随机采样。 2. 常规对环境物体表面消毒效果检测时可不进行致病性微生物检测,疑似医院感染暴发、进行医院感染暴发调查或工作中怀疑物体表面被微生物污染时,应进行目标微生物的检测。 3. 采样、接种中严格遵守无菌技术操作规程。

参 考 文 献

[1] 中华人民共和国卫生部. GB 15982—2012 医院消毒卫生标准[S]//国家卫生和计划生育委员会医院管理研究所医院感染质量管理与控制中心. 医院感染管理文件汇编(1986—2015). 北京:人民卫生出版社,2015:125 - 137.
[2] 中华人民共和国国家卫生和计划生育委员会. WS/T 512—2016 医疗机构环境表面清洁与消毒管理规范[EB/OL]. (2016 - 12 - 27)[2018 - 12 - 01]. http://www.nhc.gov.cn/ewebeditor/uploadfile/2017/01/20170105092341798.pdf.

30. Ⅰ类环境空气消毒效果监测(沉降法)标准操作规程

持有部门：		文件编号：	
制订者：	审核者：	版次：	
制订日期：	审核日期：	执行日期：	

定义：
1. Ⅰ类环境：采用空气洁净技术的诊疗场所,分洁净手术部和其他洁净场所。
2. 手术区：需要特别保护的、包括手术台及其四边外推一定距离的区域。
3. 周边区：洁净手术室内除去手术区以外的其他区域。

适用范围：
1. 洁净手术部或其他洁净用房每季度进行常规监测。
2. 当洁净手术部(室)及其他洁净场所新建、改建验收及更换高效过滤器后应进行监测。
3. 当怀疑医院感染暴发与空气污染有关时随时监测,并进行目标微生物检测。

采样时间	在洁净系统自净后与从事医疗活动前采样。

自净时间	洁净用房等级	最少自净时间(分钟)
	Ⅰ	10
	Ⅱ	20
	Ⅲ	20
	Ⅳ	30

采样方法	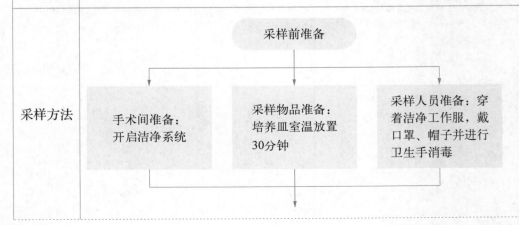

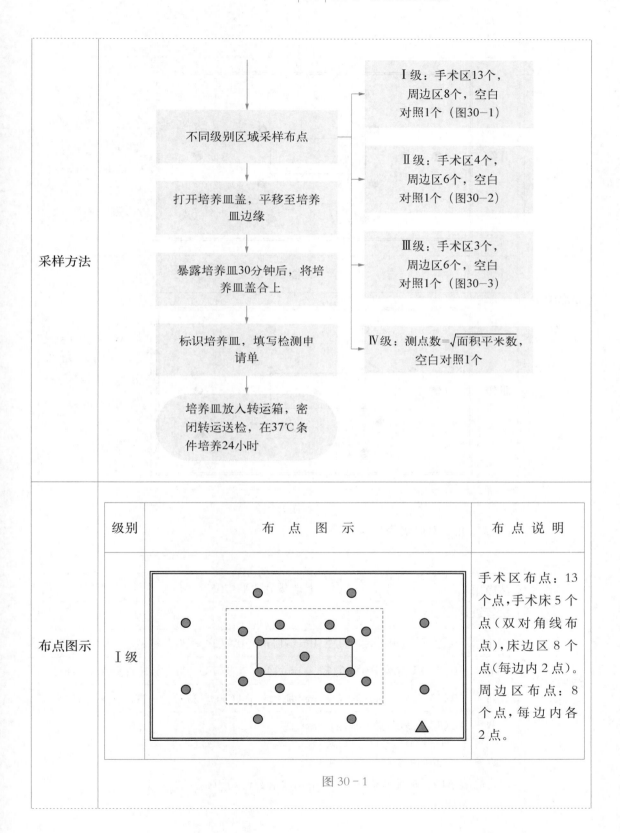

级别	布　点　图　示	布　点　说　明
I 级		手术区布点：13个点，手术床5个点（双对角线布点），床边区8个点（每边内2点）。周边区布点：8个点，每边内各2点。

图 30－1

布点图示	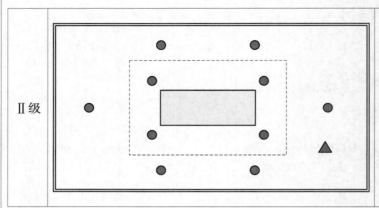 图 30-2	手术区布点: 4 个点,分别在双对角线布点。 周边区布点: 6 个点,长边各 2 点,短边各 1 点。

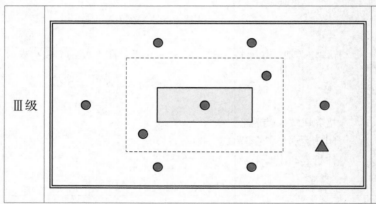

图 30-3

注意:三角为对照培养皿。

结果判定	洁净用房等级	细菌最大平均浓度	
		手术区	周边区
	Ⅰ	0.2 CFU/(30 分钟·直径 90 mm 皿)	0.4 CFU/(30 分钟·直径 90 mm 皿)
	Ⅱ	0.75 CFU/(30 分钟·直径 90 mm 皿)	1.5 CFU/(30 分钟·直径 90 mm 皿)
	Ⅲ	2 CFU/(30 分钟·直径 90 mm 皿)	4 CFU/(30 分钟·直径 90 mm 皿)
	Ⅳ	6 CFU/(30 分钟·直径 90 mm 皿)	

1. 洁净手术部沉降法结果判定见上表。
2. 其他洁净场所平板暴露法,空气平均菌落数≤4 CFU(30 分钟)。

其他管理 要求	1. 布皿时按照由内向外的顺序,避开送风口正下方;行走及放置动作要轻,尽量减少对流动空气的影响;收皿时按照由外向内的顺序。 2. 当送风口集中布置时,应对手术区和周边区分别检测;当送风口分散布置时,全室统一检测。 3. 细菌浓度检测方法,应有 2 次空白对照。第 1 次对照用于对检测的培养皿做对比试验,每批一个对照皿;第 2 次是在检测时,应每室 1 个对照皿,用于对操作过程做对照试验。模拟操作过程将培养皿打开平移至培养皿边缘后立即封盖,两次对照结果都必须为阴性。 4. 结果判定时,当某个皿菌落数太大受到质疑时,应重测;当结果仍很大时,以两次均值为准。如果菌落数很小,可重测或分析判定。 5. 放置高度:放置在地面上或不高于地面 0.8 m 的任意高度上。 6. 根据洁净房间总数,合理安排每次监测的房间数量,保证每个洁净房间能每年至少监测一次。

参 考 文 献

[1] 中华人民共和国卫生部. WS/T 367—2012 医疗机构消毒技术规范[S]//国家卫生和计划生育委员会医院管理研究所医院感染质量管理与控制中心. 医院感染管理文件汇编(1986—2015). 北京：人民卫生出版社,2015：262 - 293.

[2] 中华人民共和国住房和城乡建设部,中华人民共和国国家质量监督检验检疫总局. GB 50333—2013 医院洁净手术部建筑技术规范[EB/OL]. (2014 - 06 - 01)[2019 - 01 - 08]. http://www. risn. org. cn/News/ShowInfo. aspx.

[3] 中华人民共和国卫生部. GB 15982—2012 医院消毒卫生标准[S]//国家卫生和计划生育委员会医院管理研究所医院感染质量管理与控制中心. 医院感染管理文件汇编(1986—2015). 北京：人民卫生出版社,2015：125 - 137.

31. Ⅱ、Ⅲ、Ⅳ类环境空气消毒效果监测(沉降法)标准操作规程

持有部门:			文件编号:	
制订者:		审核者:		版次:
制订日期:		审核日期:		执行日期:

适用范围:	
1. 感染高风险部门日常监测。 2. 当怀疑医院感染暴发与空气污染有关时,暴发调查时应进行目标微生物检测。	
采样时间	1. 日常监测:在房间消毒或规定的通风换气后、从事医疗活动前采样。 2. 怀疑医院感染暴发与空气污染有关时:随机监测。
采样方法 (沉降法)	采样前准备 待测房间准备: 关闭门、窗,在 无人走动的情况 下,静止10分钟 人员准备: 穿着工作衣,戴 口罩、帽子并进 行卫生手消毒 物品准备: 培养皿采样前室 温放置30分钟 根据待测房间面积大小布点(图31-1、图31-2) 从里到外逐个打开培养皿,将盖子平移并扣放于培养皿边缘 (严禁手、头等从培养皿上方越过) 暴露规定时间后,从外到里逐个盖上平皿盖 标识培养皿,填写检测申请单 将培养皿放入转运箱,及时送检,在36±1℃恒温箱培养48小时

布点图示	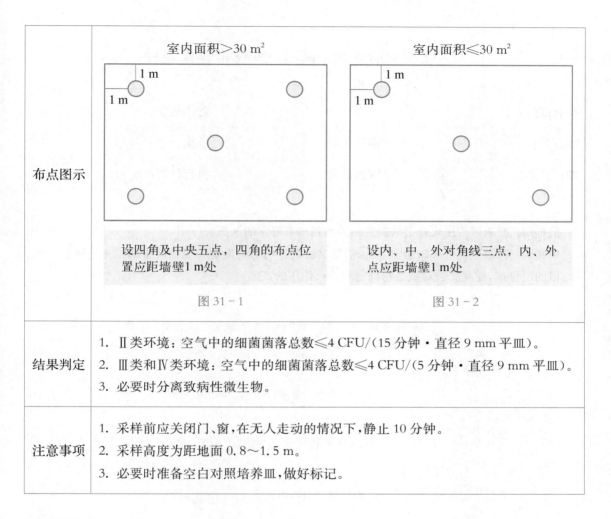 图 31-1　　　　　　　　　图 31-2
结果判定	1. Ⅱ类环境：空气中的细菌菌落总数≤4 CFU/(15 分钟·直径 9 mm 平皿)。 2. Ⅲ类和Ⅳ类环境：空气中的细菌菌落总数≤4 CFU/(5 分钟·直径 9 mm 平皿)。 3. 必要时分离致病性微生物。
注意事项	1. 采样前应关闭门、窗，在无人走动的情况下，静止 10 分钟。 2. 采样高度为距地面 0.8~1.5 m。 3. 必要时准备空白对照培养皿，做好标记。

[1] 中华人民共和国卫生部. WS/T 368—2012 医院空气净化管理规范[S]//国家卫生和计划生育委员会医院管理研究所医院感染质量管理与控制中心. 医院感染管理文件汇编(1986—2015). 北京：北京人民卫生出版社,2015：294-301.
[2] 中华人民共和国卫生部. GB 15982—2012 医院消毒卫生标准[S]//国家卫生和计划生育委员会医院管理研究所医院感染质量管理与控制中心. 医院感染管理文件汇编(1986—2015). 北京：北京人民卫生出版社,2015：125-137.

32. 使用中消毒剂染菌量监测标准操作规程

持有部门：		文件编号：	
制订者：	审核者：	版次：	
制订日期：	审核日期：	执行日期：	

定义：

1. 消毒剂：能杀灭传播媒介上的微生物并达到消毒要求的制剂。
2. 中和剂：在微生物杀灭试验中，用以消除试验微生物与消毒剂的混悬液中和微生物体表面残留的消毒剂，使其失去对微生物抑制和杀灭作用的试剂。

采样方法	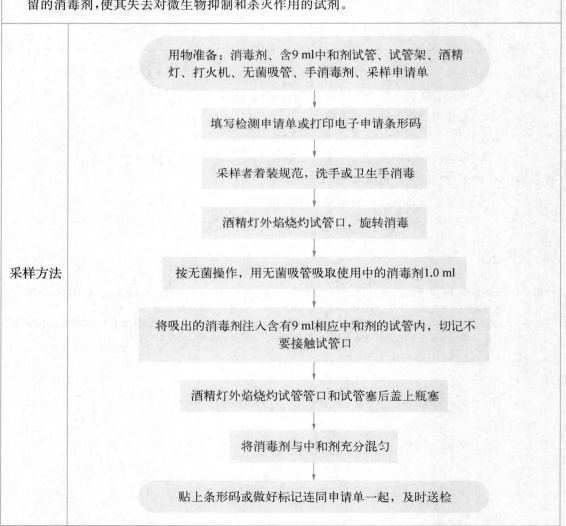 用物准备：消毒剂、含9 ml中和剂试管、试管架、酒精灯、打火机、无菌吸管、手消毒剂、采样申请单 填写检测申请单或打印电子申请条形码 采样者着装规范，洗手或卫生手消毒 酒精灯外焰烧灼试管口，旋转消毒 按无菌操作，用无菌吸管吸取使用中的消毒剂1.0 ml 将吸出的消毒剂注入含有9 ml相应中和剂的试管内，切记不要接触试管口 酒精灯外焰烧灼试管管口和试管塞后盖上瓶塞 将消毒剂与中和剂充分混匀 贴上条形码或做好标记连同申请单一起，及时送检

检测方法	用无菌吸管吸取一定稀释比例的中和后混合液 1.0 ml 接种平皿,将冷却至 40～45℃ 的熔化营养琼脂培养基每皿倾注 15～20 ml,36±1℃ 恒温箱培养 72 小时,计数菌落数。
判定标准	1. 使用中灭菌用消毒液:无菌生长。 2. 使用中皮肤黏膜消毒液染菌量:≤10 CFU/ml,不得检出致病性微生物。 3. 其他使用中消毒液染菌量:≤100 CFU/ml,不得检出致病性微生物。
中和剂的选择	1. 醇类与酚类消毒剂用普通营养肉汤中和。 2. 含氯消毒剂、含碘消毒剂和过氧化物消毒剂用含 0.1％硫代硫酸钠中和剂。 3. 氯己定、季铵盐类消毒剂用含 0.3％聚山梨酯(吐温)80 和 0.3％卵磷脂中和剂。 4. 醛类消毒剂用含 0.3％甘氨酸中和剂。 5. 含有表面活性剂的各种复方消毒剂可在中和剂中加入聚山梨酯(吐温)80 至 3％,也可使用经该消毒剂消毒效果检测的中和剂鉴定试验确定的中和剂。
消毒液染菌量计算方法	消毒液染菌量(CFU/ml)＝平均每皿菌落数×10×稀释倍数。
其他管理要求	1. 采样申请单填写要求:注明科室、何种消毒剂、开启日期、批号、采样者及采样日期,有条件时使用检验电子条形码代替手工申请单。 2. 消毒液染菌量监测频率无明确要求,重点部门可依据相关规范执行。如用于软式内镜消毒的消毒液染菌量监测应每季度 1 次。

[1] 中华人民共和国卫生部. GB 15982—2012 医院消毒卫生标准[S]//国家卫生和计划生育委员会医院管理研究所医院感染质量管理与控制中心. 医院感染管理文件汇编(1986—2015). 北京:人民卫生出版社,2015:125-137.
[2] 中华人民共和国卫生部. WS/T 367—2012 医疗机构消毒技术规范[S]//国家卫生和计划生育委员会医院管理研究所医院感染质量管理与控制中心. 医院感染管理文件汇编(1986—2015). 北京:人民卫生出版社,2015:262-293.

33. 透析用水微生物监测标准操作规程

持有部门：		文件编号：	
制订者：	审核者：	版次：	
制订日期：	审核日期：	执行日期：	

采样方法	人员、环境和物品准备[a] 启动水处理设备并运行平稳 携带用物至采样地点 打开采样口[b]，进行局部清洁和反渗水冲洗[c] 进行采样口消毒[d] 反渗水冲洗至少60秒 用无菌样本瓶收集适量水样本，密闭样本瓶 立即送实验室检验。如不能立即送检，应冷藏保存，24小时内送检 记录和保存检验结果

注：

[a] 人员准备：操作人员着清洁工作服、戴圆帽（须遮盖全部头发）、医用外科口罩、清洁双手。环境准备：水处理间环境整洁干燥，通风、采光良好。物品准备：无菌样本瓶、无菌纱布、消毒剂（75%乙醇）、速干手消毒剂、无菌手套、打火机、酒精灯等。

[b] 应在透析装置和供水回路的连接处收集试样，采样点应在供水回路的末端或在混合室的入口处。具体采样位置包括反渗水输水软管与血液透析机连接处、透析液配置桶的反渗水主入

采样方法	口和反渗水回流注入水处理系统之前的部位;如果水路安装了 U 形接头,应是 U 形接头与血液透析机的连接处。 ᶜ反渗水放水至少 60 秒,冲洗样本出口。 ᵈ水样本出口进行消毒时,应使用浸满乙醇的消毒纱布擦拭出水口外表面。在乙醇干燥前,为了保证样本中无残留消毒剂,不应采集样本。不推荐使用漂白剂或者其他消毒剂消毒。 ᵉ至少采集 50 ml 透析液样本,或者由实验室指定样本的测验量。采集水样本时应戴无菌手套,严格遵守无菌技术操作规范,避免标本污染。 ᶠ如检验结果超标,应分析查找超标原因,制订整改措施并进行整改,整改后重新进行采样检测,并增加采样点,直至合格后方可进行正常的血液透析治疗。
其他管理要求	1. 进行透析用水内毒素监测采样时应使用无菌、无热原的采样瓶,其余操作步骤同微生物采样。 2. 样本应在水处理设备进行消毒前采集。若在设备消毒后进行重复培养,应对设备进行彻底清洗后采集样本,排空并且冲洗纯水箱和分配系统,直到在采集的样本中不再检测到残留的消毒剂。 3. 透析用水微生物采样每月进行一次。透析用水细菌总数应≤100 CFU/ml。干预水平是最大允许水平的 50%,当实测值≥50 cfu/ml 时应当进行干预。 4. 透析用水内毒素监测每季度进行一次。透析用水内毒素≤0.25 eu/ml。干预水平是最大允许水平的 50%,当实测值≥0.125 eu/ml 时应当进行干预。

参 考 文 献

[1] 中华人民共和国国家食品药品监督管理总局. YY 0572—2015 血液透析及治疗相关用水[S]. 北京:中国标准出版社,2015.

[2] 中华人民共和国国家食品药品监督管理总局. YY 1269—2015 血液透析及治疗相关用水处理设备常规控制要求[S]. 北京:中国标准出版社,2015.

[3] 陈香美. 血液净化标准操作规程[M]. 北京:人民军医出版社,2010:14.

[4] 中华人民共和国卫生部. 医疗机构血液透析室管理规范(卫医政发〔2010〕35 号)[EB/OL]. (2010 - 03 - 24)[2018 - 12 - 01]. http://www.nhc.gov.cn/bgt/s10786/201003/3c0c5e975ae1479d90ae8cf20a49c90e.shtml.

34. 透析液微生物监测标准操作规程

持有部门：			文件编号：	
制订者：		审核者：	版次：	
制订日期：		审核日期：	执行日期：	

采样方法	人员、环境和物品准备^a ↓ 血液透析机运行平稳^b（患者上机前） ↓ 携带用物至血液透析机旁 ↓ 打开透析液快速接头，并使快速接头持续垂直向上进行局部清洁和透析液冲洗^c ↓ 进行采样口消毒^d ↓ 启动透析液循环并使用透析液冲洗采样口至少60秒 ↓ 用无菌注射器从快速接头内腔中心部位抽取适量透析液注入无菌样本瓶，密闭样本瓶^e ↓ 立即送实验室检验，如不能立即送检，应冷藏保存，24小时之内送检 ↓ 记录和保存检验结果^f

注：

[a] 人员准备：操作人员着清洁工作服、戴圆帽(须遮盖全部头发)、医用外科口罩、清洁双手。环境准备：水处理间环境整洁干燥，通风、采光良好。物品准备：无菌样本瓶、无菌纱布和棉签、

采样方法	消毒剂(75％乙醇)、速干手消毒剂、无菌手套、打火机、酒精灯。 [b]透析液采样应在患者上机前进行。 [c]透析液微生物监测通常在血液透析器的入液端(静脉端)卸下快速接头采样。由于透析液快速接头存在沟槽和缝隙等特殊结构,采样前应进行认真的清洁和消毒,以降低标本污染风险。 [d]对水样本出口进行消毒时,应使用浸满乙醇的消毒纱布擦拭出水口外表面。在乙醇完全干燥前,为了保证样本中无残留消毒剂,不应采集样本。不推荐使用漂白剂或者其他消毒剂消毒。 [e]至少采集50 ml透析液样本,或者由实验室指定样的测验量。采集样本时应戴无菌手套,严格遵守无菌技术操作规范,避免标本污染。 [f]如检验结果超标,应分析查找超标原因,制订整改措施并进行整改,整改后重新进行采样检测,并增加采样点,直至合格后方可进行正常的血液透析治疗。
其他管理要求	1. 透析液细菌菌落数和内毒素检测采样时,严禁在透析液生化标本采样口采样。 2. 进行透析液微生物采样时应使用无菌、无热原的采样瓶。 3. 血液透析液的细菌和内毒素监测每年应覆盖所有透析机。 4. 透析液细菌监测采样每月进行一次。透析液细菌总数应≤100 CFU/ml。干预水平是最大允许水平的50％,当实测值≥50 cfu/ml时应当进行干预。 5. 透析液内毒素监测每季度进行一次。透析液内毒素应≤0.25 eu/ml。干预水平是最大允许水平的50％,当实测值≥0.125 eu/ml时应当进行干预。

参 考 文 献

[1] 中华人民共和国国家食品药品监督管理总局. YY 0572—2015 血液透析及治疗相关用水[S]. 北京:中国标准出版社,2015.
[2] 中华人民共和国国家食品药品监督管理总局. YY 1269—2015 血液透析及治疗相关水处理设备常规控制要求[S]. 北京:中国标准出版社,2015.
[3] 陈香美. 血液净化标准操作规程[M]. 北京:人民军医出版社,2010:14.
[4] 中华人民共和国卫生部. 医疗机构血液透析室管理规范(卫医政发〔2010〕35 号)[EB/OL]. (2010-03-24)[2018-12-01]. http://www.nhc.gov.cn/bgt/s10786/201003/3c0c5e975ae1479d90ae8cf20a49c90e.shtml.

35. 内镜清洗消毒质量监测标准操作规程

持有部门：		文件编号：	
制订者：	审核者：	版次：	
制订日期：	审核日期：	执行日期：	

适用范围：

1. 评价内镜清洗消毒的效果。

2. 当怀疑医院感染与内镜诊疗操作相关时。

采样方法	用物准备 （采样箱、无菌注射器、无菌采样瓶、含有中和剂的洗脱液、采样记录单、清洁手套、外科口罩、帽子） ↓ 规范填写采样单上相关信息 ↓ 规范着装，洗手或卫生手消毒 ↓ 戴手套，将消毒后的内镜垂直提起，操作部在上端 ↓ 用无菌注射器抽吸50 ml含有相应中和剂的洗脱液从待检内镜活检口注入[a] ↓ 另一人员用无菌采样瓶在内镜先端处全量收集采样液 ↓ 拧紧采样瓶口，放在采样箱内，密闭 ↓ 及时送检 注： [a] 十二指肠镜检测时，应采集活检通道及抬钳器。

检测方法	将洗脱液充分混匀,取洗脱液 1.0 ml 接种平皿,将冷却至 40～45℃的熔化营养琼脂培养基每皿倾注 15～20 ml,36±1℃恒温箱培养 48 小时,计数菌落数(CFU/件)。将剩余洗脱液在无菌条件下采用滤膜(0.45 μm)过滤浓缩,将滤膜接种于凝固的营养琼脂平板上(注意不要产生气泡),置 36±1℃温箱培养 48 小时,计数菌落数。
计算方法及结果判断	1. 当滤膜法不可计数时:菌落总数(CFU/件) = m(CFU/平板)×50。 式中:m 为两平行平板的平均菌落数。 2. 当滤膜法可计数时:菌落总数(CFU/件) = m(CFU/平板) + mf(CFU/滤膜)。 式中:m 为两平行平板的平均菌落数;mf 为滤膜上菌落数。 3. 消毒合格标准:≤20 CFU/件。但若检出肠杆菌、肠球菌、铜绿假单胞菌和其他非发酵革兰阴性杆菌、葡萄球菌属,应考虑消毒不合格。
其他管理要求	1. 消毒内镜应每季度进行生物学监测,监测采用轮换抽检的方式,每次按 25％的比例抽检。内镜数量少于等于 5 条的,应每次全部监测;多于 5 条的,每次监测数量应不低于 5 条。 2. 当怀疑医院感染与内镜诊疗操作相关时,应进行致病性微生物检测。

参 考 文 献

[1] 中华人民共和国卫生行业标准. WS 507—2016 软式内镜清洗消毒技术规范[EB/OL]. (2017 - 01 - 17)[2019 - 01 - 07]. http://www.nhfpc.gov.cn/ewebeditor/uploadfile/2017/01/20170105090816920.pdf.

[2] 中华人民共和国卫生部. GB 15982—2012 医院消毒卫生标准[S]//国家卫生和计划生育委员会医院管理研究所医院感染质量管理与控制中心. 医院感染管理文件汇编(1986—2015). 北京:人民卫生出版社,2015:125 - 137.

[3] Beilenhoff U, Neumann CS, Rey JF, et al. ESGE-ESGENA guideline for quality assurance in reprocessing:microbiological surveillance testing in endoscopy [J]. Endoscopy, 2007, 39(2):175 - 181.

36. 紫外线灯辐照强度监测标准操作规程

持有部门：		文件编号：	
制订者：	审核者：	版次：	
制订日期：	审核日期：	执行日期：	

检测方法

- 用酒精清洁紫外线灯管
- 将挂钩和托盘准备好（图36-1）
- 挂钩挂在待测的紫外线灯管中央，托盘至灯管垂直距离为1 m[a]

↓

- 医务人员做好个人防护
- 开启紫外线灯5分钟

↓

使用仪器检测吗？ ——否——> 使用指示卡检测吗？

是（左） 是（右）

↓ 左：
将测定波长为253.7 nm的紫外线辐照计探头置于托盘上，并待仪表稳定

↓
读取仪表读数（该数据即为紫外线灯的辐射照度值）[b]

↓ 右：
将指示卡置于托盘上，有图案一面朝向灯管

↓
照射1分钟后，关闭灯管

↓
观察指示卡色块的颜色，将其与标准色块比较，读出照射强度并记录[b,c]

注：

[a] 普通紫外线灯管检测辐照强度时,指示卡或辐照计探头应置于紫外线下方 1 m 处,特殊紫外

检测方法	线灯管在推荐使用的距离下测定。 [b]结果判断：普通 30 W 直管型紫外线灯，新灯管辐照强度≥100 μW/cm² 为合格；高强度 30 W 直管型紫外线灯，新灯管辐照强度≥180 μW/cm² 为合格。使用中紫外线灯的辐照强度≥70 μW/cm² 为合格。 [c]应分别与 90 μW/cm² 和 70 μW/cm² 色块比较。
其他管理要求	1. 紫外线灯辐照计应在计量部门检定的有效期内使用。 2. 指示卡应通过消毒产品卫生安全评价，并在有效期内使用。 3. 测定时电压 220±5 V，温度 20～25℃，相对湿度<60%。 4. 应避免紫外线对人体的直接照射，检测时应戴防护镜和遮盖皮肤的防护用品。
挂钩、托盘和灯管安装示意图	 1 m 图 36 - 1

参 考 文 献

[1] 中华人民共和国国家质量监督检验检疫总局，中国国家标准化管理委员会. GB 19258—2012 紫外线杀菌灯［EB/OL］. (2012 - 11 - 05)［2018 - 08 - 16］. http://c. gb688. cn/bzgk/gb/showGb？ type = online&hcno = F5D07CB0F9CE9A68E27E68BF29854039.

[2] 中华人民共和国卫生部. WS/T - 367 医疗机构消毒技术规范［EB/OL］. (2012 - 04 - 05)［2018 - 08 - 16］. http://www. moh. gov. cn/zhuz/s9496/201204/54510. shtml.

[3] 中华人民共和国国家质量监督检验检疫总局，中国国家标准化管理委员会. GB 15982—2012 医院消毒卫生标准［EB/OL］. (2012 - 06 - 29)［2018 - 08 - 16］. http://www. nhfpc. gov. cn/zhuz/s9488/201410/0e39d3b287e347ccb317a16ae2a4899f. shtml.

第6章

多重耐药菌管理

37. 多重耐药菌预防与控制标准操作规程

持有部门:			文件编号:	
制订者:	审核者:		版次:	
制订日期:	审核日期:		执行日期:	

干预措施	关 键 控 制 点
患者安置	1. 条件允许时,应将确诊或疑似多重耐药菌(MDRO)感染或定植患者单间安置。优先安置易导致传播的患者,如分泌物或排泄物无法控制者。 2. 同种 MDRO 患者可以同室安置。 3. 如果不得不将 MDRO 患者与普通患者同室安置,可与不易被感染的患者、感染后出现不良后果风险较低的患者以及预估住院时间短的患者同室安置。
接触预防	1. 针对感染/定植 MDRO 的患者以及之前感染过的患者(如来自其他医疗机构的患者)采取接触隔离措施。 2. 当执行有可能发生血液、体液飞溅的操作(如冲洗伤口、吸痰、气管插管、执行气管切开可能发生分泌物喷溅)时,应佩戴医用外科口罩。
手卫生	直接接触每位患者前后必须进行手卫生。
环境清洁与消毒	可能被病原体污染的设备和环境表面,包括邻近患者的区域(如床栏、床头桌)和高频接触表面(如门把手、病室卫生间内部和周围表面),应清洁并消毒,且应增加清洁消毒频次。
低度危险性器械的清洁消毒	低度危险性医疗器械应专人专用。如无法做到专人专用,应一用一清洁消毒。
不常规推荐或不推荐的措施	1. 常规诊疗操作不建议将佩戴口罩作为预防 MDRO 传播的措施。 2. 对于解除隔离的时机无建议。

参考文献

[1] Health Protection Scotland. HPS national infection control manual version 2. 4 [EB/OL]. (2015 - 04 - 29) [2019 - 01 - 29]. http：//www. nhsdg. scot. nhs. uk/Departments _ and _ Services/Infection _ Control/Infection _ Control _ Files/2. 01 _ National _ Infection_Control_Precautions. pdf.

38. 多重耐药菌主动筛查标准操作规程

持有部门:			文件编号:	
制订者:	审核者:		版次:	
制订日期:	审核日期:		执行日期:	

筛查步骤	筛查方法及关键控制点
确定筛查的目标人群	1. 即将入住感染高风险科室[如重症监护病房(ICU)、血液病科、肿瘤科、器官移植病房]的患者。 2. 曾经检出过多重耐药菌(MDRO)的患者再次入院前。 3. 从其他医院转至本院的患者。 4. 在多重耐药菌感染暴发期间可能接触过确诊阳性患者的患者。
确定筛查的目标病原菌	1. 在对患者的细菌流行病学评估基础上,确定筛查的目标菌。 2. 一般主要包括耐甲氧西林金黄色葡萄球菌(MRSA)、耐万古霉素肠球菌(VRE)、耐碳青霉烯肠杆菌科细菌(CRE)、耐碳青霉烯铜绿假单胞菌(CRPsA)、耐碳青霉烯鲍曼不动杆菌(CRAB)、多重耐药(泛耐药)铜绿假单胞菌(MDR/XDR-PA)、多重耐药(泛耐药)鲍曼不动杆菌(MDR/XDR-AB)等。
标本采集	1. 采样部位。 (1) MRSA:鼻前庭标本(鼻拭子); (2) CRAB:咽拭子; (3) VRE:粪便标本、直肠或肛周拭子标本; (4) 产ESBL菌、CRE:单独采用直肠或直肠周围拭子。 2. 采样频率:入院后第一天采集鼻拭子和肛拭子标本并送病原学检验1次。出院或离开ICU时采集标本并送检1次。可根据筛查需求选择在住院期间每周采样监测。
结果报告及结果反馈	1. 临床微生物实验室应及时将多重耐药菌感染(定植)检测结果通知送检科室与医院感染管理部门,监测结果阳性的患者应落实接触预防措施。 2. 医院感染管理部门每季度收集监测数据,进行分析并向临床医护人员反馈,包括耐药菌检出情况变化和感染趋势等。

注意事项	需注意排除影响监测结果的各种因素。 1. 应用广谱抗菌药物后采集标本将影响目标多重耐药菌（MDRO）的检出率。 2. MDRO 主动筛查中各种拭子应使用转运拭子采样管，转运拭子采样管应为塑料管，管内有运送培养基以保持标本中 MDRO 的活力。 3. 使用植绒拭子可以增加临床依从性。鼻拭子尽量使用细头加长采集杆，以免采样时给患者鼻部带来不适。 4. 标本检测方法如培养基的种类、质量和培养方法也会影响目标 MDRO 的检出率，建议使用显色平板或 PCR 检测。

[1] 胡必杰，宗志勇，顾克菊. 多重耐药菌感染控制最佳实践［M］. 上海：上海科学技术出版社，2012：206-209.
[2] 黄勋，邓子德，倪语星，等. 多重耐药菌医院感染预防与控制中国专家共识［J］. 中国感染控制杂志，2015，10（1）：1-9.

39. 艰难梭菌预防与控制标准操作规程

持有部门:		文件编号:	
制订者:	审核者:	版次:	
制订日期:	审核日期:	执行日期:	

措施类别	干预措施	关 键 控 制 点
核心措施	隔离	1. 应将患者隔离安置在有专用卫生间的病室中。 2. 如果隔离病室数量有限,应优先将大便失禁的患者安置于隔离病室。 3. 同种病原体感染患者可以同室安置,即不应将艰难梭菌(CDI)感染患者与其他多重耐药菌如耐甲氧西林金黄色葡萄球菌(MRSA)感染患者同室安置。 4. 如果检测结果不能当天得到,疑似艰难梭菌(CDI)感染患者应在得到检测结果之前就采取隔离预防措施。 5. 在患者腹泻停止至少4小时后方可解除隔离。
	手卫生	1. 在一般医疗机构或发生率较低的医疗机构,接触CDI感染患者前后以及脱去手套后可以用洗手液+流动水或速干手消毒剂进行手卫生。 2. 在暴发或发生率高的医疗机构,应在诊疗前后使用洗手液+流动水进行手卫生,不建议使用速干手消毒剂。 3. 如果直接接触患者粪便或被粪便污染的物体表面,应使用洗手液+流动水进行手卫生。 4. 鼓励患者洗手、淋浴,以减少皮肤表面的污染水平。
	诊疗器械的清洁消毒	1. 如果可行,建议使用一次性诊疗器械。 2. 重复使用的诊疗器械应彻底清洁,并使用能够杀灭芽孢的消毒剂消毒或灭菌。
	环境清洁消毒	1. 暴发或发生率高的医疗机构可以使用能够杀灭芽孢的消毒剂进行日常消毒,但应与其他防控措施联合使用。 2. 暴发或发生率高的医疗机构可以使用能够杀灭芽孢的消毒剂进行终末消毒,但应与其他防控措施联合使用。 3. 应对环境清洁质量进行有效性监测。

核心措施	抗感染治疗	1. 尽可能停止正在使用的抗菌药物。 2. 口服有效治疗药物。 3. 减少 CDI 高危抗菌药物的使用频率和疗程,适时限制氟喹诺酮类、克林霉素、头孢类抗菌药物的使用。 4. 常规抗菌治疗失败的复发性感染者可考虑进行粪菌移植。
	职业防护	医务人员进入 CDI 感染患者或携带患者的病室时必须穿隔离衣,并戴手套。
不推荐的措施		1. 尽管有研究显示质子泵抑制剂的使用与 CDI 发生率相关,但不推荐将停止质子泵抑制剂的使用作为预防 CDI 的措施。 2. 不推荐使用益生菌来预防 CDI。

参 考 文 献

[1] 徐英春,张曼. 中国成人艰难梭菌感染诊断和治疗专家共识[J]. 协和医学杂志,2017,8:131-138.

[2] L Clifford McDonald, Dale N Gerding, Stuart Johnson. Clinical practice guidelines for clostridium difficile infection in adults and children: 2017 update by the Infectious Diseases Society of America (IDSA) and Society for Healthcare Epidemiology of America (SHEA)[J]. Clinical Infectious Diseases, Volume 66, Issue 7, 19 March 2018, Pages 987-994.

第 7 章

重点部位与重点部门

40. 成人医院获得性肺炎预防与控制标准操作规程

持有部门:		文件编号:	
制订者:	审核者:	版次:	
制订日期:	审核日期:	执行日期:	

定义:

1. 医院获得性肺炎(HAP):指住院患者没有接受有创机械通气、未处于病原感染潜伏期而于入院48小时后新发生的肺炎。
2. 术后肺炎:指外科手术患者在术后30天内新发的肺炎,包括出院后但在术后30天内发生的肺炎。

适用范围:适用于预防住院期间没有接受有创机械通气、存在发生HAP风险的人群,包括术后肺炎,但不包括呼吸机相关性肺炎(VAP)。

措施类别	干预措施	关 键 控 制 点	说 明
核心措施	预防因进食导致的误吸。	1. 若无禁忌证,存在误吸可能的患者应抬高床头30°~45°。 2. 每日检查胃管的位置是否适当。	1. 患者不耐受或进行治疗、护理操作时可放平床头。 2. 进食时及进食后2小时内应尽可能抬高床头＞30°或坐起。 3. 合理喂养包括:对于重症及术后吞咽困难患者,无禁忌证时早期宜肠内营养、间断喂养(少量多次),鼻饲时缓慢注入。
	使用口腔护理预防或调节口咽部细菌定植。	1. 护理液选择:首选使用含氯己定成分的护理液。 2. 方法:用牙刷刷洗或冲洗器进行冲洗均可。 3. 范围:应包含牙齿、牙龈和舌面。 4. 频次:6~8小时一次。	1. 也可使用生理盐水、聚维酮碘等制剂作为护理液。 2. 择期手术患者,术前1周即应保持口腔清洁。

其他措施	积极治疗基础疾病。	1. 去除危险因素：及时纠正低蛋白、高血糖、电解质紊乱。 2. 气道廓清技术：呼吸训练、体位引流、手法技术或机械装置。	
	加强患者管理。	1. 保护性隔离：针对器官移植、粒细胞减少等严重功能抑制患者。 2. 对多重耐药菌（MRSA、CRPA、CRAB、CRE 等）感染/定植患者采取接触隔离。	
	环境、器械清洁。	1. 保持环境清洁。 2. 诊疗器械严格清洁消毒。	1. 关注高频接触物体表面的清洁消毒，进行吸痰等操作后及时对周边环境进行清洁消毒。 2. 关注吸痰设备、吸氧设施、听诊器等的清洁消毒。
	手卫生。	医务人员、陪护家属均应严格执行手卫生。	
	戒烟。		择期手术患者至少术前 1 个月开始。
	术后尽早下床。	无禁忌证者，术后第 2 天下床活动，包括坐到床旁椅子上或行走，每天至少 1 次。	尤其是胸部和上腹部手术患者，术后应尽早下床活动。
	改良术后镇痛方式。	术后镇痛方式改良：采取局部镇痛或患者自控镇痛。	
	目标性监测。	1. 感染危险因素目标性监测。 2. 防控措施依从性监测。	1. 如有条件，可针对不同人群、不同病种或不同类型手术开展 HAP 目标性监测，了解其感染率和危险因素，从而针对性地采取防控措施。

其他措施			2. 开展如床头抬高、口腔护理等防控措施依从性监测并及时分析、反馈监测结果。
	健康教育。	患者、陪护人员、医务人员均应接受预防 HAP 的相关知识。	包括正确咳嗽、手卫生、喂养方式、抬高床头、下床活动等方面的知识。
不常规推荐的措施	选择性口咽部去污染。		
	应用益生菌。		
	全身预防性使用抗菌药物。		

 参 考 文 献

［1］中华医学会呼吸病学分会感染学组. 中国成人医院获得性肺炎与呼吸机相关性肺炎诊断和治疗指南(2018 年版)［J］. 中华结核和呼吸杂志,2018,41(4)：255 - 280.

［2］Kalil Andre C，Metersky Mark L，Klompas Michael，et al. Management of adults with hospital-acquired and ventilator-associated pneumonia：2016 clinical practice guidelines by the Infectious Diseases Society of America and the American Thoracic Society［J］. Clin Infect Dis，2016，63(5)：e 61 - e111.

［3］HICPAC. Guidelines for preventing health-care-associated pneumonia，2003 recommendations of the CDC and the Healthcare Infection Control Practices Advisory Committee［J］. Respiratory Care，2004，49(8)：926 - 939.

［4］Kollef Marin H. Prevention of hospital-associated pneumonia and ventilator-associated pneumonia［J］. Crit Care Med，2004，32(6)：1396 - 1405.

［5］中华预防医学会医院感染控制分会第四届委员会重点部位感染防控学组. 术后肺炎预防和控制专家共识［J］. 中华临床感染病杂志,2018,11(1)：11 - 19.

41. 呼吸机相关性肺炎预防与控制标准操作规程

持有部门：		文件编号：	
制订者：	审核者：	版次：	
制订日期：	审核日期：	执行日期：	

定义：呼吸机相关性肺炎（VAP）指气管插管或气管切开患者接受机械通气 48 小时后所发生的肺炎，包括机械通气撤机、拔管后 48 小时内（撤机、拔管前接受机械通气时间超过 48 小时）出现的肺炎。

措施类别	干预措施	关键控制点与说明
核心措施	减少不必要的插管。	如病情许可，优先考虑无创呼吸支持治疗技术。
	尽早脱机或拔管。	每日评估有创机械通气或气管插管的必要性。
	抬高床头 30°～45°。	无禁忌证时应持续抬高，患者不耐受或进行治疗、护理操作时可放平。
	口腔护理。	1. 护理液选择：首选使用含氯己定成分的护理液，其次可使用生理盐水、聚维酮碘等制剂作为护理液。 2. 方法：用牙刷刷洗或冲洗器进行冲洗均可。 3. 范围：应包含牙齿、牙龈和舌面。 4. 频次：6～8 小时一次。
其他措施	尽早停用镇静剂。	1. 每日评估使用镇静剂的必要性，并尽早停用。 2. 使用镇静剂者应每日唤醒并实施自主呼吸试验。 3. 应特别注意避免使用苯二氮䓬类镇静剂。
	使用气囊上方带分泌物吸引管的气管插管，及时清除声门下分泌物。	1. 强烈建议预测有创通气时间超过 48 小时或 72 小时的患者使用气囊上方带分泌物吸引管的气管插管。 2. 气囊放气或拔出气管插管前尽可能清除气囊上方及口腔内的分泌物。

其他措施	尽量使用经口气管插管。	经鼻气管插管可增加鼻窦炎发生率。
	气管导管气囊压力应保持不低于 20 ～ 25 cmH$_2$O。	
	加强呼吸机管路及其他附件的消毒。	1. 呼吸机外壳及面板应每天清洁消毒 1～2 次。 2. 呼吸机外部管路及配件一人一用一消毒或灭菌。 3. 不推荐定期更换螺纹管,有明显分泌物污染时应及时更换。 4. 内部管路消毒遵照厂家说明。 5. 及时倾倒螺纹管中的冷凝水,冷凝液收集瓶应处于管道最低位置。 6. 湿化罐、雾化器液体应使用无菌水,每 24 小时更换一次。 注意:具体清洁消毒方法参照"21. 呼吸机清洁消毒标准操作规程"。
	遵守无菌操作原则。	1. 吸痰管应一用一更换。 2. 吸痰结束后应及时对环境进行清洁消毒。
	目标性监测。	包括发病率监测和防控措施依从性监测,根据监测结果不断改进防控措施。 注意:具体可参照"25. 器械相关感染目标性监测标准操作规程"。
	健康教育。	对医护人员、保洁人员定期进行培训,对陪护家属进行宣教。
不常规推荐或不推荐的措施	选择性口咽部去污染(SOD)和选择性消化道去污染(SDD)。	SOD 或 SDD 可降低 VAP 的发生率及耐药菌定植率,但 SDD 可能会增加耐药菌感染风险,应权衡利弊,谨慎使用。
	表面涂有特殊材料的气管导管。	积累循证依据并评估经济学情况,考虑是否选择涂有抗菌药物的气管导管、涂银气管导管、超薄聚氨酯等特殊材质气管导管。
	早期气管切开。	不推荐。

不常规推荐或不推荐的措施	预防应激性溃疡。	不推荐。
	常规静脉使用抗菌药物。	不推荐。

[1] 中华医学会呼吸病学分会感染学组. 中国成人医院获得性肺炎与呼吸机相关性肺炎诊断和治疗指南(2018 年版)[J]. 中华结核和呼吸杂志. 2018,41(4)：255－280.

[2] 中华人民共和国国家卫生和计划生育委员会. WS/T 509—2016 重症监护病房医院感染预防与控制规范[EB/OL]. (2017－01－17)[2018－08－12]. http://www. nhfpc. gov. cn/zhuz/s9496/201701/1f9de66563304061a4fcd7f54a9399fb. shtml.

[3] M Klompas，R Branson，EC Eichenwald，et al. Strategies to prevent ventilator-associated pneumonia in acute care hospitals：2014 update [S]. Infection Control & Hospital Epidemiology，2014，35(8)：915－936.

42. 中央导管相关血流感染预防与控制标准操作规程

持有部门：		文件编号：	
制订者：	审核者：	版次：	
制订日期：	审核日期：	执行日期：	

定义：中央导管相关血流感染(CLABSI)是指患者在留置中央导管期间或拔除中央导管 48 小时内发生的原发性且与其他部位存在的感染无关的血流感染。

措施类别	干预措施	关键控制点	说　　明
置管操作	选择最佳置管位置。	1. 尽量避免股静脉置管。 2. 若静脉输液治疗可能超过 6 天，应使用 PICC 或 midline 导管替代外周导管。 3. 条件允许时应在超声引导下进行置管操作。	1. 综合考虑置管目的、留置时间、感染性和非感染性并发症的风险、操作人员的置管技术和维护技术等因素，选择适宜的部位置管。 2. 股静脉具有更高的感染和深静脉血栓形成风险，故置管部位不宜选择股静脉。 3. 非感染性并发症包括出血、气胸、锁骨下静脉狭窄、撕脱、刺穿锁骨下动脉、血栓形成、空气栓塞等。
	手卫生。	置管部位消毒后不得用手触摸，除非持续采用无菌技术。	
	选用氯己定-乙醇进行皮肤消毒。	1. 年龄 2 个月以上的患者宜选用有效含量≥2 g/L 的氯己定-乙醇(70%体积分数)消毒置管部位皮肤。 2. 应在皮肤消毒剂完全干燥后再进行置管操作。	如对氯己定过敏，可选用碘酊、碘伏或 70%乙醇。

置管操作	最大无菌屏障。	1. 置管时医务人员应戴圆帽、医用外科口罩、无菌手套,穿无菌手术衣或无菌隔离衣。 2. 遮盖患者全身的大无菌单。	1. 肺动脉导管插管时采用无菌袖套保护导管。 2. 使用导丝更换导管时也应遵循最大无菌屏障原则。
	尽可能使用腔数较少的导管。		
导管维护	每日评估留置导管的必要性,尽早拔除导管。	1. 指定接受过相关训练的人员进行置管和导管维护工作。 2. 经评估如无置管必要,尽早拔除导管。 3. 若置管时无菌技术可能未严格执行,例如紧急置管,则应尽早拔管,例如在 48 小时内。	
	手卫生、无菌手套和无菌技术。	1. 更换导丝时,在接触新的导管前应佩戴新的无菌手套,并严格采用无菌技术。 2. 触摸置管部位前后均需手卫生。 3. 更换敷料时应戴清洁或无菌手套。	戴手套不能替代手卫生。
	连接口的消毒和输液接头的更换。	1. 使用氯己定-乙醇、聚维酮碘、含醇的碘伏或 70% 乙醇消毒接口。 2. 消毒时,采取机械擦拭消毒,至少机械擦拭至少 5 秒以上。 3. 每 72 小时更换输液管和连接部件。在更换输液管时根据说明书要求更换无针部件。	对于使用肠外营养专用输液管无建议。
	正确更换敷料。	1. 如置管后出现出血、渗漏,或患者持续出汗,宜选用纱布敷料。 2. 如导管部位有引流,宜选择纱布敷料。	1. 置管部位可选择灭菌纱布或透明、半透明的敷料覆盖。 2. 透明、半透明的敷料优于纱布。

导管维护		3. 透明和半透明敷料应每5～7天更换一次。 4. 纱布敷料每2天更换一次。 5. 如果敷料潮湿、松动或可见污渍,应立即更换。 6. 在沐浴或擦浴时,注意保护导管,避免导管淋湿。	
	给药装置更换标准化。	1. 不用于输血、血制品和脂肪乳的给药装置,更换周期不必小于96小时,但至少7天更换一次。 2. 输注血液、血制品、脂肪乳的输液装置,应24小时内或者停止输液后及时更换。 3. 输注丙泊酚的管路每6～12小时更换,或按厂家说明更换。	
其他措施	氯己定沐浴或擦浴。		
	抗菌药物或消毒剂封管。		以下情况可考虑抗菌药物封管: 1. 长期血透患者。 2. 静脉通路有限且有CLABSI反复发作史。 3. 留有长期导管的癌症患儿。 4. 患者如患CLABSI,导致严重后遗症的风险增高。
	使用浸有米诺环素-利福平或氯己定-银磺胺嘧啶的导管。		以下情况时可选用: 1. 尽管使用了CLABSI基本预防措施,但某些病区或患者群体的CLABSI发生率仍较高。 2. 患者静脉通路有限,有复发CLABSI的病史。

其他措施			3. 患者如患 CLABSI，导致严重后遗症的风险增高。
	采用氯己定海绵敷料。		1. 仅适用于已经采用预防CLABSI 集束化措施，感染率仍居高不下时。 2. 患者年龄应大于 2 个月。
	实行结果和过程监测。	包括 CLABSI 发病率监测和各项核心措施依从性的监测，根据监测结果不断完善预防措施。	具体内容参照第"25. 器械相关感染目标性监测标准操作规程"。
	确保足够的护理人员。		
不推荐的措施	常规更换导管。		
	定期对穿刺点涂抹送微生物检测。		
	穿刺部位局部涂抹抗生素软膏或霜剂。		除血透导管外。
	全身预防性使用抗菌药物。		

[1] Ling ML，Apisarnthanarak A，Jaggi N，et al. APSIC guide for prevention of central line associated bloodstream infections (CLABSI)[J]. Antimicrob Resist Infect Control，2016，4(5)：16.

[2] 中华人民共和国国家卫生和计划生育委员会. WS/T 509—2016 重症监护病房医院感染预防与控制规范[EB/OL].（2017 - 01 - 17）[2018 - 08 - 12]. http://www.nhfpc.gov.cn/zhuz/s9496/201701/1f9de66563304061a4fcd7f54a9399fb.shtml.

[3] Marschall J，Mermel LA，Fakih M，et al. Strategies to prevent central line-associated bloodstream infections in acute care hospitals：2014 update [J]. Infect Control Hosp Epidemiol. 2014，35(7)：753 - 771.

43. 导尿管相关尿路感染预防与控制标准操作规程

持有部门：			文件编号：	
制订者：		审核者：		版次：
制订日期：		审核日期：		执行日期：

定义：导尿管相关尿路感染(CAUTI)是指患者留置导尿管期间或拔除导尿管后 48 小时内发生的尿路感染。

措施类别	干预措施	关键控制点	说 明
核心措施	掌握留置导尿指征，尽早拔除导尿管。	1. 仅在患者治疗护理需要时留置导尿管和仅在有指征时持续留置。 2. 考虑其他适宜的膀胱管理方法，如间断导尿。 3. 如有替代方法，应首选替代方法。 4. 每日评估留置导尿管的必要性，尽早拔除。	建议制订并实施每日评估持续留置必要性的措施： 1. 自动停止式医嘱，需重新下持续留置的医嘱。 2. 放置于患者病案或电子病历中的标准化提醒。
	操作时应严格遵守无菌技术。	1. 置管时、进行导尿管维护及任何与导尿管相关操作前后均应严格执行手卫生。 2. 置管和导尿管维护时遵循无菌技术，包括使用无菌手套、铺巾、海绵等。	
	清洁与消毒尿道口。	1. 每日清洁尿道口。 2. 大便失禁患者，清洁后宜消毒尿道周围。 3. 沐浴或擦浴时应避免导尿管浸在水中。 4. 不要将尿袋放在地板上。	可选择温开水、生理盐水等进行清洁，无需使用抗菌剂进行尿道口清洁。
	保持尿液引流系统畅通性和密闭性。	1. 保持集尿袋高度低于膀胱水平。 2. 恰当安全固定导尿管，避免移动或尿道牵拉。保持导尿管和收集管	导尿管更换频率应遵循产品说明书。

核心措施		不缠绕。 3. 如密闭性破坏、尿管脱开或出现渗漏时，应消毒导尿管-集尿袋连接处并更换集尿系统。 4. 不宜频繁更换导尿管。 5. 活动或转运时，暂时夹闭导尿管。	
其他措施	选择型号大小、材质适宜的导尿管。	应尽可能选择小的导尿管，导尿管型号达到合适的引流效果即可。型号较小的导尿管可减少对尿道的损伤。	
	合理留取标本。	1. 新鲜尿液的检查：收集少量样本，消毒剂消毒后，通过从无针采样口用无菌针/套管接头抽取尿液。 2. 需要做特殊尿液分析时，采用无菌方法从引流袋获取更多尿液。	
	教育和培训。	1. 对参与置管、维护导尿管的人员进行 CAUTI 预防知识培训，培训内容包括留置导尿管的替代方法，导尿管置管、维护和拔除规程。 2. 置管和导尿管维护均应由接受过培训的人员操作。	
	目标监测。	1. 根据导管使用频率和潜在风险，确定目标性监测的人群或科室。 2. 通过监测反馈不断改进防控措施。	
不常规推荐或不推荐的措施	使用银涂层/抗菌药物涂层导管。		不常规推荐。
	在留置导尿管患者中筛查无症状性菌尿。		不推荐。
	膀胱冲洗。		1. 不推荐以预防 CAUTI 为目的的膀胱冲洗。

		2. 如果可能发生尿道梗阻，可使用密闭式膀胱冲洗。
不常规推荐或不推荐的措施	不推荐。	预防性使用抗菌药物。
	常规更换导管。	不推荐。应遵循产品说明书中的频率更换，或者导尿管阻塞时及时更换。

 参 考 文 献

[1] Lo E，Nicolle LE，Coffin SE，et al. Strategies to prevent catheter-associated urinary tract infections in acute care hospitals：2014 update [J]. Infect Control Hosp Epidemiol，2014，35(5)：464－479.

[2] 中华人民共和国国家卫生和计划生育委员会. WS/T 509—2016 重症监护病房医院感染预防与控制规范[EB/OL]. (2017－01－17)[2018－08－12]. http://www.nhfpc.gov.cn/zhuz/s9496/201701/1f9de66563304061a4fcd7f54a9399fb.shtml.

44. 手术部位感染预防与控制标准操作规程

持有部门：			文件编号：	
制订者：		审核者：	版次：	
制订日期：		审核日期：	执行日期：	

措施类别	干 预 措 施	关 键 控 制 点	说　　明
术前	沐浴。	术前晚或更早时间沐浴或擦浴。	1. 普通肥皂或抗菌皂均可。 2. 是否选择氯己定沐浴，应根据患者/手术类别的具体情况及经济条件等综合做出选择。
	根据指南合理预防性应用抗菌药物。	1. 针对术中可能的污染菌选择药物类别。 2. 术前30～60分钟给药，并考虑药物半衰期。	详细内容参照"127. Ⅰ类切口围术期预防性使用抗菌药物标准操作规程""128. Ⅱ、Ⅲ类切口围术期预防性使用抗菌药物标准操作规程"。
	不应常规清除术区毛发，除非毛发影响手术。	1. 如确需去毛，应使用剪刀剪毛，不应使用刀片刮毛。 2. 在临近手术时去毛。	
	使用含乙醇的消毒液进行术区皮肤消毒。		循证证据推荐首选氯己定-乙醇消毒剂。
	外科手消毒。		推荐使用含乙醇的手消毒剂进行外科手消毒。 详细内容参照"3. 医务人员外科手消毒标准操作规程"。

	鼻部携带金黄色葡萄球菌的成年患者术前宜去定植。	1. 进行心胸外科或骨科手术时应使用 2‰莫匹罗星软膏联用或不联用葡萄糖酸氯己定沐浴去定植。 2. 进行其他类型手术时也可去定植。	莫匹罗星软膏可从入院当天使用直到手术当天,每天使用 2 次;也可在手术前使用 5～7 天,每天使用 2 次。
术前	成年患者择期结肠/直肠手术时宜机械性肠道准备(MBP)联合口服抗菌药物。	1. 不应单独使用 MBP。 2. 口服抗菌药物应在机械性肠道准备后。	1. 机械性肠道准备可使用泻剂或灌肠剂。 2. 口服抗菌药物可于手术前一天分次给予肠道不吸收或较少吸收的抗菌药物,如新霉素、红霉素、甲硝唑等。
术前和(或)术中	围术期氧疗。	1. 全身麻醉且肺功能良好的成年患者,应在术中给予吸氧,氧浓度 80%。 2. 如果可行,术后立即给予 2～6 小时氧疗。	
	维持正常体温。	1. 使用保温设备主动保温。 2. 冲洗液、输血、输液宜加温(37℃)。 3. 维持核心体温≥36℃。	1. 心脏手术等对体温有特殊要求的手术除外。 2. 常见的主动保温设备包括充气加热毯、循环温水床垫、电阻加热毯等。 3. 单独升高室温、单独加热液体、增加棉被并不能有效提高核心体温。
	血糖控制。	血糖目标水平应<11.1 mmol/L	1. 无论患者是否为糖尿病患者,均应监测并控制血糖。

			2. 具体的控制方案应多学科联合制订。 3. 控制血糖过程中,应注意防止低血糖。
术前和(或)术中	保持术中空气洁净。	1. 减少术中手术门开关频次。 2. 限制参观人数。	
	严格遵循无菌操作。	1. 使用最大无菌屏障。 2. 严格无菌操作,动作轻柔,缝合不留死腔。	1. 一次性无菌无纺布铺单和可复用无菌棉布铺单、手术衣均可。 2. 如有条件,推荐无纺布铺单和手术衣。
	使用抗菌缝线。		如有条件,可选择三氯生涂层缝线。
术后	尽早拔除切口引流。		
	换药或接触引流管等操作时,严格执行手卫生及无菌操作规程。		
不推荐或不常规推荐的措施	洁净手术室。		1. 不推荐所有类型手术常规选择洁净手术室。 2. 使用洁净手术室时,应注意洁净通风系统的维护。
	术后延长预防性使用抗菌药物的时间。		不建议因留置引流管而延长用药时间。
	手术部位涂抹抗菌药物。		不推荐。

| 不推荐或不常规推荐的措施 | 抗菌药物冲洗切口和手术区域。 | | 不推荐。如需冲洗,可考虑碘伏或生理盐水。 |

 参 考 文 献

[1] World Health Organization. Global guidelines for the prevention of surgical site infection [S/OL]. http://www. who. int/gpsc/ssi-guidelines/en/.

[2] Berríos-Torres S I, Umscheid C A, Bratzler D W, et al. Centers for disease control and prevention guideline for the prevention of surgical site infection, 2017 [J]. JAMA Surgery, 2017.

45. 输液相关感染预防与控制标准操作规程

持有部门：			文件编号：	
制订者：		审核者：	版次：	
制订日期：		审核日期：	执行日期：	

适用范围：医务人员进行输液操作以及对输液部位及装置维护时。

措施类别	干预措施	关键控制点	说　明
输液前的准备	手卫生。	1. 按照手卫生五个时刻选择洗手或手消毒，必要时戴手套。 2. 一般情况下选用以醇类为主要成分的复方手消毒剂；接触手足口病、诺如病毒感染患者时，应选择其他成分的手消毒剂。	
	标准预防。	1. 配备足量的手套、口罩等防护用品。 2. 使用一次性输液针与外周留置针时，佩戴医用外科口罩、手套。 3. 使用中央导管（包括 CVC、PICC、输液港等）时，应佩戴医用外科口罩、无菌手套、帽子、穿无菌手术衣。 4. 对实施接触预防的患者、免疫抑制或烧伤患者操作时，选择相应的防护用品。	根据输液类型和操作类型选择不同的防护用品。
	输液装置与输液操作时的辅助医疗设备。	1. 血管通路类型的选择：应根据治疗处方或治疗方案、预期治疗的时间、血管特征、患者年龄、基础疾病、输液治疗史、对血管通路装置位置的偏好和可用于设备护理的能力和资源，选择适合患者需要的血管通路装置的类型（外周或者中心）。	1. 在满足治疗方案的前提下选择管径最细、管腔数量最少的导管，应该是满足处方治疗所需的创伤性最小的装置。 2. 使用超声仪时，探头使

输液前的准备		2. 超声仪。静脉通路困难的患者和(或)静脉穿刺尝试失败后,可选用血管可视化超声。 3. 流速控制装备。根据患者病情选择相应的流速控制装备。	用无菌膜,并使用消毒耦合剂。
穿刺/输液操作	穿刺点的选择。	1. 留置针:前臂优于手背,手背优于脚背。 2. 中线导管:首选上臂,其次选择肘窝部位(贵要静脉最佳)。 3. 经外周穿刺的中央导管(PICC):选择尺寸足以支持 PICC 置管的正中静脉、头静脉、贵要静脉和肱静脉。 4. 中央导管(CVC):锁骨下静脉优于颈静脉,颈静脉优于股静脉。	血管通路穿刺部位的选择应包括以下方面的评估:患者身体状况、年龄、诊断和并发症;置管部位血管的条件;穿刺部位周围皮肤的情况;预期穿刺部位皮肤的条件;静脉穿刺和置管史;输液治疗的类型、持续时间和患者对血管通路装置部位选择的意愿。
	无菌操作。	医务人员在进行穿刺与输液操作时,严格遵循无菌操作技术要求。	
	穿刺部位的消毒。	1. 2%氯己定-乙醇优于70%乙醇或碘伏。 2. 消毒时间和方法参照产品说明书。	
	敷贴的选择。	根据不同的血管通路类型和穿刺点情况选择合适的敷贴。	
维护		参照"42. 中央导管相关血流感染预防与控制标准操作规程"。	
不推荐的措施		常规使用抗菌药物封管。	

 参 考 文 献

[1] Infusion nursing society. Infusion therapy standards of practice [EB/OL]. (2016 - 02 - 01) [2018 - 12 - 29]. http://guide.

medlive. cn/guideline/12955.

[2] 赵丽群,田斌,贺艳,等.心血管患者外周静脉留置针留置部位与细菌定植的研究[J].中南大学学报(医学版).2014,39(5): 483-487.

[3] Ling ML, Apisarnthanarak A, Jaggi N, et al. APSIC guide for prevention of central line associated bloodstream infections (CLABSI) [J]. Antimicrob Resist Infect Control. 2016, 5(16): 1-9.

[4] 胡必杰,高晓东,韩玲样,等.医院感染岗位培训临床情景试题与解析[M].上海:上海科学技术出版社,2018.

[5] 高晓东,韩玲样,卢珊,等.基层医疗机构感染预防与控制 500 问[M].上海:上海科学技术出版社,2017.

[6] 贾维斯.Bennet&Brachman 医院感染[M].胡必杰,陈文森,高晓东,等译.上海:上海科学技术出版社,2016.

46. 烧伤患者医院感染预防与控制标准操作规程

持有部门：			文件编号：	
制订者：		审核者：		版次：
制订日期：		审核日期：		执行日期：
措施类别	关　键　控　制　点			
患者安置	1. 如有条件,患者宜单间隔离。如条件不许可,以下患者应优先单间隔离： (1) 烧伤面积＞20％的患者； (2) 有多重耐药菌感染/定植的患者； (3) 留置有气管插管、中央静脉导管等管道的患者。 2. 多人间安置时,应注意： (1) 床位之间尽量采用实际屏障进行隔离； (2) 隔离床位之间应保持一定距离； (3) 不宜将感染患者同烧伤患者安置在同一病室。 3. 有创面和引流液的患者,活动应限制在病室内。 4. 有条件时,大面积烧伤患者可安置于层流病房。			
医务人员管理	1. 工作人员出现呼吸道/胃肠道感染症状、单纯疱疹等皮肤感染症状,不应接触患者。 2. 所有工作人员在诊疗工作中,应严格实施标准预防措施,并视暴露程度选择适当的个人防护用品。 3. 直接接触患者伤口时,应戴无菌手套；接触体液、血液后再接触其他部位时,应更换手套；进行可能造成血液/体液喷溅的医疗操作时,应穿防水隔离衣或围裙,必要时佩戴护目镜,接触不同患者之间应更换隔离衣；当患者伤口外露时,工作人员接触患者时应戴帽子并完全包覆头发。 4. 在离开病房时立即摘脱掉所有防护用品。 5. 宜专人进行诊疗护理,减少非必需的工作人员进入病室。			
探视人员管理	1. 减少不必要的探视,如确需探视,探视人员进入病室时、探视结束时应严格执行手卫生。探视期间最大限度减少触摸病室内物品。 2. 探视人员应穿探视服,探视结束后应清洁消毒探视服或一次性使用。			

探视人员 管理	3. 探视人员若有任何感染迹象或症状,如呼吸道感染、胃肠道感染、皮肤感染或疱疹、发热等,不可进入病房探视。 4. 对大面积烧伤(>20%)患者应限制探视,减少非必要人员进出病室。
环境管理	1. 洁净病房按规定进行维护,保持正压。普通病室应有空气净化设施,对空气进行消毒,空气消毒设施应正确维护。 2. 每日湿式清洁病室内地面、物体表面不少于2次,对于高频接触表面增加清洁消毒频次。环境表面被血液、体液污染时应及时使用可吸附材料将其清除,再清洁消毒。 3. 为每位患者换药后,应对换药台进行清洁消毒。 4. 为患者吸痰或进行其他产生气溶胶的操作后、换药后,应对床单元进行清洁消毒。 5. 病室内的水槽、洗手台至少每班次清洁消毒。 6. 病室不应摆放鲜花和植物。 7. 病房不应使用毛绒、布类等不易清洗的玩具。
仪器、设 备管理	1. 低度危险性诊疗用品、器具(如血压计袖带、听诊器、体温计、便盆等)宜专人专用,固定放置在病室内,用于不同病患之间时,须达到高水平消毒或灭菌。 2. 中、高度危险性诊疗用品应达到高水平消毒或灭菌。 3. 水疗设备规范处置: (1) 每次使用后,对水疗床、喷洒臂、软管、桌面、喷嘴等进行清洁消毒; (2) 所有的水疗设备应铺设干净的塑胶垫,且于每位患者使用后丢弃,或使用厂商建议的消毒剂消毒后再使用; (3) 每日诊疗结束后,对水疗软管系统清洁消毒; (4) 待用的水疗设备应保持干燥,以减少经水传播病原体孳生的潜在风险; (5) 久未使用的水疗设备应定期冲洗管道; (6) 如果可能,推荐淋浴水疗而非泡浴水疗; (7) 水疗设备表面、管道消毒时可选用含氯消毒剂。
伤口护理	1. 伤口换药、清创时严格遵循无菌操作技术,工作人员穿戴口罩、圆帽、隔离衣、无菌手套等。 2. 烧烫伤伤口内或周围的毛发视情况剃除,剃除时应避免损伤皮肤。 3. 注意观察伤口有无感染迹象,并尽早采取必要的干预措施。 4. 保持创面干燥,尽量减少伤口暴露时间。

手卫生	医务人员严格按照手卫生指征执行手卫生。病室内应有速干手消毒剂。
其他措施	1. 若有条件,中央静脉导管应放置在没有烧伤的皮肤部位。置管时和导管维护时,严格遵循相关防控策略。 2. 遵循导管相关尿路感染、呼吸机相关性肺炎、院内获得性肺炎防控策略。 3. 如病情允许,应定期清洁头发、头皮及身体皮肤,使其保持清洁。 4. 给予营养支持,视情况进行肠内营养。
微 生 物 监测	1. 建议在患者入院时及入院后,进行常规伤口培养监测;当有大面积烧烫伤时,可考虑增加监测频率。 2. 外院转入的患者,推荐入院时进行伤口培养监测。 3. 如有条件,可考虑入院时进行耐药菌株主动筛查。 4. 患者疑似出现创面感染或全身性感染时,应尽快采集微生物标本送检,以便及早干预和治疗。

 参 考 文 献

[1] Weber J, McManus A. Nursing Committee of the International Society for Burn Injuries. Infection Control in Burn Patients [J]. Burns, 2004, 30; A16－A24.

[2] 马觐仙. 浅析烧伤病房医院感染风险因素与管控对策[J]. 基层医学论坛. 2018,22(21): 2991－2992.

[3] Hayek S, El K, Atiyeh B. Burn wound cleansing-a myth or scientific practice [J]. Annals of Burn and Fire Disasters, 2010, vol. XXIII, n. 1.

47. 新生儿脐炎预防与控制标准操作规程

持有部门：			文件编号：	
制订者：		审核者：	版次：	
制订日期：		审核日期：	执行日期：	

措施类别	干预措施	关 键 控 制 点
断脐	物品准备。	1. 断脐剪刀、止血钳、脐带夹等诊疗用品应达到灭菌水平。 2. 助产中使用的侧切剪不应与断脐剪是同一把。
	人员准备及手卫生。	1. 助产人员或手术医生应穿戴无菌手术衣、医用外科口罩、无菌手套等。 2. 助产人员在接触或处理脐带之前应更换被污染的手套。 3. 如果由其他助手进行断脐操作，助手在处理脐带前应先进行手卫生，并戴无菌手套。
	脐带结扎与断脐。	1. 断脐时应严格遵守无菌操作技术。 2. 在医院内分娩及断脐严格执行无菌操作的条件下，不推荐在脐带断端及周围使用消毒剂消毒，除非有感染迹象。
脐部护理	新生儿出生后90分钟至24小时。	1. 若脐带断端无感染迹象，无须在脐带断端外敷任何药物，包括草药或其他消毒剂。 2. 如果脐带断端出血，需重新结扎。 3. 脐带断端应充分暴露并保持清洁和干燥。 4. 如果脐带断端被粪便或尿液污染，可用清洁的水清洗后擦干并保持干燥，必要时消毒。
	24小时后。	1. 清洁时应以脐根部为圆心由内向外清洁脐根部及周围皮肤2～3次，注意清洁脐带根部。 2. 脐带脱落后，仍有分泌物时，可继续对脐窝进行清洁，直至无分泌物为止。 3. 洗澡、游泳后也应进行清洁处理。

脐部护理		4. 分泌物多时可增加清洁频率,清洁棉签应一用一更换。如果脐带断端被粪便或尿液污染,可用清水清洗后擦干,保持干燥。 5. 若已发生脐部感染,可使用 75％乙醇消毒脐部,并视情况选择是否需要全身性应用抗菌药物。不推荐使用含碘消毒剂,因为有经皮肤吸收的可能性,并可抑制新生儿甲状腺功能。
不推荐的措施	断脐后常规使用纱布等物品覆盖或包扎脐带断端。	因不利于脐带干燥和尽早脱落。

[1] 中华医学会围产医学分会,中华护理学会妇产科专业委员会,中国疾病控制中心妇幼保健中心. 新生儿早期基本保健技术的临床实施建议(2017 年,北京)[J]. 中华围产医学杂志. 2017,20(9):625 - 629.

[2] World Health Organization. Action plan for healthy newborn infants in the Western Pacific Region (2014 - 2020) [R]. Geneva:World Health Organization,2014:1 - 20.

[3] American College of Obstetricians, Gynecologists' Committee on Obstetric Practice. Committee opinion No. 684:delayed umbilical cord clamping after birth [J]. Obstet Gynecol. 2017 Jan;129(1):e5 - e10.

[4] 徐稻. 世界卫生组织延迟脐带结扎指南解读[J]. 中国妇幼卫生杂志. 2018,9(4):1 - 4.

[5] World Health Organization. Guideline:delayed umbilical cord clamping for improved maternal and infant health and nutrition outcomes [R]. Geneva:World Health Organization. 2014:1 - 28.

48. 中医诊疗相关医院感染预防与控制标准操作规程

持有部门：		文件编号：	
制订者：	审核者：	版次：	
制订日期：	审核日期：	执行日期：	

措施类别	关 键 控 制 点	说 明
环境管理	1. 建筑布局。 （1）诊室、治疗室应保持通风良好，必要时进行空气消毒； （2）接诊呼吸道传染病患者后应根据疾病传播特点采取恰当的空气消毒措施； （3）微创治疗室应独立设置，不应与换药室等其他治疗室共用。应划分无菌准备区、治疗区，区域之间要有实际隔断，非医务人员不得进入或穿行无菌准备区。	空气消毒可采用空气消毒器、紫外线灯照射以及其他符合要求的空气消毒方法及设备。
	2. 物体表面清洁消毒。 （1）遵循先清洁、再消毒、湿式卫生的原则。无明显污染时以清水清洁为主，每天≥2次； （2）有血液、体液、排泄物、分泌物等污染时，应先采用可吸附的材料将其清除，再采用消毒液擦拭； （3）抹布等清洁工具应一用一清洁消毒，干燥保存； （4）微创治疗室全天诊疗活动结束后，在清洁的基础上实施消毒。	日常清洁推荐使用卫生湿巾清洁消毒"一步法"完成。
	3. 其他设施。 （1）每间诊室应配备至少一套洗手设施及干手物品，配备洗手流程图； （2）治疗车配备速干手消毒剂； （3）微创治疗室无菌准备区应配置手卫生设施及用品、更衣柜、帽子、口罩、无菌手术衣、无菌手套、外科手消毒剂等。	干手物品推荐干手纸。 水龙头宜为非手触式。

人员管理	1. 医务人员管理。 (1) 有明显皮肤感染,或者患流感等呼吸道传染病、感染性腹泻的医务人员,不应参与诊疗工作; (2) 微创手术时工作人员应严格执行无菌操作,戴帽子、外科口罩、无菌手套,穿无菌手术衣。施治部位应铺大小适宜的无菌单。参观人员应戴帽子、口罩,人数不应超过 5 人。	
	2. 患者管理。 (1) 教育患者注意个人卫生,针刺、微创、刮痧、拔罐、灸类和推拿治疗前洗头、沐浴或擦浴; (2) 患者罹患呼吸道感染性疾病时,宜执行呼吸道卫生/咳嗽礼仪,即患者佩戴医用外科口罩、在咳嗽或打喷嚏时用纸巾或上臂衣袖盖住口鼻、接触呼吸道分泌物后实施手卫生,与其他人尽量保持 1 m 以上距离; (3) 微创施治部位存在皮肤感染及出血倾向时,不应进行微创治疗; (4) 刮痧治疗施治部位皮肤应完整、没有破溃; (5) 皮肤创伤、溃疡、感染及有出血倾向等情形时,不宜进行敷熨熏浴。	
操作管理和诊疗器械管理	1. 操作前严格执行手卫生。进行侵入性操作时,还应进行卫生手消毒。 2. 进行微创操作、针刺、针罐时,应对针刺、穿刺部位进行消毒。消毒棉球/棉签应一穴一换,不得使用同一个消毒棉球/棉签擦拭一个以上部位。 3. 一次性诊疗器械应一人一用一丢弃,不得重复使用。重复使用的诊疗器械、器具应一人一用一消毒/灭菌,消毒或灭菌前应彻底清洁。 (1) 针刺、微创诊疗中用到的器械、器具应达到灭菌水平。微创手术使用的无菌包应在有效期内使用,包装打开超过 4 小时不应继续使用; (2) 刮痧类诊疗器械、器具及刮痧油等应保持清洁,宜专人专用。重复使用的应达到高水平消毒; (3) 拔罐器具应达到高水平消毒;	所有可重复使用诊疗器具推荐由消毒供应中心集中清洗、消毒、灭菌。首选机械清洗、湿热消毒、压力蒸汽灭菌。

操作管理和诊疗器械管理	（4）敷熨熏浴类诊疗器械、器具等应保持清洁，达到中、低水平消毒。穴位敷贴中用到的胶布、纱布应一人一用一丢弃，一次性使用。接触患者完整皮肤的毛巾、纱布等物品应一人一用一清洁消毒；若皮肤破损，应一人一用一丢弃或灭菌。盛装药液的容器应一人一用一清洁一消毒； （5）药浴容器内应套一次性清洁塑料套并一人一用一更换。药浴容器一人一用一清洁，每天诊疗结束后进行消毒； （6）推拿使用的治疗巾应一人一用一更换，头面部、下肢及足部应区分使用。 4. 微创治疗结束后清理创口的血渍，按压数分钟止血，应使用无菌敷料覆盖，并且叮嘱患者避免沾水等。	
织物管理	1. 直接接触患者的布类织物应每人次更换。被血液、体液、分泌物、排泄物等污染时立即更换。 2. 被芯、枕芯、褥子、床垫等间接接触患者的床上用品，应定期清洗与消毒。被污染时应及时更换、清洗与消毒。	可选择使用一次性床单。
职业暴露与防护	1. 严格执行标准预防措施，进行针刺、微创等操作时应根据可能的暴露情况选择合适的防护用品，进行大量不保留灌肠时应着防水隔离服、戴手套，必要时戴防护面罩等。 2. 正确掌握针具清洗消毒防护要点，清洗、修针、整理过程中做好个人防护，严禁徒手抓取针具。 3. 使用后的一次性针具应直接置入锐器盒内，可重复使用针具应置于防刺伤容器转运。 4. 发生职业暴露后应及时规范处置。	职业暴露处置参照"109. 医务人员职业暴露处置标准操作规程"。

[1] 中华人民共和国中医药管理局. 中医医疗技术相关性感染预防与控制指南（试行）[EB/OL]. (2017 - 07 - 06)[2019 - 01 - 22]. http://www.satcm.gov.cn/bangongshi/zhengcewenjian/2018 - 03 - 24/838.html.

49. 可重复使用中医诊疗器械处置标准操作规程

持有部门：

制订者：

制订日期：

文件编号：

版次：

执行日期：

审核者：

审核日期：

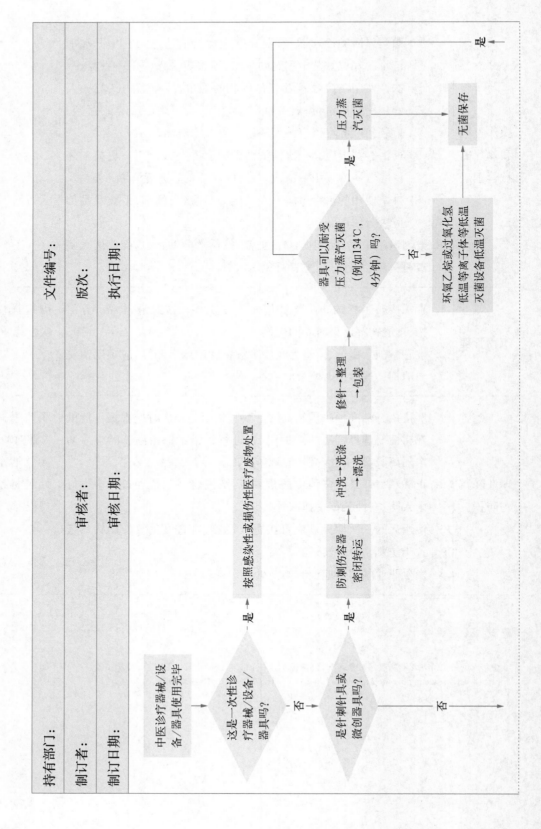

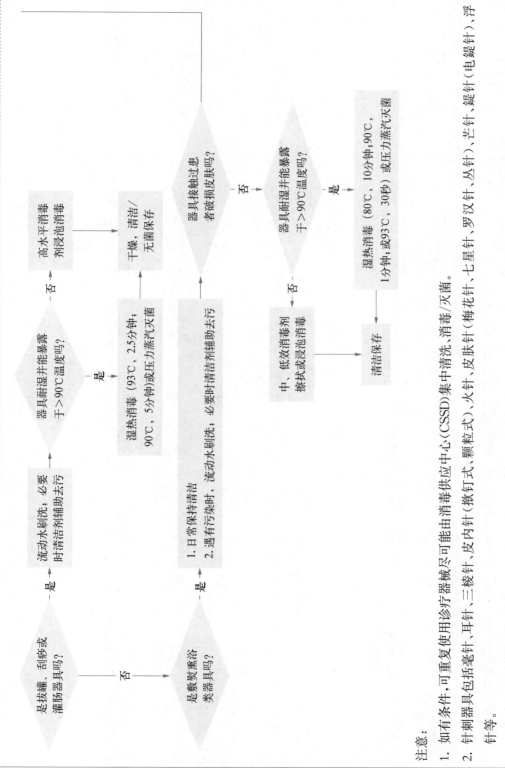

注意：

1. 如有条件，可重复使用诊疗器械尽可能由消毒供应中心（CSSD）集中清洗、消毒/灭菌。

2. 针刺器具包括毫针、耳针、三棱针、皮内针（揿钉式、颗粒式）、火针、皮肤针（梅花针、七星针、罗汉针、丛针）、芒针、鍉针（电鍉针）、浮针等。

3. 微创器具包括特殊针具如针刀、带刃针、刃针、铍针、水针刀、钩针、长圆针、拨针、松解针、银质针、一次性埋线针等，以及羊肠线、生物蛋白线等埋线器具。

4. 刮痧类器具包括刮痧板(砭石、水牛角、玉石、陶瓷等材质)、刮痧介质(刮痧油、刮痧乳、精油等)。刮痧介质应专人专用。

5. 拔罐常用器具包括玻璃罐、竹罐、陶罐和抽气罐等。

6. 敷熨熏浴类器具包括纱布、胶布、毛巾、木桶或水桶、塑料袋等。纱布、胶布应一用一丢弃。

参 考 文 献

[1] 中华人民共和国国家中医药管理局. 中医医疗技术相关性感染预防与控制指南(试行)[EB/OL]. (2017 - 07 - 06)[2019 - 01 - 22]. http://www.satcm.gov.cn/bangongshi/zhengcewenjian/2018 - 03 - 24/838. html.

50. 内镜室医院感染管理

持有部门:			文件编号:	
制订者:		审核者:	版次:	
制订日期:		审核日期:	执行日期:	

措施类别	关 键 控 制 点
管理要求	1. 建立集中的内镜诊疗中心(室),负责内镜诊疗及清洗消毒工作。 2. 内镜室应有固定的专人从事内镜清洗消毒工作,专人负责监测工作。 3. 内镜清洗消毒人员应接受内镜清洗消毒知识的培训。
布局及设施、设备管理	1. 内镜诊疗室应设立办公区、患者候诊室(区)、诊疗室、清洗消毒室、内镜与附件储存库(柜)等,其面积应与工作需要相匹配。 2. 不同系统(如呼吸、消化系统)软式内镜的诊疗工作应分室进行,同一系统不同部位(如上消化道、下消化道)内镜诊疗操作可同室进行。 3. 内镜及附件数量应与诊疗工作量相匹配。 4. 每间诊疗室应配备洗手设施、充足的手卫生及干手物品,采用非手触式水龙头,治疗车配备速干手消毒剂。 5. 内镜的清洗消毒应在清洗消毒间内进行,不得在诊疗室进行。
环境管理	1. 诊疗室及清洗消毒室应具备良好的通风、采光条件。若采用机械通风,宜采取"上送下排"方式,换气次数宜≥10 次/小时,最小新风量宜达到 2 次/小时。 2. 每日诊疗及清洗消毒工作结束后,应对环境进行清洁和消毒处理。 3. 物体、仪器表面采取湿式卫生的方法,先清洁、再消毒。无明显污染时用清水清洁,有血液、体液、排泄物、分泌物等污染时,应先用吸湿材料清除,再擦拭消毒。
清洗消毒操作规程	1. 每位患者使用后的内镜应进行统一处理。接触黏膜的内镜至少应达到高水平消毒,接触无菌组织的内镜应灭菌。活检钳应为一次性使用或每次使用后灭菌。 2. 内镜清洗消毒流程应做到由污到洁,不同系统(如呼吸、消化系统)软式内镜的清洗槽、内镜自动清洗消毒机应分开设置和使用。 3. 软式内镜清洗消毒参照"51. 软式内镜手工清洗消毒标准操作规程""52. 软式内镜机械清洗消毒标准操作规程"。

监 测 与 记 录	1. 内镜清洗质量：应采用目测法监测每件内镜及其附件是否清洁、无污渍,可采用蛋白质残留测定、ATP生物荧光测定等方法定期监测内镜的清洗效果。 2. 使用中的消毒剂或灭菌剂监测：遵循产品说明书进行浓度监测,未说明监测频率的,一次性使用消毒剂或灭菌剂每批次监测,重复使用的消毒剂或灭菌剂配制后应测定一次浓度,每次使用前进行浓度监测;消毒内镜数量达到规定数量的一半后,应在每条内镜消毒前进行测定;染菌量监测每季度1次。 3. 内镜消毒质量监测：每季度进行生物学监测,采用轮换抽检的方式,每次按25％的比例抽检,内镜数量少于等于5条的,应每次全部监测;多于5条的,每次监测数量应不低于5条。当怀疑医院感染与内镜诊疗操作相关时,应进行致病性微生物检测。 4. 内镜清洗消毒机监测：新安装或维修后,应对清洗消毒后的内镜进行生物学监测,其他监测应遵循国家的有关规定。 5. 质量控制过程的记录与可追溯要求：应记录每条内镜的使用及清洗消毒情况,包括诊疗日期、患者标识与内镜编号(均应具唯一性)、清洗消毒的起止时间以及操作人员姓名等。各项监测的结果均应做好记录,消毒剂浓度监测记录保存≥6个月,其他监测资料保存≥3年。
职业暴露 与防护	1. 诊疗室和清洗消毒室应配备防护用品,确保手套、防水围裙和面罩等随时可用。 2. 为防止职业暴露,诊疗室工作人员应穿工作服,戴手术帽、口罩、手套,根据需要佩戴护目镜或面罩;清洗消毒间工作人员应穿工作服、防水围裙或防水隔离衣、专用鞋,戴手术帽、口罩、手套、护目镜或面罩。 3. 发生职业暴露应按照"109. 医务人员职业暴露处置标准操作规程"执行。

[1] 中华人民共和国国家卫生和计划生育委员会. WS/T 507—2016 软式内镜清洗消毒技术规范[EB/OL]. (2016 - 12 - 27)[2019 - 01 - 01]. http://www.nhfpc.gov.cn/zhuz/s9496/201701/491ec38efc884531801549cfb90d865d.shtml.

51. 软式内镜手工清洗消毒标准操作规程

持有部门：

文件编号：

制订者：

版次：

审核者：

制订日期：

执行日期：

审核日期：

诊 疗 区

内 镜

内镜从患者体内取出

在分离光源和视频处理器之前擦除内镜外表面污染物并冲洗管腔

根据内镜类型选择是否需要在此阶段刷洗管腔 / 测漏

根据需要使用一次性刷子刷洗管腔

刷子作为感染性医疗废物处置

将内镜自诊疗区转运至清洗消毒区

拆解内镜附件

丢弃一次性使用的附件

判断各组成部件的处置要求

- 丢弃一次性使用的附件
- 将可重复使用附件如活检钳、可高压灭菌的零件等放入容器中转运至清洗区

将有关附件放入超声清洗槽内

检测管腔通畅性并测漏

预清洗

使用前应再次清洗消毒

使用前无需再次清洗消毒

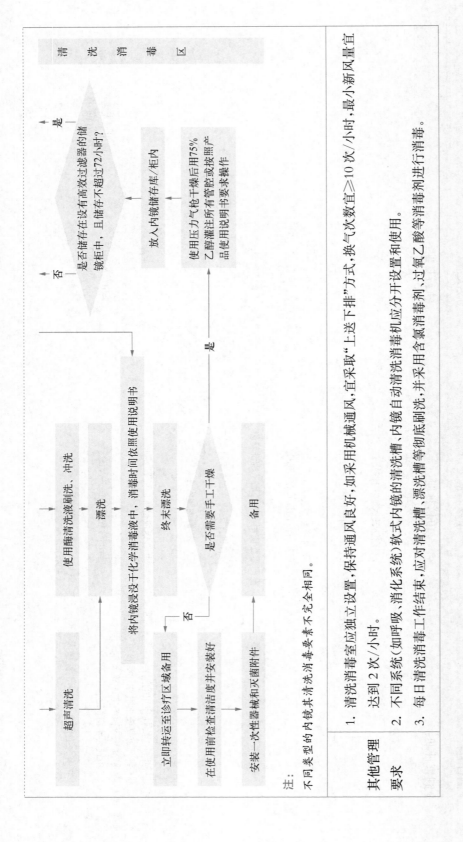

注：
不同类型的内镜其清洗消毒要素不完全相同。

其他管理要求

1. 清洗消毒室应独立设置，保持通风良好，如采用机械通风，宜采取"上送下排"方式，换气次数宜≥10 次/小时，最小新风量宜达到 2 次/小时。

2. 不同系统（如呼吸、消化系统）软式内镜的清洗槽、内镜自动清洗消毒机应分开设置和使用。

3. 每日清洗消毒工作结束，应对清洗槽、漂洗槽等彻底刷洗，并采用含氯消毒剂、过氧乙酸等消毒剂进行消毒。

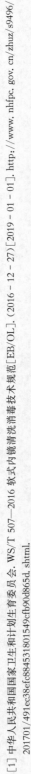

[1] 中华人民共和国国家卫生和计划生育委员会. WS/T 507—2016 软式内镜清洗消毒技术规范[EB/OL]. (2016－12－27)[2019－01－01]. http://www. nhfpc. gov. cn/zhuz/s9496/201701/491ec38efc884531801549cfb90d865d. shtml.

[2] Health Protection Scotland. HPS national infection control manual version 2. 4 [EB/OL]. (2015－04－29)[2019－01－29]. http://www. nhsdg. scot. nhs. uk/Departments_and_Services/Infection_Control/Infection_Control_Files/2. 01_National_Infection_Control_Precautions. pdf.

52. 软式内镜机械清洗消毒标准操作规程

持有部门：　　　　　　　　　　　文件编号：

制订者：　　　审核者：　　　　　版次：

制订日期：　　审核日期：　　　　执行日期：

诊　疗　区

内　镜

内镜从患者体内取出

在分离光源和视频处理器之前擦除内镜外表面污染物并冲洗管腔

根据内镜类型选择是否需要
在此阶段刷洗管腔 · 测漏

刷子作为感染性医疗废物处置

根据需要使用一次性刷子刷洗管腔

将内镜自诊疗区转运至清洗消毒区

拆解内镜附件

判断各组成部件的处置要求

- 丢弃一次性使用的附件
- 将可重复使用附件如活检钳、
可高压灭菌的零件放入容器
中转运至清洗区

检测管腔通畅性并测漏

手工预清洗

将有关附件放入超声清洗槽内

使用酶清洗液刷洗、冲洗

超声清洗

使用前应再次
清洗消毒

使用前无需再
次清洗消毒

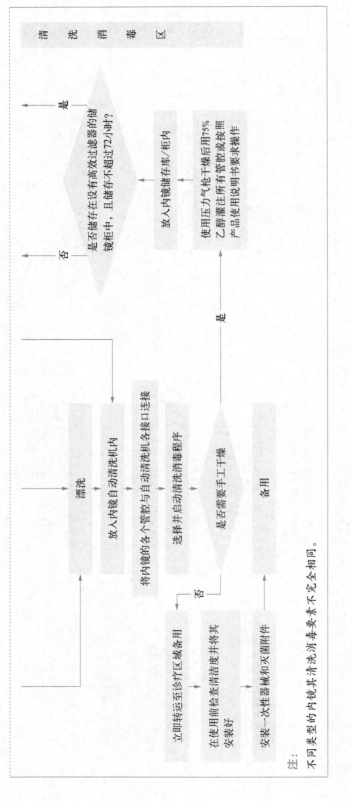

注：

不同类型的内镜其清洗消毒要素不完全相同。

参考文献

[1] 中华人民共和国国家质量监督检验检疫总局. GB/T 35267—2017 内镜清洗消毒器[S]. 2017.
[2] 中华人民共和国国家卫生和计划生育委员会. WS/T 507—2016 软式内镜清洗消毒技术规范[S]. 2016.
[3] Health Protection Scotland. HPS national infection control manual version 2.4 [EB/OL]. (2015−04−29) [2019−01−29]. http://www.nhsdg.scot.nhs.uk/Departments_and_Services/Infection_Control/Infection_Control_Files/2.01_National_Infection_Control_Precautions.pdf.

53. 口腔门诊医院感染管理

持有部门：		文件编号：
制订者：	审核者：	版次：
制订日期：	审核日期：	执行日期：

措施类别	干 预 措 施
个人防护	1. 离开诊疗区域前应脱下个人防护用品。 2. 脱下个人防护用品后应立即手卫生。 3. 医用外科口罩、护目镜与防护面屏 　(1) 实施可能产生血液、体液喷溅或飞溅的操作时应佩戴医用外科口罩、护目镜或防护面屏； 　(2) 为不同患者进行诊疗操作时应更换口罩，口罩潮湿时应立即更换。 4. 手套 　(1) 可能接触血液、体液、黏膜、破损皮肤或污染器械时应佩戴手套； 　(2) 为不同患者进行诊疗操作时应更换手套； 　(3) 清洗器械或进行环境清洁时应佩戴防刺、耐腐蚀的手套； 　(4) 手套如有破损应立即摘下，进行手卫生后方可佩戴新的手套。 5. 诊疗操作时应穿能够盖住个人衣服和皮肤的隔离衣/实验服/工作服，被血液、体液污染或破损时应立即更换。
呼吸道卫生/咳嗽礼仪	1. 在门诊入口处应设置张贴画等以提示有呼吸道感染症状的患者落实呼吸道卫生/咳嗽礼仪。 2. 应为有呼吸道感染症状的患者佩戴医用外科口罩。 3. 应建议有呼吸道感染症状的患者与其他患者分区域候诊，最好有单独的区域。 4. 患者等候区应设置手卫生设施。
锐器伤防护	1. 应使用安全针具(如回缩式麻醉针、安全手术刀、无针输液港)。 2. 应落实安全操作(如单手回套针帽、在分离手机之前卸下牙钻)。 3. 使用后的锐器应放入锐器盒中，锐器盒与操作者的距离应尽可能近。
安全注射	1. 应在不会接触到血液、体液和污染设备的清洁区域配制注射药物，且应遵循无菌技术。

安全注射	2. 针具和注射器仅可用于一名患者,特别注意局麻用的牙科卡匣式注射器的针头、针管,麻醉药物的卡匣只能用于一名患者。 3. 尽可能使用单人份药品,如使用多人份药物,药物应保存在配药区,不得进入操作区,一旦进入操作区,该药物只能用于一名患者,使用后立即丢弃。 4. 多人份药物开启后的保存期为 28 天,或遵循药品使用说明书。
手卫生	以下情形时应实施手卫生: 1. 手部有可见污染。 2. 裸手接触可能被患者血液、唾液或呼吸道分泌物污染的器械、设备、材料及其他物品后。 3. 为每位患者实施诊疗前、后。 4. 戴手套前。 5. 摘手套后。 6. 为患者进行手术操作(如牙周手术、根尖手术、种植牙、拔牙手术等)时,在佩戴无菌外科手套前应进行外科手消毒。
诊疗环境清洁与消毒	1. 每名患者诊疗结束后应对诊疗环境表面进行清洁并消毒,如果有可见的血液污染应使用中水平以上的消毒剂。 2. 难以清洁的设备(如牙椅开关、电脑、水路接头)应覆盖保护膜,并在每位患者诊疗结束后更换。

 参 考 文 献

[1] CDC. Summary of infection prevention practices in dental settings: basic expectations for safe care [EB/OL]. (2018 - 06 - 18) [2019 - 02 - 28]. https://www.cdc.gov/oralhealth/infectioncontrol/pdf/safe-care2. pdf.

54. 牙科手机清洗、保养标准操作规程

持有部门：		文件编号：	
制订者：	审核者：	版次：	
制订日期：	审核日期：	执行日期：	

牙科手机清洗、保养流程

预处理
1. 带车针踩脚闸冲洗手机内部气路、水路至少30秒
2. 卸下车针，用湿棉球或75%乙醇棉球擦拭去除手机表面污物和牙科材料，并置于回收容器内保湿暂存

↓

回收

表面清洁
清洗手机的缝隙、出水口和螺纹处

手工清洗

管腔清洗
1. 压力水枪冲洗进气孔及内部管路，然后使用压力气枪进行干燥
2. 使用压力罐装清洁润滑油清洁进气孔管路

↓

终末漂洗
使用软水、纯化水或蒸馏水冲洗，用水枪冲洗水路、气路

↓

干燥
压力气枪吹干气路、水路或使用干燥器烘干(70~90 ℃，5~10分钟)

↓

注油保养

机械清洗

连接管路
固定手机，连接手机水路、气路至清洗消毒机相应接口

↓

设定程序
选择相应的清洗、消毒程序

↓

保养
将手机连接注油适配器或接头，插入自动注油养护机

牙科手机清洗、保养流程	**注:** a 对带螺纹的牙科手机,在流动水下用软毛刷清洗手机的缝隙和螺纹处;对带光纤牙科手机,使用气枪吹净手机光纤表面的污物。 b 清洗用水应选择软水、去离子水或蒸馏水,电源马达不应机械清洗。 c 用压力罐装润滑油连接注油适配接头进行注油。清洗手机时使用压力罐装清洁润滑油的无须再次注入润滑油。注油时应将注油接头与牙科手机注油部位固定,以保证注油效果;夹持器械(如车针)的部位(卡盘、三瓣簧)应每日注油;内油路式牙科手机宜使用油脂笔对器械夹持部位润滑。
其他管理措施	1. 牙科手机不应浸泡在溶液内清洗。 2. 部件可拆的种植牙专用手机应拆开清洗,不可拆的种植牙专用手机可选用压力水枪进行内部管路清洗。 3. 使用压力水枪清洗牙科手机后应尽快使用压力气枪进行内部气路的干燥,避免轴承损坏。 4. 压力水枪和压力气枪的压力宜在 200~250 kPa,不宜超过牙科手机使用说明书标注压力。 5. 使用压力罐装清洁润滑油过程中,应用透明塑料袋或纸巾包住机头部,避免油雾播散。 6. 牙科手机不宜选用超声波清洗,应依据说明书要求清洗。 7. 牙科手机不宜与其他口腔器械一同清洗。

参 考 文 献

[1] 中华人民共和国国家卫生和计划生育委员会. WS 506—2016 口腔器械消毒灭菌技术操作规范[EB/OL]. (2017 - 01 - 17) [2019 - 01 - 10]. http://www.nhc.gov.cn/wjw/s9496/201701/4ef349307e3b4ff98267af8e28108907.shtml.

55. 牙科器械清洗、消毒、灭菌标准操作规程

持有部门：		文件编号：
制订者：	审核者：	版次：
制订日期：	审核日期：	执行日期：

适用范围：适用于牙科小器械、牙洁治器、根管器具等除牙科手机外的口腔科器械、器具的清洗、消毒与灭菌。

预处理
电动牙洁治器、电刀等应使用纱布等初步去除污染物

↓

回收[a]
1. 牙科小器械、刮匙等复杂的器械应保湿放置，保湿液可使用生活饮用水或酶清洗剂
2. 预处理后的牙洁治器等应存放于干燥回收容器内
3. 其他器械可使用专用容器

↓

冲洗
将器械置于流动水下冲洗

↓

手工清洗或超声清洗[b]
1. 带电源器械、精密器械宜手工清洗
2. 牙科小器械首选超声清洗

↓

干燥
1. 宜使用干燥设备进行干燥
2. 不耐热的器械可使用无尘布擦拭干燥

↓

检查
目测或使用带光源放大镜检查器械表面、凹槽、关节处有无污渍、水渍

↓

消毒

1. 首选湿热消毒
2. 如使用化学消毒方法，应遵循消毒剂使用说明书，消毒后应根据消毒
   剂性质选择进行终末漂洗以去除消毒剂残留

↓

包装

1. 低度、中度危险性器械可不包装，消毒或灭菌后放入清洁容器内保存
2. 牙科小器械宜使用牙科器械盒包装

↓

灭菌

1. 首选压力蒸汽灭菌
2. 碳钢材质的器械宜使用干热灭菌

↓

储存

1. 灭菌物品与消毒物品应分柜或分层放置
2. 裸露灭菌及非灭菌包装物包装的高度危险性器械存放不应超过4小时
3. 中、低危险度器械置于清洁干燥容器内存放有效期不超过7天

注：
[a] 器械回收容器每次使用后应清洗、消毒并干燥。
[b] 非电源器械可使用机械清洗。

 参 考 文 献

[1] 中华人民共和国国家卫生和计划生育委员会. WS 506—2016 口腔器械消毒灭菌技术操作规范[EB/OL]. (2017 – 01 – 17)
　　[2019 – 01 – 10]. http://www.nhc.gov.cn/wjw/s9496/201701/4ef349307e3b4ff98267af8e28108907.shtml.
[2] 秦烨. 牙科器械清洗消毒的研究与进展[J]. 齐鲁护理杂志, 2017, 23(12)：61 – 63.
[3] 胡薇, 刘宗响, 韩爱军, 等. 两种装载器皿在牙科小器械清洗中的应用[J]. 护理研究, 2017, 31(08)：1000 – 1001.

56. 牙科综合治疗台清洁消毒标准操作规程

持有部门：		文件编号：	
制订者：	审核者：	版次：	
制订日期：	审核日期：	执行日期：	

定义：

1. 牙科综合治疗台：用于口腔诊疗的基本设备，由照明灯、患者椅、吸引装置、痰盂、操作面板、电动机、电器开关、诊疗器械连接处、水路、气路以及管路接口等组成。

2. 牙科临床接触面：口腔诊疗过程中产生的飞沫、气溶胶和医务人员手直接接触的污染的物体表面，包括牙科综合治疗台的灯开关、调灯把手、操作台面、诊疗器械连接处、牙科放射设备、辅助口腔检查诊疗的设备及设施等。

措施类别	干预措施	关键控制点
每日开诊前	清洁擦拭牙科综合治疗台表面。	1. 一椅一巾。 2. 用消毒湿巾或含消毒剂的布巾均可，推荐消毒湿巾。
	消毒牙科水路管线。	每日工作开始前宜对牙科综合治疗台水路系统冲洗2～3分钟。
	临床接触面覆盖一次性隔离屏障。	1. 重点覆盖操作面板、灯柄、治疗台拉手、三用枪手柄、诊疗器械连接处等。 2. 一次性隔离屏障，包括防护膜、防护纸、透明塑料袋等。
诊疗中	清洁牙科综合治疗台表面。	1. 一人一用一清洁消毒，推荐使用消毒湿巾擦拭。 2. 如遇血液、体液污染，应立即用吸湿材料去除污染，再彻底清洁消毒。 3. 一次性隔离屏障破损、渗漏时，应及时更换。
	清洁痰盂。	痰盂随时保持清洁，遇污染时立即清洁消毒。
	冲洗管线水路。	每个患者诊疗前后空踩冲洗管路20～30秒。

每日诊疗结束后	清洁牙科综合治疗台。	1. 撕下一次性隔离屏障并按医疗废物处理。 2. 按照先洁后污的顺序彻底清洁牙科综合治疗台所有表面。
	清洁痰盂。	痰盂冲水或用清洗工具将痰盂清洗干净,再用含氯消毒液或其他适宜的消毒液湿刷痰盂。
	清洁水路管线。	如使用独立储水罐供水,应排空水罐内的水。
其他措施	手卫生。	1. 操作前后执行手卫生,手套一用一换。 2. 手部有污染或戴手套时应避免直接接触治疗台物品表面。
	四手操作。	四手操作(在口腔治疗的全过程中,医生和护士采取舒适的座位,医护同时在患者口腔治疗中完成各种操作)可以有效预防牙科诊疗操作中的交叉感染。
	推荐使用防回吸手机。	

 参 考 文 献

[1] 高晓东,韩玲样,卢珊,等.基层医疗机构感染预防与控制500问[M].上海:上海科学技术出版社,2017.

57. 牙科综合治疗台水路系统消毒标准操作规程

持有部门：			文件编号：
制订者：	审核者：		版次：
制订日期：	审核日期：		执行日期：

定义：牙科综合治疗台水路系统是指牙科综合治疗台内的供水管道、排水管道、阀门、独立储水罐等相互连接构成的系统，功能主要是在诊疗过程中为患者和设备提供冷却水、冲洗水、漱口水等。

适用范围：适用于使用独立储水罐进行水路消毒的牙科综合治疗台。

消毒流程	配置消毒剂，准备消毒[a]
	↓
	独立储水罐中加满消毒剂摇动5秒，放置10~20分钟后再摇动数秒
	↓
	用清水冲洗储水罐2次
	↓
	将牙科综合治疗台上连接的口腔诊疗器械卸下，在独立储水罐中装满消毒液，切换开关至"水箱供水"
	↓
	把管线放置于水桶内或痰盂内，开启开关，使消毒液从各管线内流出，彻底冲洗管路
	↓
	管线中布满消毒液后，让消毒液在各管线内停留10~20分钟
	↓
	将独立储水罐内的消毒液排空，用清水重复冲洗管线2次，至清水从各管线流出2~3分钟
	↓
	消毒程序结束，开诊前将开关切换成"统一供水"

注：

[a] 选择含有效氯 500 mg/L 的消毒液或其他有效消毒剂。

其他管理要求	1. 拔牙、种植牙等操作时建议使用无菌水,为免疫缺陷患者治疗时建议使用无菌水。 2. 每次治疗前后冲洗牙科手机、三用枪头等 20～30 秒。 3. 消毒频率建议每周 1 次,若监测不合格或有其他特殊情况应增加频率。 4. 牙科用水微生物检测标准为:细菌菌落总数≤100 cfu/ml,不得检出铜绿假单胞菌、沙门菌和大肠菌群等致病菌。 5. 推荐术前使用漱口水,术中使用橡皮障、吸引器等,吸引器的吸引头一人一更换。 6. 推荐使用防回吸手机。 7. 不带独立储水罐的牙科综合治疗台的管线消毒应参考厂家使用说明进行。

[1] O'Donnell MJ，Boyle MA，Russell RJ，et al. Management of dental unit waterline biofilms in the 21st century [J]. Future Microbial，2011，6(10)：1209-1226.

58. 血液透析室建筑布局与设施设备管理

持有部门：			文件编号：	
制订者：		审核者：	版次：	
制订日期：		审核日期：	执行日期：	

措施类别	干预措施	关键控制点	说　明
建筑布局	分区	1. 清洁区：医护人员办公室和生活区、水处理间、配液间和清洁库房。 2. 半清洁区：透析准备室。 3. 污染区：透析治疗室、候诊室和污物处理间。	1. 有条件时可设立专用手术室、更衣室、接诊室和独立卫生间。 2. 有条件时可分别设立干库房和湿库房。
	隔离透析室	1. 乙肝透析患者应在隔离透析室内进行透析。 2. 丙肝流行地区应设丙肝透析患者隔离透析室。 3. 人类免疫缺陷病毒阳性患者建议到指定医院透析或转腹膜透析。	隔离透析室内各种物品应专用，护士相对固定，负责隔离透析室的护士不得同时为普通透析区的患者进行各种治疗和护理操作。
	水处理间	面积应为水处理设备占地面积的 1.5 倍以上，水处理间应避免阳光直射。	
设施设备管理	手卫生设施	每个透析单元配备速干手消毒剂。	
	血液透析机	每次透析结束后进行血液透析机表面和内部管路消毒，定期（推荐每月或更短周期）对反渗机和输水管路进行消毒。	
	水处理设施	1. 各种过滤器及时更换，观察过滤器出口和入口的压降，压降及使用时间达到控制值时及时更换。	1. 碳酸氢钙的硬度 $\geq$ 17.1 mg/L 时应及时再生处理。

| 设施设备管理 | | 2. 每天透析结束时观察软化水硬度,软水器应及时进行再生处理。
3. 软水器的盐水箱(桶)随时充满饱和盐水,任何时间盐水箱(桶)中都应有未溶解的盐。
4. 活性炭罐定时冲洗,按时更换活性炭;每天治疗之前水处理设备运行15分钟后检测总氯和(或)游离氯含量,超标时及时进行冲洗,仍不达标者考虑更换活性炭。
5. 水处理设备和输水管路定期消毒。
6. 尽量取消纯水箱(罐);如必须保留应每日透析结束后排空纯水箱内残存的纯水,每月对纯水箱(罐)进行清洁,每半年更换疏水空气过滤器并做记录。 | 2. 树脂再生盐不应使用粗盐,以免损坏水处理设备。不应使用含碘盐,以免造成树脂氧化,使设备失去软化水功能。
3. 当反渗机出水端反渗水细菌/内毒素正常,而下游各采样点指标超标,反复查找而找不到原因时,应想到纯水罐污染的可能,并进行相应的检测。 |

[1] 中华人民共和国国家食品药品监督管理总局. YY 1269—2015 血液透析及治疗相关用水处理设备常规控制要求[S]. 北京:中国标准出版社,2015.
[2] 陈香美. 血液净化标准操作规程(2010年版)[M]. 北京:人民军医出版社,2010.

59. 血液透析机清洁消毒标准操作规程

持有部门：			文件编号：	
制订者：		审核者：	版次：	
制订日期：		审核日期：	执行日期：	

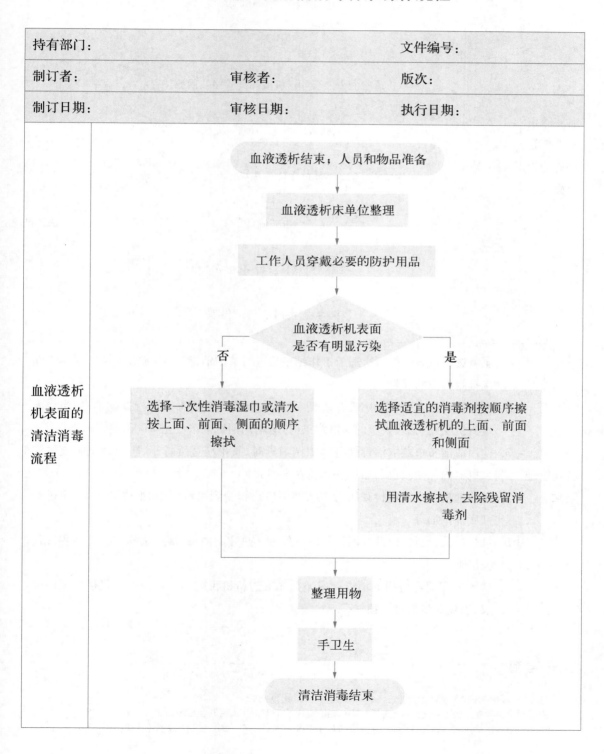

血液透析机表面的清洁消毒流程

血液透析结束；人员和物品准备

血液透析床单位整理

工作人员穿戴必要的防护用品

血液透析机表面是否有明显污染

否

选择一次性消毒湿巾或清水按上面、前面、侧面的顺序擦拭

是

选择适宜的消毒剂按顺序擦拭血液透析机的上面、前面和侧面

用清水擦拭，去除残留消毒剂

整理用物

手卫生

清洁消毒结束

血液透析机内部管路的消毒流程	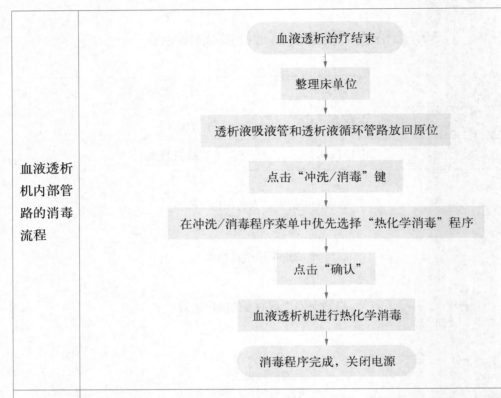
其他管理要求	1. 血液透析机表面应每次透析工作结束后进行清洁消毒,以切断血源性病原体经间接接触传播的风险。 2. 血液透析机表面一般用含有效氯 500 mg/L 的含氯消毒剂进行擦拭消毒;当血液透析机受到明显、大量的血液污染时,应增加消毒剂浓度至 2 000 mg/L 以上。 3. 使用清洁布巾蘸取消毒剂进行擦拭消毒时,布巾应适度拧干,防止擦拭时液体渗入机器内部而致机器损坏和其他安全事故。 4. 血液透析结束后应检查压力传感器接口是否受到血液污染,如受到污染,应进行彻底擦拭消毒。 5. 进行血液透析机内部管路消毒时一般首选热化学消毒,禁止选择单独冲洗程序代替消毒。 6. 机器内部消毒所用的消毒剂应遵循血液透析机说明书或血液透析机供应商的建议,以免对机器造成损坏。

参 考 文 献

[1] 陈香美. 血液净化标准操作规程[M]. 北京:人民军医出版社,2010:9-19.
[2] 中华护理学会血液透析专业委员会. 血液透析专科护理操作指南[M]. 北京:人民卫生出版社,2014:59.
[3] 胡必杰,郭燕红,高光明,等. 医院感染预防与控制标准操作规程(参考版)[M]. 上海:上海科学技术版社,2010:36.

60. 透析液桶清洁消毒标准操作规程

持有部门：		文件编号：
制订者：	审核者：	版次：
制订日期：	审核日期：	执行日期：

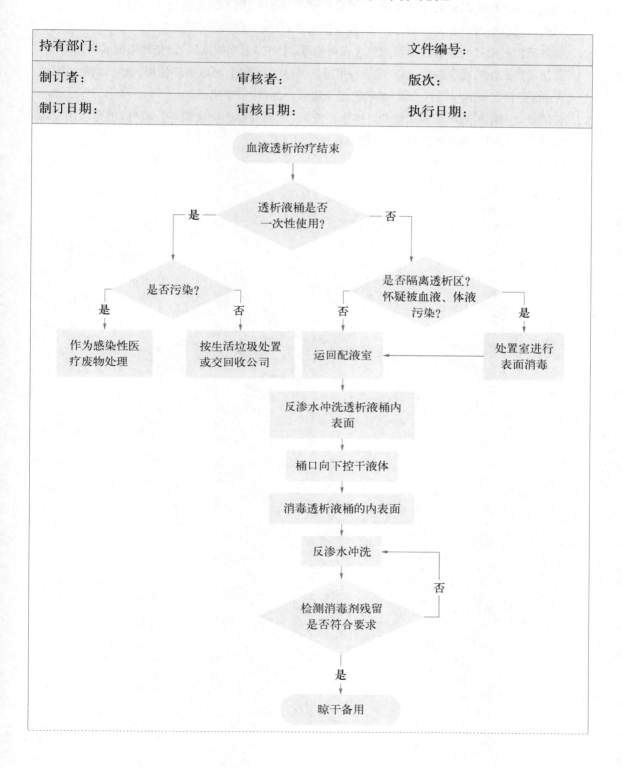

注意:

1. 如果全部使用商品化的桶装透析液,可以做到用后即弃,则不需要进行清洁消毒。

2. 如使用透析粉自行配制浓缩透析液,则应按要求对透析液桶进行清洁消毒。

3. 隔离透析区用过的透析液桶须先经过表面消毒,才可以返回配液间,以免污染配液间。

4. 仅使用商品化的桶装透析液 A(或 B),用过的 A(或 B)液桶,可以循环使用,也可以盛装 B(或 A)液,但每次用后应进行表面擦拭、内部反渗水冲洗,控干待用。

5. 长期重复使用的透析液桶除每日反渗水冲洗外,每周应对透析液桶进行消毒,消毒后用反渗水冲洗并检测消毒剂残留量,无消毒剂残留方可使用。

61. 透析液配液桶清洁消毒标准操作规程

持有部门：		文件编号：
制订者：	审核者：	版次：
制订日期：	审核日期：	执行日期：

透析液配制工作结束

清洁布巾擦拭透析液配液桶外表面

反渗水冲洗透析液配液桶内壁

根据科室不同情况选择不同的消毒方式

配液桶内加入欲配制消毒液总量的80%的反渗水

根据消毒剂浓度、使用浓度、欲配制消毒液总量计算应加入消毒剂的量

继续加反渗水至应配制消毒液的总量，混合均匀

浸泡消毒配液桶内表面，达消毒剂作用时间

反渗水浸泡或反复冲洗

根据消毒液浓度、使用浓度和用量配置消毒液

将配置好的消毒液加入喷淋装置

通过喷淋装置向配液桶内表面喷洒消毒液

消毒剂达到作用时间

反渗水浸泡或反复冲洗

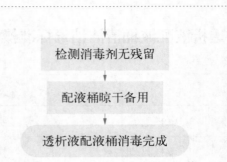

注意：

1. 透析液配液桶每次配液完毕应用反渗水冲洗配液桶，每周消毒一次。

2. 配液桶消毒所用消毒剂应符合相关规范要求。

3. 配液桶的过滤器应至少每周更换，排液管保持清洁，妥善放置，避免污染。

4. 消毒剂允许残留量：过氧乙酸<1 mg/L，含氯消毒剂<0.1 mg/L。

[1] 中华人民共和国国家食品药品监督管理总局. YY 1269—2015 血液透析及治疗相关用水处理设备常规控制要求[S]. 北京：中国标准出版社,2015.

62. 透析用水细菌/内毒素超标原因查找标准操作规程

持有部门：		文件编号：
制订者：	审核者：	版次：
制订日期：	审核日期：	执行日期：

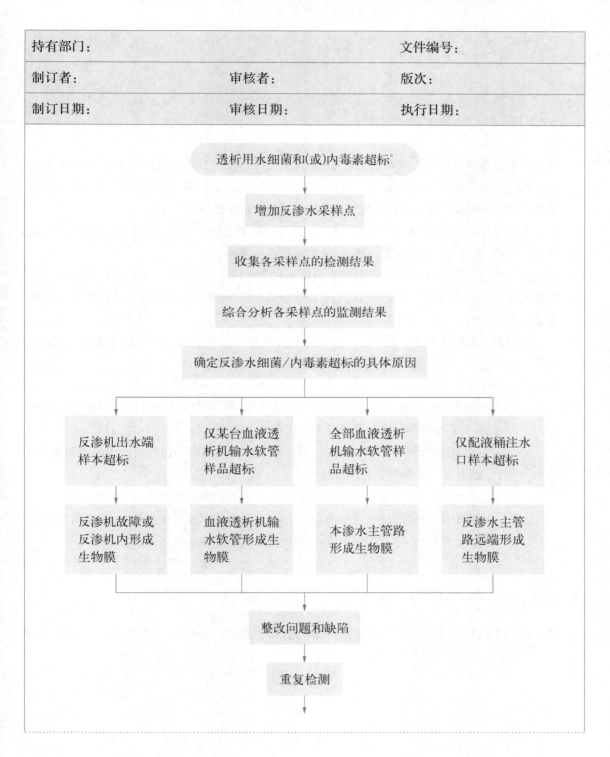

```
                    ↓
        ┌─────────────────────────┐
        │  反渗水细菌/内毒素符合要求   │
        └─────────────────────────┘
                    ↓
            ┌───────────────┐
            │   事件终点       │
            └───────────────┘
```

注:

ᵃ 应首先排除采样操作与检验技术的原因

注意:

1. 增加的采样点应包括水处理设备出水端、距离水处理设备最近的血液透析机输水软管连接处、距离水处理设备最远的血液透析机输水软管连接处、其余血液透析机(每隔 2~3 台血液透析机增加一个采样点)、透析液配液桶的反渗水出水口等部位。

2. 如发生反渗机故障,工程师应立即对反渗机进行维修(如更换密封圈等);如果反渗膜形成生物膜,一般的消毒难以彻底去除生物膜,常需要更换反渗膜。

3. 血液透析机输水软管形成生物膜时,可更换输水软管或对输水软管进行去除生物膜处理。

4. 反渗水输水主管路或仅输水主管路远端形成生物膜,可对输水主管路进行去除生物膜处理或更新主管路。

5. 一般消毒剂无去除生物膜作用,复方过氧乙酸消毒剂可在一定程度上去除生物膜,可选择使用。

其他管理要求	1. 血液透析机和输水管路的消毒属于预防性消毒,其作用在于预防管路中形成生物膜,一旦生物膜形成时常规消毒方法难以奏效。 2. 不论是化学消毒还是热消毒,一般推荐至少每月消毒一次。消毒间隔时间越长,管路中形成生物膜的风险越高。 3. 反渗水细菌/内毒素达到干预值时,应及时进行反渗机和输水主管路的消毒,并开始缩短消毒间隔时间、增加消毒次数,同时动态观察反渗水细菌/内毒素的变化情况。一旦超标,应立即采取进一步的整改措施,保障血液透析患者安全。

参考文献

[1] 中华人民共和国国家食品药品监督管理总局. YY 1269—2015 血液透析及治疗相关用水处理设备常规控制要求[S]. 北京:中国标准出版社,2015.

63. 透析液细菌/内毒素超标原因查找标准操作规程

持有部门：		文件编号：	
制订者：	审核者：	版次：	
制订日期：	审核日期：	执行日期：	

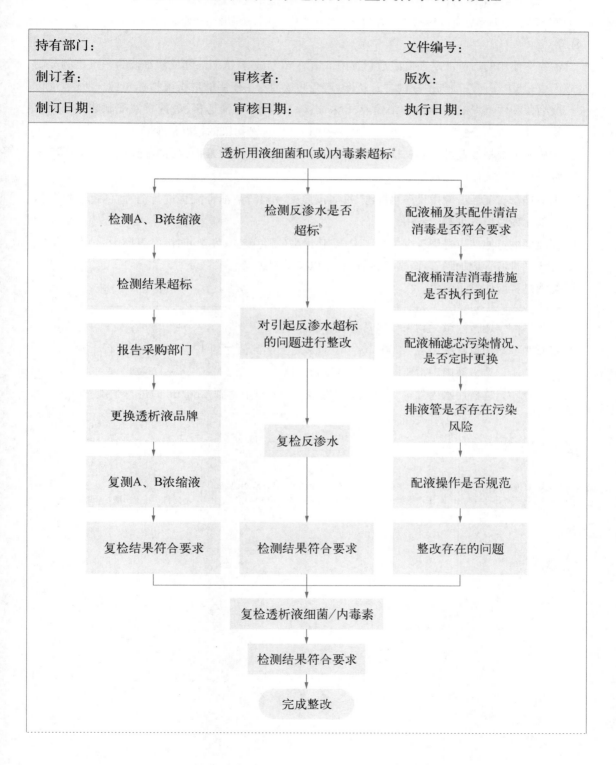

注：

[a] 应首先排除采样操作及检验操作原因。

[b] 参照"62. 透析用水细菌/内毒素超标原因查找标准操作规程"，查找原因并修改。

注意：

1. 治疗中使用的透析液是在血液透析机内部由 A 浓缩液、B 浓缩液和反渗水按照一定比例配制而成，其中任何一项细菌和内毒素超标，均会导致治疗中使用的透析液指标超标。所以，透析液细菌和内毒素超标应从 A 浓缩液、B 浓缩液、反渗水、血液透析机、透析液配制装置和操作规范性多方面查找原因。但 A 浓缩液为酸性，受到细菌污染的情况极少。

2. 透析液配液桶及其过滤芯和排液管道也应得到正常、规范的维护，维护不到位或污染亦可导致透析液细菌或内毒素超标。

3. 配液桶每次配液后应用反渗水冲洗，每周按照配液桶清洁消毒流程进行消毒，消毒后检测消毒剂无残留后方可晾干备用。

4. 配液桶的过滤芯每周至少更换 1 次，受到污染(颜色变深、发黑)时随时更换。

5. 配液桶排液管应加强管理，禁止接触地面，以免受到污染。

6. 配液过程应注意手卫生。

其他管理要求	1. 透析液微生物采样每月进行一次。
	2. 透析液细菌数＜200 cfu/ml。建议：当实测值达到 100 cfu/ml 时进行干预。
	3. 透析液内毒素监测每 3 个月进行一次。
	4. 透析用水内毒素＜2 eu/ml。建议：当实测值达到 1 eu/ml 时进行干预。

[1] 陈香美. 血液净化标准操作规程(2010 年版)[M]. 北京：人民军医出版社，2010：23.

[2] 胡必杰，刘荣辉，陈文森. SIFIC 医院感染预防与控制临床实践指引(2013 年)[M]. 上海：上海科学技术出版社，2013：284.

64. 血液透析患者血源性病原体感染标志物阳转处置标准操作规程

持有部门：			文件编号：	
制订者：		审核者：	版次：	
制订日期：		审核日期：	执行日期：	

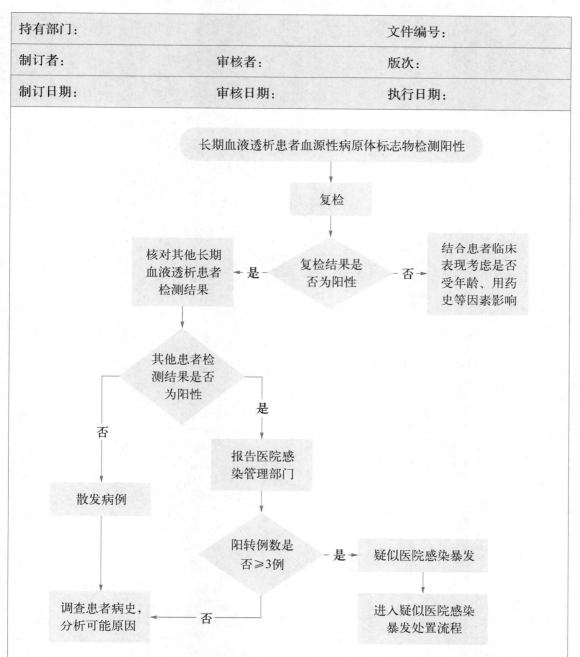

注意：抗 HCV‐IgM 阳性患者应进一步进行 HCV‐RNA 检测，检测结果应请肝病专科医师会诊，判断是否感染。

参 考 文 献

[1] 中华人民共和国国家卫生和计划生育委员会. 医院感染暴发控制指南 WS/T 524—2016[EB/OL]. (2016 - 08 - 15)[2018 - 08 - 29]. http://www. nhc. gov. cn/ewebeditor/uploadfile/2016/09/20160913093310393. pdf.

65. 消毒供应中心建筑布局管理

持有部门：		文件编号：	
制订者：	审核者：	版次：	
制订日期：	审核日期：	执行日期：	

管理类别	关 键 控 制 点	说　明
选址和建筑面积要求	1. 建筑布局应兼顾患者安全、职业安全以及安保等因素。设计内容应至少考虑：建筑面积和服务部门、物流、人流、气流、设备等。 2. 医疗机构应成立多学科队伍来负责 CSSD 建筑布局的设计，成员应包括消毒供应中心、医院感染管理部门、器械使用部门、护理部门、总务基建部门、设备管理部门、设备提供商等多部门专家。 3. CSSD 的位置宜接近手术室、产房和临床科室，或与手术室有直接的物品传递通道。 4. 建筑面积应符合医院设备配置和工作量的需求，并兼顾医院未来发展规划的需要。 5. 可根据以下综合因素确定 CSSD 的建筑面积：机构规模、每日平均手术台数与主要手术类型、床位数、器械使用频率、灭菌器种类等。	根据手术量确定消毒供应中心（CSSD）面积的具体方法可参考附图 65-1。
分区基本原则	1. 区域内的物品流向应由污到洁，不交叉、不逆流。 2. 区域内的空气流向应由洁到污。 　（1）去污区有良好的排风设施，保持相对负压； 　（2）检查、包装及灭菌区和无菌物品存放区保持相对正压。 3. 各区之间的设备设施、人员相对独立。 4. 去污区的物品离开该区时，应进行相应处理，达到清洁后方可进入清洁区。人员离开时应更换工作衣、进行手卫生等。	

分区布局及各区域设计要求	1. CSSD 内部功能分为辅助区域和工作区域。 2. 去污区与检查、包装及灭菌区和无菌物品存放区之间应设实际屏障。 3. 去污区与检查、包装及灭菌区之间应设物品传递窗,并分别设立缓冲间(带)。物品传递窗宜选择双门互锁,单门时应注意保持常闭状态。 4. 检查、包装及灭菌区专用洁具间应采用封闭式设计。 5. 无菌物品存放区不应有水源。 6. 检查、包装区应含独立的敷料制备或敷料包装间、洁具间。敷料制备间应有排气设施,控制絮状物不污染器械。	1. 各缓冲间面积大小应满足工作人员更衣、手卫生等需要,内设专用工作鞋和工作服放置设施及手卫生设施。 2. 检查、包装及灭菌区与无菌物品存放区之间可不设立缓冲间(带)。 3. 无菌物品存放间不需设置传递窗。
建筑材料与内部设计要求	建筑材料和内部设计应便于清洁消毒。 1. 工作区域的天花板、墙壁应无裂隙、不落尘。地面材料应防滑、易清洗、耐腐蚀。 2. 地面与墙面踢脚及所有阴角均应为弧形设计。 3. 地漏应采用防返溢式。	
工作区域温度、湿度及光照、通风要求	工作区域应温度适宜、干燥不潮湿、通风良好、光线良好。	温度、相对湿度、机械通风的换气次数、照明宜符合附表 65-1 和附表 65-2 要求。
不推荐的措施	CSSD 建在地下室或半地下室。	CSSD 不宜建在地下室或半地下室。建在地下室或半地下室的 CSSD,应对机械通风设备的技术参数和通风管路进行认真审核,须充分考虑区域面积、地下整体空气环境等因素。

[1] 中华人民共和国国家卫生和计划生育委员会. WS 310.1—2016 医院消毒供应中心第 1 部分:管理规范[EB/OL]. (2016-12-

27)[2018-09-04]. http://www.nhfpc.gov.cn/zhuz/s9496/201701/bbf3172246bd4fc49d4562a66407dd99.shtml.

[2] WHO, PAHO. Decontamination and reprocessing of medical devices for health-care facilities [EB/OL]. (2016-10-11)[2019-01-27]. http://apps.who.int/iris/bitstream/10665/250232/1/9789241549851-eng.pdf? ua=1.

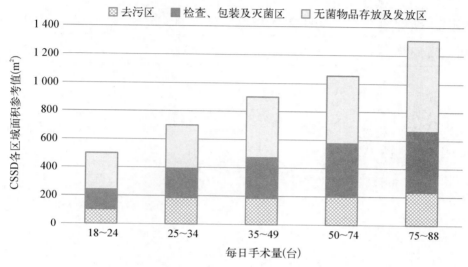

附图 65-1　基于每日手术量的 CSSD 面积设置

附表65-1　工作区域温度、相对湿度及机械通风换气次数要求

工作区域	温度(℃)	相对湿度(%)	换气次数(次/小时)
去污区	16~21	30~60	>10
检查、包装及灭菌区	20~23	30~60	>10
无菌物品存放区	<24	<70	4~10

附表65-2　工作区域照明要求

工作面/功能	最低照度(Lux)	平均照度(Lux)	最高照度(Lux)
普通检查	500	750	1 000
精细检查	1 000	1 500	2 000

工作面/功能	最低照度(Lux)	平均照度(Lux)	最高照度(Lux)
清洗池	500	750	1 000
普通工作区域	200	300	500
无菌物品存放区域	200	300	500

66. 消毒供应中心设备设施及耗材管理

持有部门：		文件编号：	
制订者：	审核者：		版次：
制订日期：	审核日期：		执行日期：

管理类别	关　键　控　制　点
基本原则	根据消毒供应中心(CSSD)的规模、任务及工作量,合理配置设备设施,并应兼顾未来发展的需要。
去污区设备设施配置	1. 应配备压力水枪、压力气枪、超声清洗机、干燥设备等。 2. 不应使用研磨型清洗材料和用具。 3. 不应使用普通的超声清洗机清洗精密器械。 4. 应配备有针对管腔器械清洗有效的专用清洗架。 5. 应配备有精密器械保护设施,如专用器械盒。 6. 配备完善的个人防护设施,至少包括防护镜/防护面罩、防水罩裙、具有防滑功能的防护鞋、手套等。 7. 配备洗眼装置。
检查、包装及灭菌区设备设施配置	1. 检查包装区应配备器械检查台、带光源的放大镜、压力气枪、绝缘检测设备等。检查台台面应易清洁,不反光。 2. 根据需要配备压力蒸汽灭菌、干热灭菌设备和低温灭菌设备及相应的生物监测设备,以及灭菌蒸汽发生器、蒸汽减压系统等相关辅助设施。 3. 灭菌设备应具有打印功能并设有配套齐全的辅助设备。 4. 宜在环氧乙烷、过氧化氢低温等离子体、低温甲醛蒸汽灭菌等工作区域配置相应的环境有害气体浓度超标报警器。
无菌物品发放区储存、发放设施配置	1. 配备足够的无菌物品存放设施和运送器具。 2. 无菌物品宜根据灭菌方式不同分区域或分架存放。
耗材管理	1. 根据器械的材质、污染物种类配备和选择适宜的清洗剂、消毒剂。碱性清洗剂、中性清洗剂、酸性清洗剂、含酶清洗剂的 pH 等理化特性应符合要求,对

耗材管理	各种有机物有较好的去除作用,对金属腐蚀性小或无腐蚀性。 2. 配备有除锈剂和医用润滑剂。 3. 医用润滑剂应为水溶性,与人体组织有较好的相容性。 4. 应配备包外化学指示物、包内化学指示物、生物监测指示剂及 BD 测试监测包(纸)等监测用品。灭菌质量监测用品应有卫生安全评价报告。 5. 配有与不同灭菌方式相适应的无纺布、纸塑袋等最终灭菌包装材料。根据条件,配备有硬质容器。开放式储槽不得作为无菌物品的最终灭菌包装材料。
数字化信息管理系统	1. 如有条件,宜采用数字化信息系统对 CSSD 进行管理。 2. 如暂时未实现信息化系统管理,应将信息化管理纳入本医疗机构未来建设规划。 3. 信息化系统管理具体要求可参考 WS 310.2—2016。
其他	1. 配备自来水,配备有热水、软水、纯化水供应设备。 2. 终末漂洗用水的电导率≤15 μS/cm(25℃)。 3. 灭菌蒸汽用水应符合 WS 310.2—2016。

参 考 文 献

[1] 中华人民共和国国家卫生和计划生育委员会. WS 310.1—2016 医院消毒供应中心第 1 部分:管理规范[EB/OL]. (2016 - 12 - 27)[2018 - 09 - 04]. http://www.nhfpc.gov.cn/zhuz/s9496/201701/bbf3172246bd4fc49d4562a66407dd99.shtml.

67. 可重复使用诊疗器械、器具、物品回收标准操作规程

持有部门：			文件编号：
制订者：	审核者：		版次：
制订日期：	审核日期：		执行日期：
措施类别	关 键 控 制 点		说　　明
分类及预处理	1. 使用后及时去除器械、器具上的明显血块、污迹。 2. 精密器械应采取保护措施以防损坏。 3. 使用后器械如不能及时运送至消毒供应中心（CSSD）进行处置，可采用喷洒保湿液或使用湿毛巾覆盖的方法进行保湿暂存。 4. 被特殊病原体污染的器械应使用双层包装物密封，并标明感染性病原体名称、器械和器具数量等，由CSSD单独回收处理。 5. 污染器械处理时间不宜超过6小时。		1. 通常情况下，重复使用的医疗器械、用具和物品不需要在临床科室进行清洗去污处理。 2. 特殊病原体是指朊病毒、气性坏疽及突发原因不明的传染病病原体。
回收转运	1. 不应在诊疗场所对污染的诊疗器械、器具和物品进行清点。 2. 在临床科室回收器械时，工作人员应戴手套，回收完毕，应摘掉手套进行手卫生后方可离开临床科室。避免污染的手再次污染环境。 3. 器械应置于密闭容器及密闭回收车内转运。 4. 按照指定路线回收转运。 5. 避免器械反复装卸。		回收中实施标准预防措施，防止职业暴露发生。
回收工具处理	1. 回收工具每次使用后应清洗、消毒、干燥备用。 2. 使用喷洒设施清洗回收工具时，应避免水滴污染周围环境。 3. 清洗、消毒回收工具时，工作人员应穿佩戴医用外科口罩、护目镜或防护面屏、手套、穿防水罩袍、防水鞋等。		1. 首选热力清洗消毒设施。 2. 如无热力清洗消毒设施，可选择化学消毒剂进行消毒，如含氯消毒剂。

其他管理要求	回收转运中,工作人员污染的手及未摘除手套时严禁接触清洁物品及公共设施。	回收车上应配置速干手消毒剂。

[1] 中华人民共和国国家卫生和计划生育委员会. WS 310. 2—2016 医院消毒供应中心第 2 部分:清洗消毒及灭菌技术操作规范 [EB/OL]. (2016 - 12 - 27)[2018 - 09 - 15]. http://www. nhfpc. gov. cn/zhuz/s9496/201701/bba98c75171446849107254929595984. shtml.

[2] Ling ML,Ching P,Widitaputra A, et al. APSIC guidelines for disinfection and sterilization of instruments in health care facilities [J]. Antimicrobial Resistance and Infection Control,2018,7(1):25.

68. 超声波清洗操作标准操作规程

持有部门：		文件编号：	
制订者：	审核者：	版次：	
制订日期：	审核日期：	执行日期：	

适用范围：

1. 适用于金属、玻璃类材质的器械清洗。
2. 适用于形状复杂的器械如有深孔、盲孔、凹凸槽的器械清洗。
3. 不适用于橡胶、PVC 材质的器械。

超声波清洗操作

人员、环境和物品准备[a]

清洗槽内注入适量清水，添加医用清洗剂，调节水温至35~45℃[b]

打开除气开关，排除清洗液中的气体

冲洗
将污染器械置于流动水下冲洗，去除可见污染

摆放器械
将器械、器具和物品放入专用篮筐中，器械关节完全打开，可拆开的器械分离各组件，吸管等细长中空器械开口朝下倾斜放置，确保腔内注满溶液

洗涤
将篮筐及器械、器具、物品完全浸没在水面下，清洗液液面应浸没器械2~4 cm，确保各种管腔内注满水，盖上盖子[d]

设定清洗时间[c]，按下启动开关，运行程序

超声波清洗操作	 超声波清洗程序结束，关闭电源、水源阀门，清空水箱^f ↓ 对器械进行后续漂洗及消毒处理^g 注： ª 操作人员应戴圆帽、医用外科口罩、手套,穿防水围裙或罩裙、防护鞋等;在消毒供应中心(CSSD)去污区操作。 ᵇ 应使用对超声波清洗机无腐蚀性的清洗剂,不应使用乙醇、汽油等可燃性清洗剂;根据清洁剂产品说明进行浓度配置,并调节水温,水温不宜超过50℃,以避免蛋白质变性而形成凝固。 ᶜ 体积较大的器械应垂直摆放,不可产生声影或声波死角;篮筐不可装得太满。 ᵈ 清洗时应盖上超声清洗机盖子,防止产生气溶胶。 ᵉ 超声波清洗时间宜3～5分钟,也可根据器械污染情况适当延长清洗时间,不宜超过10分钟。 f 当清洗液中的污物较多时应更换清洗液,以保证清洗效果;至少每天应排空清洗槽后进行清洗、漂洗并干燥,推荐每次使用后进行。 g 清洗机运转时不得将手伸入水中;运行停止方可用手工方式取出清洗的器械;超声波清洗结束后,应对器械进行彻底漂洗,冲净残留清洁剂。
其他管理要求	1. 应根据器械的不同材质选择相匹配的超声波频率,CSSD 使用的超声波清洗设备的频率范围一般为 30～40 kHz。 2. 不要在无水情况下操作清洗机;清洗用水加热或进行超声波清洗时,溶液不能下降到操作线 3/8 处以下。 3. 带电源器械、口腔科与眼科精密复杂器械(如牙科手机)宜采用手工清洗。 4. 应按照设备使用说明要求定期监测超声波清洗机的清洗质量。

参 考 文 献

[1] 中华人民共和国国家卫生和计划生育委员会. WS 310. 2—2016 医院消毒供应中心第 2 部分：清洗消毒及灭菌技术操作规范[EB/OL]. (2016 - 12 - 27)[2019 - 01 - 07]. http://www. nhfpc. gov. cn/fzs/s7852d/201701/b11cdd47e5624d698f0d1f3e25e0c9b8. shtml.

[2] Association for the Advancement of Medical Instrumentation. Comprehensive guide to steam sterilization and sterility assurance in health care facilities. ANSI/AAMI ST79 - 2010 [M]. Arlington (VA)：AAMI, 2010.

69. 可重复使用诊疗器械、器具、物品清洗质量检查与保养标准操作规程

持有部门：		文件编号：
制订者：	审核者：	版次：
制订日期：	审核日期：	执行日期：

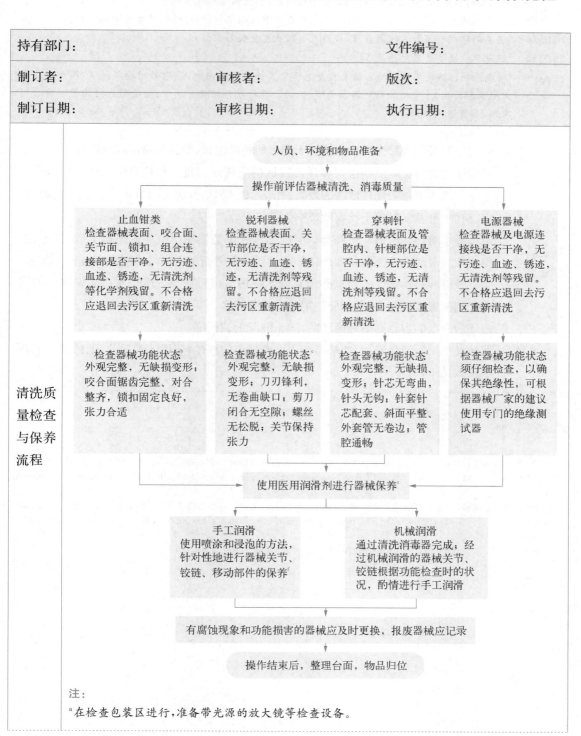

清洗质量检查与保养流程

人员、环境和物品准备[a]

操作前评估器械清洗、消毒质量

止血钳类
检查器械表面、咬合面、关节面、锁扣、组合连接部是否干净，无污迹、血迹、锈迹，无清洗剂等化学剂残留。不合格应退回去污区重新清洗

锐利器械
检查器械表面、关节部位是否干净，无污迹、血迹、锈迹，无清洗剂等残留。不合格应退回去污区重新清洗

穿刺针
检查器械表面及管腔内、针梗部位是否干净，无污迹、血迹、锈迹，无清洗剂等残留。不合格应退回去污区重新清洗

电源器械
检查器械及电源连接线是否干净，无污迹、血迹、锈迹，无清洗剂等残留。不合格应退回去污区重新清洗

检查器械功能状态[b]
外观完整，无缺损变形；咬合面锯齿完整、对合整齐，锁扣固定良好，张力合适

检查器械功能状态[b]
外观完整，无缺损变形；刀刃锋利，无卷曲缺口；剪刀闭合无空隙；螺丝无松脱；关节保持张力

检查器械功能状态[b]
外观完整，无缺损、变形；针芯无弯曲，针头无钩；针套针芯配套、斜面平整、外套管无卷边；管腔通畅

检查器械功能状态须仔细检查，以确保其绝缘性，可根据器械厂家的建议使用专门的绝缘测试器

使用医用润滑剂进行器械保养[b]

手工润滑
使用喷涂和浸泡的方法，针对性地进行器械关节、铰链、移动部件的保养

机械润滑
通过清洗消毒器完成；经过机械润滑的器械关节、铰链根据功能检查时的状况，酌情进行手工润滑

有腐蚀现象和功能损害的器械应及时更换，报废器械应记录

操作结束后，整理台面，物品归位

注：

[a] 在检查包装区进行，准备带光源的放大镜等检查设备。

清洗质量检查与保养流程	[b]无损伤阻断钳测试方法,即用单层薄棉纸剪片做测试,器械闭合时夹口锯齿必须在薄棉纸上留下完整的齿痕,但不能穿透薄棉纸;如不能,则表明夹钳没有完全闭合。 [c]剪刀测试方法,即至少剪刀刀片长度2/3不能卡住测试材料,材料必须被顺滑地剪开。 [d]丢弃的穿刺针应放入锐器盒里,操作人员防止发生锐器伤。 [e]润滑部位主要是活动处关节。 [f]清洗后的器械使用镂空的容器装载浸泡于配置好的润滑剂中,浸泡时间按照说明书,至少应每天更换润滑剂;手工喷涂针对器械关节、铰链和移动等部位进行润滑;宜使用专门的气雾喷涂润滑剂,具有速干作用。
其他管理要求	1. 采用目测或使用带光源放大镜对干燥后的每件器械、器具和物品进行检查。 2. 可定期使用清洗测试物检查和评价器械清洗质量。通过对残留蛋白质、血红蛋白、生物负载的检测来评估清洗的效果。清洗测试物与方法应具有快速、灵敏、精确、稳定、简便、可重复以及干扰物质影响少等特点。 3. 应选择水溶性润滑剂。塑胶类(如呼吸管路、电源器械电线等)、玻璃类(试管等)不得使用润滑剂。特殊器械如牙钻等电动器械应遵循厂家建议的润滑方法和润滑剂。 4. 装有铰链和移动部件的器械必须在每次使用后进行保养。应按照产品说明书的稀释比例配置润滑剂,稀释剂应使用纯水或蒸馏水。 5. 盛装润滑剂的容器必须是清洁的,防止润滑剂被污染。 6. 器械经手工润滑保养后,如果器械表面有过多的液体,使用消毒后的、低棉絮的擦布手工擦拭干燥。

参考文献

[1] 中华人民共和国国家卫生和计划生育委员会. WS 310.2—2016 医院消毒供应中心第2部分:清洗消毒及灭菌技术操作规范[EB/OL]. (2016-12-27)[2018-09-17]. http://www.nhfpc.gov.cn/zhuz/s9496/201701/bba98c75171446849107254929595984.shtml.
[2] 中华人民共和国国家卫生和计划生育委员会. WS 310.3—2016 医院消毒供应中心第3部分:清洗消毒及灭菌效果监测标准[EB/OL]. (2016-12-27)[2018-09-17]. http://www.nhfpc.gov.cn/zhuz/s9496/201701/2821e39e324a421bbee5ca59f161cf5b.shtml.
[3] 刘玉村,梁铭会. 医院消毒供应中心岗位培训教程[M]. 北京:人民军医出版社,2013.

70. 可重复使用诊疗器械、器具、物品干燥标准操作规程

持有部门：		文件编号：	
制订者：	审核者：		版次：
制订日期：	审核日期：		执行日期：

适用范围：

1. 手工干燥方法适用于不耐热器械、器具和物品的干燥以及无干燥设备时。
2. 干燥设备用于耐热材质的器械,包括金属类手术器械、内镜活检钳、呼吸机管路等,是器械干燥的首选方法。

手工干燥流程	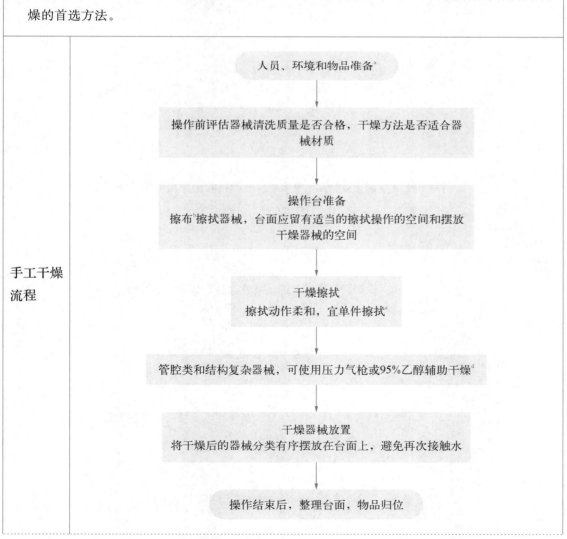

人员、环境和物品准备ª

操作前评估器械清洗质量是否合格, 干燥方法是否适合器械材质

操作台准备
擦布ᵇ擦拭器械, 台面应留有适当的擦拭操作的空间和摆放干燥器械的空间

干燥擦拭
擦拭动作柔和, 宜单件擦拭ᶜ

管腔类和结构复杂器械, 可使用压力气枪或95%乙醇辅助干燥ᵈ

干燥器械放置
将干燥后的器械分类有序摆放在台面上, 避免再次接触水

操作结束后, 整理台面, 物品归位

手工干燥流程	注: a 人员准备包括穿戴合适的服装、进行手卫生;环境准备指在 CSSD 去污区操作;物品准备包括消毒的低棉絮擦布、压力气枪等。 b 注意擦布的清洁,擦布过湿影响干燥效果,应及时更换。 c 容器类物品宜先擦拭外面、后擦拭内面;器械应首先擦拭外部水迹,然后再擦拭关节、齿牙等局部的水迹。 d 管腔类和复杂器械如穿刺针、妇科刮宫吸管、手术吸引管等可使用压力气枪清除腔内的水分;按照产品操作手册,选择适宜的接头,先烘干再吹干或先擦拭器械表面水渍再吹干,气枪吹气至少两次,每次维持 2 秒;避免吹气口朝向操作人员。过长的管腔器械不宜采用压力气枪方法处理;注意保持气枪的清洁。
设备干燥流程	人员、环境和物品准备a 操作前评估 评估器械物品清洗质量是否符合要求,干燥方法是否适合其材质,干燥柜是否处于备用状态b 装载c 使用篮筐装载物品,呼吸机、麻醉机管道使用专用的干燥架,金属、橡胶类分开装载 程序选择 根据标准和材料的适宜性选择干燥温度、时间d 注意观察设备运行情况 干燥结束,卸载器械物品,避免裸手直接接触器械篮筐,防止烫伤 运行结束后,及时关闭柜门并保持常闭状态

设备干燥流程	注： ᵃ在 CSSD 去污区操作，准备干燥柜等设备。 ᵇ设备运行前检查柜门缝是否平整、完好，无脱出和破损。 ᶜ器械物品放置在网篮中干燥，不要堆积，保持一定的空隙以利于干燥；管腔类器械如呼吸机管道等应使用专用干燥架，悬垂在干燥柜内，使器械表面和内部彻底干燥；金属和橡胶类器械干燥所需的时间不同，宜分开进行干燥。 ᵈ选择适合材质的干燥温度和时间，以确保装载物不会过热（可能造成损坏）；金属类干燥温度宜为 70～90℃；塑胶类干燥温度宜为 65～75℃；干燥时间一般金属器械为 20 分钟，塑胶类为 40 分钟。
其他管理要求	1. 干燥设备的使用应遵循产品说明书和操作规程。 2. 清洗消毒后的器械物品应及时进行干燥处理。 3. 不应使用自然干燥方式进行干燥，避免器械和物品重新滋生细菌或被环境污染。 4. 穿刺针、手术吸引头等管腔类器械，可在干燥设备处理之后，再用压力气枪进行干燥处理，也可使用专用棉条进行干燥。 5. 干燥设备应根据厂家说明进行维护和保养。应保持干燥柜或箱内的清洁，每天进行表面清洁擦拭；每月检查过滤器和密封圈；每季度进行加热装置的检测；每年至少一次检查过热保护装置，由专业工程人员进行一次维护。设备维护情况应记录。

参考文献

[1] 中华人民共和国国家卫生和计划生育委员会. WS 310. 2—2016 医院消毒供应中心第 2 部分：清洗消毒及灭菌技术操作规范[EB/OL]. (2016-12-27)[2018-09-17]. http://www.nhfpc.gov.cn/zhuz/s9496/201701/bba98c75171446849107254929595984.shtml.

[2] Association for the Advancement of Medical Instrumentation. Comprehensive guide to steam sterilization and sterility assurance in health care facilities. ANSI/AAMI ST79-2010[M]. Arlington (VA)：AAMI, 2010.

71. 可重复使用诊疗器械、器具、物品包装标准操作规程

持有部门：		文件编号：	
制订者：	审核者：	版次：	
制订日期：	审核日期：	执行日期：	

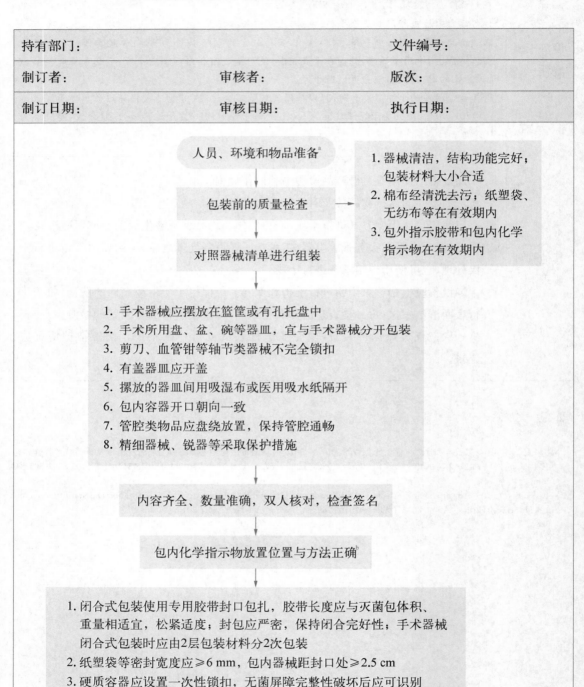

人员、环境和物品准备

包装前的质量检查 →
1. 器械清洁，结构功能完好；包装材料大小合适
2. 棉布经清洗去污；纸塑袋、无纺布等在有效期内
3. 包外指示胶带和包内化学指示物在有效期内

对照器械清单进行组装

1. 手术器械应摆放在篮筐或有孔托盘中
2. 手术所用盘、盆、碗等器皿，宜与手术器械分开包装
3. 剪刀、血管钳等轴节类器械不完全锁扣
4. 有盖器皿应开盖
5. 摆放的器皿间用吸湿布或医用吸水纸隔开
6. 包内容器开口朝向一致
7. 管腔类物品应盘绕放置，保持管腔通畅
8. 精细器械、锐器等采取保护措施

内容齐全、数量准确，双人核对，检查签名

包内化学指示物放置位置与方法正确

1. 闭合式包装使用专用胶带封口包扎，胶带长度应与灭菌包体积、重量相适宜，松紧适度；封包应严密，保持闭合完好性；手术器械闭合式包装时应由2层包装材料分2次包装
2. 纸塑袋等密封宽度应≥6 mm，包内器械距封口处≥2.5 cm
3. 硬质容器应设置一次性锁扣，无菌屏障完整性破坏后应可识别

1. 压力蒸汽灭菌：器械包≤7 kg，敷料包≤5 kg
2. 预真空压力蒸汽灭菌器：≤30 cm×30 cm×50 cm
3. 下排气压力蒸汽灭菌器：≤30 cm×30 cm×25 cm

包外观平整，粘贴包外化学指示胶带，标注器械包名称、灭菌日期、失效日期、灭菌器编号、灭菌批次、包装者等，标识应具有可追溯性

操作结束后，整理台面，物品归位

注:

[a] 环境准备,即在检查包装区进行;物品准备包括包装材料、封包胶带、包内化学指示卡、包装标识、灭菌篮筐等。

[b] 包内化学指示物不与金属器械直接接触;应放在孔巾上或用纱布包好置于包内中心位置。

其他管理 要求	1. 成套器械应选择棉布、无纺布、皱纹纸或硬质容器,单件器械可选择纸塑袋或纸袋。 2. 不能使用别针、绳子封包。封包方式可采用两条平行封包、井字形封包或十字形封包等。密封式包装应使用医用封口机,在每日使用前应检查封口机参数的准确性及闭合完好性。

参考文献

[1] 中华人民共和国国家卫生和计划生育委员会. WS 310.2—2016 医院消毒供应中心第 2 部分：清洗消毒及灭菌技术操作规范[EB/OL]. (2016-12-27)[2019-01-07]. http://www.nhfpc.gov.cn/fzs/s7852d/201701/b11cdd47e5624d698f0d1f3e25e0c9b8.shtml.

[2] 刘玉村,梁铭会. 医院消毒供应中心岗位培训教程[M].北京：人民军医出版社,2013.

72. 可重复使用诊疗器械、器具、物品装载标准操作规程

持有部门：		文件编号：
制订者：	审核者：	版次：
制订日期：	审核日期：	执行日期：

人员、环境和物品准备

↓

评估灭菌包符合标准要求，灭菌器处于备用状态，灭菌方式选择正确

↓

使用专用灭菌架或篮筐装载灭菌物品，装载物品不能触及灭菌器内壁和门

↓

灭菌包之间应留空隙，利于水蒸气等灭菌介质循环、排出和干燥，不超载

↓

1. 宜将同类材质的器械、器具和物品，同一批次进行灭菌[a]
2. 纺织类物品放置于上层、竖放，金属类器械放置于下层[b]
3. 手术器械包、硬质容器平放，盆、盘、碗类物品应斜放，玻璃瓶等底部无孔的器皿类物品应倒立或侧放，纸袋、纸塑包装物品侧放
4. 选择下排气压力蒸汽灭菌时，大包宜摆放于上层，小包宜摆放于下层

↓

装载后再次检查，装载方式正确后启动灭菌器

注：

[a] 同类材质装载在一起,利于选择灭菌程序,提高灭菌工作效率,降低器械的损耗和老化;不同材质的器械和物品灭菌程序有所不同,如橡胶制品类器械物品灭菌温度低于金属器械和敷料;环氧乙烷气体灭菌后,金属、

玻璃类器械化学排残的时间较短,塑胶类材质的器械较长。

b金属类器械放置于下层,防止冷凝水对其他物品包装的影响。

c手术器械包、硬质容器平放,防止器械堆积磨损;纸袋、纸塑包装应侧放在灭菌篮筐中,包之间留有间隙,利于蒸汽进入和冷空气排出。

其他管理 要求	1. 不同材质器械放在一起灭菌,选择灭菌程序时应以灭菌时间和程序最长的器械材质为基准。 2. 环氧乙烷灭菌时,物品装载量不应超过柜内总体积的 80%。

[1] 中华人民共和国国家卫生和计划生育委员会. WS 310. 2—2016 医院消毒供应中心第 2 部分:清洗消毒及灭菌技术操作规范 [EB/OL]. (2016 − 12 − 27)[2019 − 01 − 07]. http://www. nhfpc. gov. cn/fzs/s7852d/201701/b11cdd47e5624d698f0d1f3e25e0c9b8. shtml.

[2] 刘玉村,梁铭会. 医院消毒供应中心岗位培训教程[M]. 北京:人民军医出版社,2013.

73. 无菌物品储存与发放标准操作规程

持有部门:		文件编号:	
制订者:	审核者:	版次:	
制订日期:	审核日期:	执行日期:	

适用范围:适用于由消毒供应中心处理的可重复使用的无菌医疗器械、器具和部分一次性使用无菌器械及用品储存、保管、发放的全过程。

措施类别	干预措施	关 键 控 制 点	说　明
储存	存放要求	1. 无菌物品应储存于无菌物品存放区。存放区温度<24℃,相对湿度<70%,清洁整齐,内部通风、采光良好。 2. 一次性无菌物品去除外包装后方可存放在无菌物品存放区。 3. 物品应分架、分类存放。按照物品类别、编号、灭菌日期的先后顺序放置在固定位置,并设置标识。	分类存放可设柜架号、层次号、位置号。
	有效期	1. 普通棉布:① 环境符合标准,≤14 天;② 环境未达到标准,≤7 天。 2. 一次性医用纸袋:≤30 天。 3. 一次性医用皱纹纸:≤180 天。 4. 医用无纺布:≤180 天。 5. 一次性纸塑袋:≤180 天。 6. 硬质容器:≤180 天。	
	日常管理	1. 无菌物品放在不洁处或掉落地上应视为污染包,不得使用。 2. 定期核查掌握物品基数和有效期,合理安排供应,避免出现过期物品。	搬运无菌物品时,应使用专用篮筐或容器平移搬运,避免碰撞和损坏器械。

发放	发放原则	1. 无菌物品发放时,应遵循"先进先出"原则。 2. 植入物应在生物监测合格后,方可发放。 3. 湿包、灭菌不合格包、包外化学指示物不清晰、包外标识不明确的无菌包不得发放。	紧急情况灭菌植入物时,使用含第5类化学指示物的生物PCD进行监测,化学指示物合格可提前放行,生物监测的结果应及时通报使用部门。
	日常管理	1. 各类物品发放记录应具有可追溯性。 2. 建立无菌物品质量问题的反馈制度,持续改进工作质量。 3. 发出的无菌物品,即使未使用过,一律不得返回无菌物品存放区。	
	下送	1. 专人专车负责下送无菌物品。运送途中应保持车门关闭。 2. 运送车不得进入污物电梯和污染区。 3. 运送车使用后,应清洁处理,干燥存放。	

[1] 中华人民共和国国家卫生和计划生育委员会. WS 310. 2—2016 医院消毒供应中心第 2 部分:清洗消毒及灭菌技术操作规范 [EB/OL]. (2016 – 12 – 27)[2019 – 01 – 07]. http://www. nhfpc. gov. cn/fzs/s7852d/201701/b11cdd47e5624d698f0d1f3e25e0c9b8. shtml.

[2] 刘玉村,梁铭会. 医院消毒供应中心岗位培训教程[M]. 北京:人民军医出版社,2013.

74. 植入物及外来器械接收与返还标准操作规程

持有部门：			文件编号：	
制订者：		审核者：		版次：
制订日期：		审核日期：		执行日期：

定义：

1. 外来器械是指由器械供应商租借给医院的可重复使用、主要用于与植入物相关手术的器械。
2. 植入物是指放置于外科操作造成的或者生理存在的体腔中，留存时间为 30 天或者以上的可植入性医疗器械(本标准操作规程中的植入物仅指非无菌、需要医院进行清洗消毒与灭菌的植入性医疗器械)。

措施类别	干预措施	关键控制点	说明
接收	1. 消毒供应中心(CSSD)工作人员根据使用科室(如手术室)签字确认的器械清单接收器械，核对器械的名称、型号和数量等。 2. 检查器械功能状况。 3. 查看并核对器械处理说明书。 4. 专人负责接收，器械交接应双方签字。 5. 外来器械、植入物及盛装容器应清洁。消毒供应中心有权拒绝有明显污染的器械。 6. 器械及植入物送达后，应预留足够的处置时间。	1. 器械处理说明书中应书面说明器械拆卸、清洗、消毒、包装、灭菌等方法及灭菌周期和灭菌参数等。复杂的器械或特殊器械应单独附有处理说明书(文字或图片)。 2. 交接记录项目应包括：患者信息、手术名称、手术医生、手术时间、供应商信息、送达时间、器械及植入物数量、特殊器械的处理说明等。 3. 择期手术最迟应于术前一日最后一轮常规器械清洗消毒前送达。急诊手术应按照双方约定执行。	1. 第一次提供外来器械及植入物时，供应商应向 CSSD 工作人员提供器械识别及处理相关知识和技能的培训指导，包括清洗、消毒、包装及灭菌方法和参数，并提供书面处理说明书(文字或图片)。 2. 接收清点单可参考附表 74-1。

| 返还 | 1. 使用后的外来器械应由 CSSD 清洗消毒后方可返回给供应商。
2. 清洗消毒后双方根据器械清单进行核对，并双签字。 | | 有条件时，器械供应商可在医院长期存放备用的外来医疗器械。该类器械管理纳入消毒供应中心标准化工作流程。 |

[1] 中华人民共和国国家卫生和计划生育委员会. WS 310. 2—2016 医院消毒供应中心第 2 部分：清洗消毒及灭菌技术操作规范[EB/OL]. (2016 - 12 - 27)[2018 - 09 - 15]. http://www. nhfpc. gov. cn/zhuz/s9496/201701/bba98c75171446849107254929595984. shtml.

[2] 中华人民共和国国家卫生和计划生育委员会. WS 310. 1—2016 医院消毒供应中心第 1 部分：管理规范[EB/OL]. (2016 - 12 - 27)[2018 - 09 - 17]. http://www. nhfpc. gov. cn/zhuz/s9496/201701/bbf3172246bd4fc49d4562a66407dd99. shtml.

附表74 - 1 外来器械及植入物接收清点单

公司名称						
器械名称						
患者姓名						
手术医生						
手术日期						
器械数量						
植入物	分类	螺钉	钢板	钛网	融合器	髓内钉	其他
	数量						
烘干机内器械						
机号/篮筐编号						

清洗机内器械	机号	1 号机	2 号机	3 号机	4 号机	5 号机	
	编号/篮筐编号						
接收者签名							

供应商：　　　　　　　　　电话号码：

备注：

75. 植入物与外来器械处理标准操作规程

持有部门：		文件编号：	
制订者：	审核者：	版次：	
制订日期：	审核日期：	执行日期：	

定义：

1. 外来器械是指由器械供应商租借给医院的可重复使用、主要用于与植入物相关手术的器械。
2. 植入物是指放置于外科操作造成的或者生理存在的体腔中，留存时间为 30 天或者以上的可植入性医疗器械。

适用范围：适用于外来器械及非无菌、需要医院进行清洗消毒与灭菌的植入性医疗器械的清洗、消毒、灭菌及使用后处置。

措施类别	干预措施	关键控制点	说明
接收	参照第 7 章"74. 植入物及外来器械接收与返还标准操作规程"。		
清洗、消毒	1. 参照器械提供商提供的外来器械清洗、消毒说明书进行拆卸、清洗、消毒。 2. 根据器械结构、精密度等特点选择手工清洗或机械清洗、超声波清洗等。 3. 应对每件器械的清洗效果进行检查，由专人负责，并做好检查记录。	1. 器械拆卸至最小单位，器械关节全部打开，确保所有表面能得到有效清洗。 2. 应把所有的小部件（如螺丝、螺母和垫圈）放在容器中，防止遗失。 3. 不可替换的器械及部件，如金属活塞的部件，应集中放置，确保组装正确。 4. 电动工具应手工清洗。 5. 清洗时不得使用具有腐蚀性的清洁剂和消毒剂。	1. 如确未获得器械处理说明书，可参照行业规范进行处理。 2. 对于不易观测到是否清洁到位的部位（如弹簧铰链、管腔、多孔材料、缝隙），有必要定期进行器械清洁监测和对机械清洗设备的清洗质量进行监测。如有条件，可对每次清洗效果都使用定量检测方法进行效果验证。

包装	1. 根据供应商提供的器械处理说明书进行包装。 2. 选择合适的包装材料。 3. 包内应放置化学指示物,宜放置第5类化学指示卡。 4. 包装大小、重量应符合要求,尽量避免超大超重包。 5. 数量多的手术器械应使用多个装载容器。 6. 包外标识明确、齐全,有可追溯性。	1. 使用硬质容器时应在包装前检查硬质容器的完整性,确保闭锁装置完好。 2. 使用一次性无纺布或棉布包装较大的手术器械包时,封包胶带长度应适宜,保持闭合严密。 3. 超大超重包应进行标识,以提醒灭菌员采取超大超重包灭菌程序。 4. 对含有植入物的包进行标识,以提醒灭菌员进行生物监测。	1. 使用硬质容器可以提供良好的微生物屏障,方便搬运较重的移植器械,避免无菌屏障在操作、存放中被破坏。 2. 包外标识应包含以下信息:物品名称、检查打包者姓名或编号、灭菌器编号、批次号、灭菌日期和失效日期。
灭菌	1. 硬质容器和超大超重包装,应遵循供应商提供的灭菌参数并符合WS 310.2—2016的要求。 2. 应遵循供应商提供的器械灭菌参数进行灭菌并符合WS 310.2—2016的要求。	首次灭菌外来医疗器械、植入物、硬质容器、超大超重包时,对灭菌参数和有效性进行测试,并进行湿包检查。	
发放	植入物应在物理、化学、生物监测合格后方可发放。	1. 急诊手术时可使用含第5类化学指示物的生物PCD进行监测,化学指示物合格后可提前放行。 2. 对于急诊放行的,CSSD应将生物监测结果在第一时间通知使用部门。	1. 医院职能管理部门应组织协调制订紧急情况下植入物放行管理制度或流程,以书面形式确定紧急情况的原则、范围和操作流程。 2. 建议对植入物提前发放情况进行原因分析,并提出改进措施,以减少急诊放行频率。 3. 植入物灭菌监测放行记录可参考附表75-1。

使用	1. 手术室护士使用外来医疗器械及植入物前,应进行灭菌质量检查。 2. 登记植入物的名称、数量、规格型号、生产厂家、生产编号等信息。 3. 将包外灭菌标识粘贴于手术记录单中或留存。	1. 打开灭菌包前,应先检查确认灭菌包外化学指示物变色是否合格。 2. 打开灭菌包后,应观察包内化学指示卡变色情况,并进行湿包检查。	如出现湿包或包外、包内化学指示物变色不合格,需重新灭菌。
返还	参照第 7 章"74. 植入物及外来器械接收与返还标准操作规程"。		
资料保存	外来器械的交接记录与植入物使用记录应保存。		
其他管理要求	医院应以制度明确相关职能部门、临床科室、手术室、CSSD 在植入物与外来医疗器械的管理、交接和清洗、消毒、灭菌及提前放行过程中的责任。		

参 考 文 献

[1] 中华人民共和国国家卫生和计划生育委员会. WS 310. 2—2016 医院消毒供应中心第 2 部分:清洗消毒及灭菌技术操作规范[EB/OL]. (2016 - 12 - 27)[2018 - 09 - 15]. http://www. nhfpc. gov. cn/zhuz/s9496/201701/bba98c75171446849107254929595984. shtml.

[2] 中华人民共和国国家卫生和计划生育委员会. WS 310. 1—2016 医院消毒供应中心第 1 部分:管理规范[EB/OL]. (2016 - 12 - 27)[2018 - 09 - 17]. http://www. nhfpc. gov. cn/zhuz/s9496/201701/bbf3172246bd4fc49d4562a66407dd99. shtml.

[3] 中华人民共和国国家卫生和计划生育委员会. WS 310. 3—2016 医院消毒供应中心第 3 部分:清洗消毒及灭菌效果监测标准[EB/OL]. (2016 - 12 - 27)[2018 - 09 - 17]. http://www. nhfpc. gov. cn/zhuz/s9496/201701/2821e39e324a421bbee5ca59f161cf5b. shtml.

附表75－1 植入物灭菌、监测、放行记录表

患者姓名:	年龄:	性别:	
病区:	床号:	住院号:	手术日期:

手术名称	
灭菌基本参数	灭菌日期：　　　　　灭菌程序：　　　　　灭菌锅号/次：
	灭菌方式：　　□压力蒸汽灭菌　□EO 灭菌　□等离子灭菌
	灭菌参数：
	温度：＿＿℃　　压力：＿＿MPa　　时间：＿＿分钟　　干燥时间：＿＿分钟
卸载时质量确认	检查外包装：　　□符合要求　　　　□不符合要求
	湿包现象：　　□无　　　　　　　□有
化学监测	包外化学监测结果：　　　□合格　　　　□不合格
	本锅次包内化学监测结果：　□合格　　　　□不合格
生物监测	指示物类型：　　　　　　生物指示物批号：
	生物指示物培养时间： 从＿＿年＿＿月＿＿日＿＿时＿＿分至＿＿日＿＿时＿＿分
	监测管结果：　　　　　　阳性对照管结果：
灭菌综合监测结果	□合格　　　　□不合格
	监测者签名：　　　　　　核对者签名：
放行情况	按要求放行：□是　　□否　　　提前放行：□是　　□否
	提前放行原因：
	放行者签名：
包外指示物标签粘贴处	

76. 硬式内镜清洗消毒灭菌标准操作规程

持有部门：		文件编号：	
制订者：	审核者：	版次：	
制订日期：	审核日期：	执行日期：	

适用范围：适用于需达到灭菌水平的硬式内镜的清洗、消毒、灭菌处理，如腹腔镜、脑室镜、关节镜、宫腔镜、膀胱镜等。

干预措施	关 键 控 制 点	说　　明
优先选择由CSSD集中处置	如由手术室进行处置，其清洗、消毒、灭菌环境及建筑布局应符合 WS 310.1—2016 的要求。	
配备硬式内镜清洗、消毒、装载、灭菌专用设施	1. 应配备专用流动水池、超声波清洗器、压力水枪、压力气枪、不同规格内镜清洗刷等清洗设施及用具。 2. 宜配备清洗消毒器。 3. 宜配备硬式内镜器械盒和带卡槽的专用器械盒。 4. 宜配备硬式内镜专用清洗架。	医用清洗剂、医用润滑剂、软水、纯化水、干燥设备、带光源放大镜等设施设备同CSSD 要求。
预处理	1. 及时用含有清洗液的湿巾或湿纱布擦拭，去除血液、体液等污物。 2. 视情况选择保湿处理。	擦拭用品一次性使用。
运送、回收	1. 使用带卡槽的内镜专用容器或带器械保护垫的密闭容器运送。 2. 光学目镜应使用带盖、带卡槽的专用容器，穿刺鞘类器械应使用固定架。 3. 清点器械数量，检查器械有无损伤、功能状态是否完好等。	1. 重点查看内镜镜面、零件、垫圈、密封圈是否完好，操作钳闭合是否完好等。 2. 目测检查光学目镜是否清晰，有无划痕、裂痕、破损等。导光束及摄像头连接线有无打褶，表面有无划痕、破损等。

清洗、消毒	1. 将器械拆卸至最小单位。 2. 光学目镜宜单独手工清洗,不应采用超声波清洗。 3. 导光束与连接线应手工清洗。 4. 机械清洗前应先手工去除器械表面的血液、黏液等污染物,并使用压力水枪对管腔进行冲洗,对不易清洗的部位手工刷洗。 5. 机械清洗时应按照清洗消毒机使用说明书操作。 6. 清洗后根据内镜特点选择适当的消毒方式。首选机械湿热消毒,也可采用75%乙醇或其他消毒剂进行消毒。湿热消毒的温度、时间等应遵循WS 310.2—2016规定。	1. 拆卸器械配件至最小单位,包括穿刺针的密封帽、吸引器的连接管、操作钳的手柄、外套管、内芯等。 2. 组合器械拆分后放置在同一清洗筐内。 3. 体积较小的精密器械附件应使用密纹清洗筐。
干燥	1. 宜使用镜头纸擦拭光学目镜镜面。 2. 导光束、连接线等器械使用消毒后的低纤维絮擦布进行表面干燥。 3. 管腔类器械使用压力气枪、低温真空干燥箱进行彻底干燥。 4. 使用干燥柜干燥时,干燥温度应依据内镜使用说明书要求。	通常金属类内镜及附件干燥温度宜为70~90℃。塑胶类内镜及附件干燥温度宜为65~75℃。
检查、保养	1. 检查光学目镜、导光束及附件清洗质量及完好性、功能性。 2. 对器械可活动的节点、轴节、螺纹等处进行润滑保养。 3. 带光源器械进行绝缘性检查。	
装配	1. 依据硬式内镜及其附件装配的技术规程或图示,核对其种类、规格和数量。 2. 光学目镜等器械宜置于专用器械盒内进行单独包装。 3. 锋利的器械如椎、鞘、针类、剪类、穿刺器等,应使用固定架、保护垫或保护封帽。 4. 所有的空腔、阀门应打开,保证灭菌介质的穿透。 5. 按照硬式内镜及其附件的使用顺序摆放器械。	

灭菌	1. 根据内镜使用说明书选择灭菌方法。 2. 如器械耐高温、高压,耐湿,应首选压力蒸汽灭菌。 3. 不应随意更换灭菌方法。 4. 首次灭菌时对灭菌参数和有效性进行测试,并进行湿包检查。 5. 灭菌时间和温度不应超过产品说明书中的时间和温度。 6. 快速灭菌程序不应作为硬式内镜的常规灭菌方式。 7. 在手术室内完成内镜诊疗的硬式内镜及附件,不应使用化学消毒剂浸泡灭菌。	硬式内镜上标有"可耐压力蒸汽灭菌(autoclave)"的,通常应选择压力蒸汽灭菌。
其他管理要求	1. 清洗工具每次使用后应进行消毒处理。 2. 应建立登记、追溯制度,记录硬式内镜清洗消毒及灭菌参数、操作日期、时间与人员等。	
清洗、消毒、灭菌流程	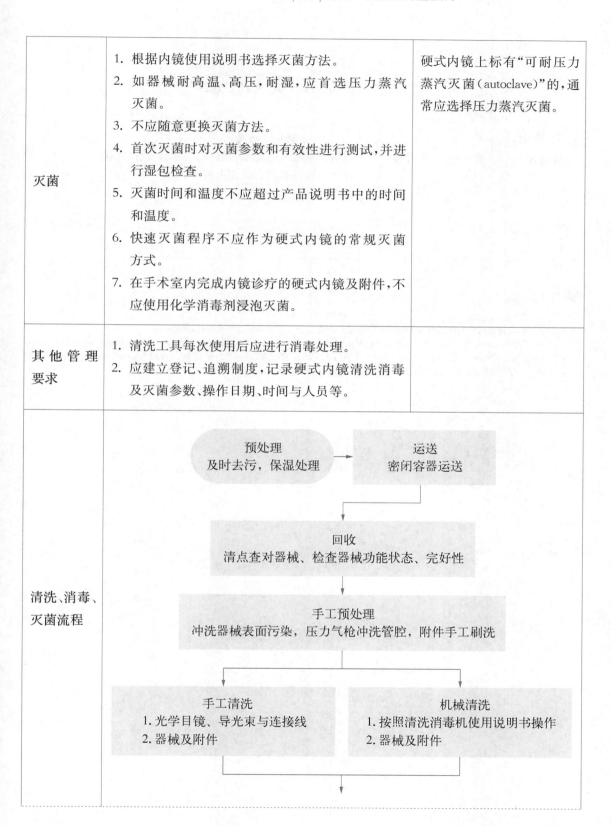	

| 清洗、消毒、灭菌流程 | 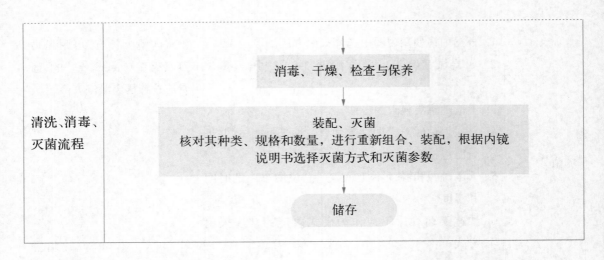 |

[1] 任伍爱,张青. 硬式内镜清洗消毒及灭菌技术操作指南[M]. 北京：北京科学技术出版社,2012：1-79.

[2] Beilenhoff U，Biering H，Blum R，et al. Prevention of multidrug-resistant infections from contaminated duodenoscopes：position statement of the European Society of Gastrointestinal Endoscopy（ESGE）and European Society of Gastroenterology Nurses and Associates（ESGENA）[J]. Endoscopy，2017，49(11)：1098-1106.

77. 气性坏疽污染可重复使用器械、器具、物品处置标准操作规程

持有部门：		文件编号：	
制订者：	审核者：	版次：	
制订日期：	审核日期：	执行日期：	

定义：气性坏疽感染是指由产气荚膜梭菌等所引起的大面积肌坏死，是一种发展迅速、预后较差的厌氧菌感染。

适用范围：适用于被气性坏疽患者或者疑似气性坏疽患者污染的可重复使用诊疗器械、器具和物品的回收、清洗、消毒和灭菌处理。

处置流程	诊疗操作结束后，清点用物并分类
	↓
	双层封闭包装，并使用红色或者其他醒目颜色卡片标识"气性坏疽感染"、器械器具名称及数量
	↓
	置于密闭容器内运至消毒供应中心
	↓
	做好自身防护 穿戴圆帽、外科口罩、防护面罩或护目镜、防水隔离衣、手套、专用鞋等
	↓
	准备消毒用物 1. 配制消毒液（1 000~2 000 mg/L或者5 000~10 000 mg/L含氯消毒剂） 2. 准备专用治疗车，治疗车覆盖一次性塑料薄膜，以减少台面污染 3. 浸泡容器等
	↓
	将污染器械、器具、物品与包装一同浸泡于相应消毒液中，加盖进行消毒处理至规定时间
	↓

处置流程	将消毒后的器械、器具、物品取出冲洗,去除化学消毒剂残留 按常规程序清洗、消毒并灭菌 对处置过程中被污染的清洗用具、消毒用具、设施及被污染的环境进行处理 1. 消毒盛装容器和浸泡桶 2. 消毒运输用具、车辆 3. 消毒操作台面和地面,一次性薄膜按照医疗废物处置 整理用物,器械/器具备存,处置完成 注: ᵃ一般污染应采用含氯消毒剂 1 000～2 000 mg/L 浸泡消毒 30～45 分钟,有明显污染物时应采用含氯消毒剂 5 000～10 000 mg/L,浸泡消毒≥60 分钟。 ᵇ器械、器具应完全浸没在消毒液中并确保每个部位充分接触消毒液。 ᶜ清洗、消毒工具及环境的处理方法与器械、器具的消毒方法相同。
其他管理要求	1. 被气性坏疽患者或者疑似气性坏疽患者污染的器械、器具和物品处置流程应遵循"消毒→清洗→灭菌"的原则。 2. 为了减少因器械在回收、运送、清洗、消毒中造成对环境、人员的感染,临床操作宜首选一次性诊疗器械、器具和物品。

参考文献

[1] 中华人民共和国国家卫生和计划生育委员会. WS 310. 2—2016 医院消毒供应中心第 2 部分:清洗消毒及灭菌技术操作规范[EB/OL]. (2016 - 12 - 27)[2019 - 01 - 07]. http://www.nhfpc.gov.cn/fzs/s7852d/201701/b11cdd47e5624d698f0d1f3e25e0c9b8.shtml.
[2] 中华人民共和国卫生部. WS/T 367—2012 医疗机构消毒技术规范[S]//国家卫生和计划生育委员会医院管理研究所医院感染质量管理与控制中心. 医院感染管理文件汇编(1986—2015). 北京:人民卫生出版社,2015:262 - 293.

78. 朊病毒污染可重复使用器械、器具、物品处置标准操作规程

持有部门：		文件编号：
制订者：	审核者：	版次：
制订日期：	审核日期：	执行日期：

定义：朊病毒是一种能够导致多种人和动物神经行性变的传染性原体，能够引起绵羊、山羊和牛海绵体脑病以及人克-雅病。与其他感染性病原体不同，朊病毒由正常细胞蛋白的异常象异构体[朊病毒蛋白(PrP)]组成。朊病毒对灭菌技术和杀菌剂具有极强的抵抗力。

适用范围：适用于被朊病毒感染或疑似朊病毒感染患者污染的中度、高度危险性可重复使用器械(器具)和物品的回收、清洗、消毒与灭菌。

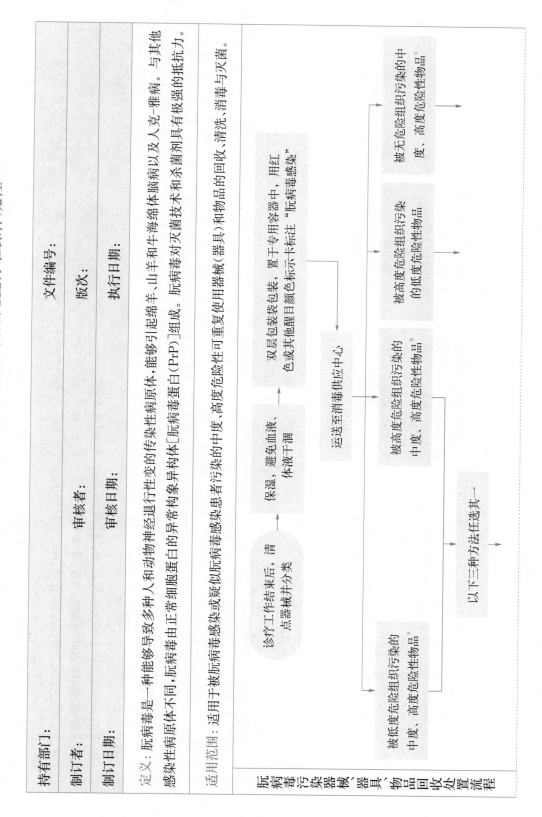

朊病毒污染器械、器具、物品回收处置流程

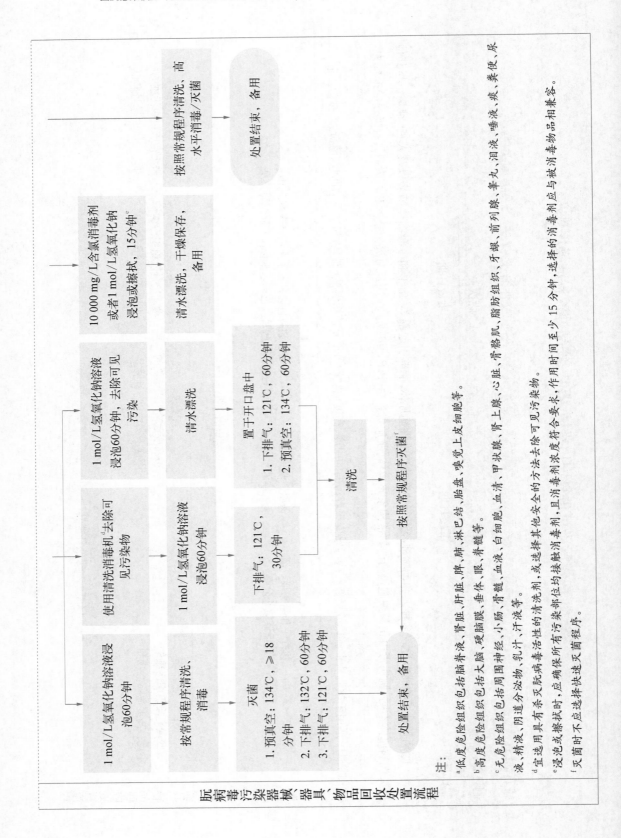

朊病毒污染器械、器具、物品回收处置流程

1mol/L氢氧化钠溶液浸泡60分钟

使用清洗消毒机去除可见污染物

1mol/L氢氧化钠溶液浸泡60分钟，去除可见污染

10 000 mg/L含氯消毒剂或者1mol/L氢氧化钠浸泡或擦拭，15分钟

按照常规程序清洗、高水平消毒/灭菌

处置结束，备用

清水漂洗，干燥保存，备用

清水漂洗

置于开口盘中
1.下排气：121℃，60分钟
2.预真空：134℃，60分钟

按照规程清洗、消毒

1mol/L氢氧化钠溶液浸泡60分钟

下排气：121℃，30分钟

灭菌
1.预真空：134℃，≥18分钟
2.下排气：132℃，60分钟
3.下排气：121℃，60分钟

清洗

按照常规程序灭菌

处置结束，备用

注：

a 低度危险组织包括脑脊液、肾脏、肝脏、脾、肺、淋巴结、胎盘、嗅觉上皮细胞等。

b 高度危险组织包括大脑、硬脑膜、垂体、眼、脊髓等。

c 无危险组织包括周围神经、小肠、骨髓、白细胞、血清、血液、甲状腺、肾上腺、心脏、骨骼肌、脂肪组织、牙龈、前列腺、睾丸、泪液、唾液、痰、粪便、尿液、精液、阴道分泌物、乳汁、汗液等。

d 宜选用具有杀灭朊病毒活性的清洗剂，或选择其他安全的方法去除可见污染物。

e 浸泡或擦拭时，应确保所有污染部位均接触消毒剂，且消毒剂浓度符合要求，作用时间至少15分钟，选择的消毒剂应与被消毒物品相兼容。

f 灭菌时不应选择快速灭菌程序。

其他管理要求	1. 被朊病毒污染的器械、器具和物品处理流程应遵循"消毒→清洗→灭菌"的原则。
	2. 为了减少被特殊感染性病原体污染的器械在回收、运送、清洗、消毒中造成的对环境、人员的感染,临床操作宜选择一次性诊疗器械、器具和物品,使用后双层密闭封装作为感染性医疗废物处置。
	3. 被朊病毒感染患者或疑似朊病毒感染病毒患者高度危险组织污染的中度和高度危险性物品,不能清洗和只能低温灭菌的,宜按照特殊医疗废物处理。
	4. 处置人员在处置过程中,做好个人防护。

参考文献

[1] WA Rutala, DJ Weber. Society for Healthcare Epidemiology of America (2010). Guideline for disinfection and sterilization of prion-contaminated medical instruments [J]. Infection control and Hospital epidemiology, 2010, 31: 107 - 117.

[2] WHO. Infection control guidelines for transmissible spongiform encephalopathies [EB/OL]. (1999 - 3 - 23)[2019 - 4 - 8]. http://www.who.int/iris/bitstream/10665/66707/1/WHO_CDS_CSR_APH_2000.3.pdf.

79. 可重复使用诊疗器械、器具清洗质量监测标准操作规程

持有部门:			文件编号:	
制订者:		审核者:	版次:	
制订日期:		审核日期:	执行日期:	

定义：诊疗器械清洗质量的监测是指使用非破坏性的方法，检测与评估经过规范清洗后的诊疗器械上残留的污染物水平。检测方法包括直观检测［目测和（或）放大镜检测］、污染标记物（如蛋白质、碳水化合物、血红蛋白、内毒素、脂质、无机盐及微生物负荷）检测以及清洗消毒设备效能监测。

监测类别	监测项目	关键控制点	说　明
直观检测	日常监测	1. 时机：检查包装时。 2. 范围：清洗、消毒、干燥后的器械表面及其关节、齿牙。 3. 方法：目测和（或）借助带光源放大镜检查。 4. 结果判定及处理：器械表面及其关节、齿牙应光洁，无血渍、污渍、水垢等残留物质和锈斑为清洗合格，检测合格的器械进入包装环节；不合格器械应重新清洗处理。 5. 记录内容：不合格的物品应放在有标识的容器中；记录不合格物品的信息，以便找出清洗失败的原因。	普通检查台照度应≥500 lux，精细检查台照度应≥1 000 lux。
	定期抽查	1. 时机：随机抽查。 2. 范围：待灭菌包内全部物品。 3. 数量：至少3～5个。 4. 频次：每月。 5. 方法：同日常监测。 6. 结果判定及处理：同日常监测。 7. 记录内容：应详细记录待灭菌包内所有物品的清洗结果，如出现清洗不合格物品，应分析清洗失败	1. 被检测器械的选择应具有代表性，如选择有关节、齿牙的器械及管腔器械等。 2. 检测人员应

直观检测		原因,并制订相应改进措施;检测结果至少保留半年以上。	与日常检测人员不同。
污染标志物检测	定期抽查	1. 方法:蛋白质检测法、ATP荧光检测法、茚三酮检测法、鲎试剂法、过氧化物酶法、邻苯二甲醛法、过氧化氢法等。 2. 频次:每月。 3. 结果判定:依产品使用说明书判定。	有条件时进行。
清洗消毒设备效能检测	日常监测	1. 内容:清洗消毒器的物理参数(时间、温度等)及运转情况。 2. 频次:每批次。 3. 结果判定及处理:物理参数应符合该清洗设备厂商的技术标准,并在误差范围内;不符合标准的清洗循环,视为清洗失败,应重新进行清洗工作;对清洗不合格的物品,应分析原因,并采取相应的措施。 4. 记录内容:每次及时打印和记录清洗消毒器的运行参数、运行情况和清洗效果,并至少保留半年。	
	定期抽查	1. 目的:清洗消毒器效能。 2. 方法:清洗效果测试指示物,具体方法应遵循生产厂家的使用说明或指导手册。 3. 频次:需要时或每年。 4. 结果判定:依照产品说明书。	当清洗物品或清洗程序发生改变时,也可采用清洗效果测试指示物进行监测。
	注意事项	清洗消毒器新安装、更新、大修、更换清洗剂、改变消毒参数或装载方法等时,应遵循生产厂家的使用说明或指导手册进行清洗质量检测,清洗消毒质量检测合格后,清洗消毒器方可使用。	

参 考 文 献

[1] 中华人民共和国国家卫生和计划生育委员会. WS 310.1—2016 医院消毒供应中心第 1 部分:管理规范[EB/OL]. (2016 - 12 - 27)[2018 - 09 - 04]. http://www.nhfpc.gov.cn/zhuz/s9496/201701/bbf3172246bd4fc49d4562a66407dd99.shtml.
[2] 中华人民共和国国家卫生和计划生育委员会. WS 310.2—2016 医院消毒供应中心第 2 部分:清洗消毒及灭菌技术操作规范

［EB/OL］.(2016－12－27)［2018－09－04］.http://www.nhfpc.gov.cn/zhuz/s9496/201701/bba98c751714468491072 54929595984. shtml.

［3］中华人民共和国国家卫生和计划生育委员会.WS 310.3—2016医院消毒供应中心第3部分:清洗消毒及灭菌效果监测标准［EB/OL］.(2016－12－27)［2018－09－04］.http://www.nhfpc.gov.cn/zhuz/s9496/201701/2821e39e324a421bbee5ca59f161cf5b. shtml.

［4］何建云,何小俊.ATP生物荧光法在监测器械清洗效果中的应用研究［J］.临床和实验医学杂志,2016,15(5):489－492.

［5］徐虹,倪晓平,顾水林,等.外来医疗器械清洗质量研究［J］.中华医院感染学杂志,2010,20(23):3734－3736.

［6］王富良,俞庆儿,马德高.医疗器械清洗质量监测［J］.中华医院感染学杂志,2009,19(9):1097－1099.

［7］刘玉村,梁铭会.医院消毒供应中心岗位培训教程［M］.北京:人民军医出版社,2013:205－214.

80. 可重复使用诊疗器械消毒质量监测标准操作规程

持有部门：		文件编号：		
制订者：	审核者：		版次：	
制订日期：	审核日期：		执行日期：	

监测类别	监测项目	关键控制点
湿热消毒	A_0 值	1. 频次：每批次。 2. 内容：记录消毒温度与时间。 3. 结果判定： 　（1）消毒后直接使用：$A_0 \geqslant 3\ 000$； 　（2）消毒后继续灭菌：$A_0 \geqslant 600$。
	清洗消毒设备性能	1. 频次：每年。 2. 检测清洗消毒器的温度、时间等参数。 3. 结果判定：符合清洗消毒器使用说明的要求。
化学消毒	化学消毒剂的消毒参数	1. 频次：每批次。 2. 内容：消毒剂的浓度、消毒时间和消毒时的温度。 3. 结果判定：参照该化学消毒剂使用说明。
消毒效果（微生物）	消毒后直接使用的物品	1. 频次：每季度。 2. 数量：3～5 件。 3. 方法：符合 GB 15982 附录 A 中"5. 医疗器械检查方法"的要求。 4. 结果判定：中度危险性医疗器材的菌落总数，每件小于等于 20 CFU（CFU/g 或 CFU/100 cm²），不得检出致病性微生物；低度危险性医疗器材的菌落总数应每件小于等于 200 CFU（CFU/g 或 CFU/100 cm²），不得检出致病性微生物。

参 考 文 献

[1] 中华人民共和国国家卫生和计划生育委员会. WS 310. 2—2016 医院消毒供应中心第 2 部分：清洗消毒及灭菌技术操作规范

［EB/OL］. (2016 - 12 - 27)［2018 - 08 - 24］. http://www. nhfpc. gov. cn/zhuz/s9496/201701/bba98c751714468491072549295984. shtml.

［2］中华人民共和国国家卫生和计划生育委员会. WS 310. 3—2016 医院消毒供应中心第 3 部分：清洗消毒及灭菌效果监测标准［EB/OL］. (2016 - 12 - 27)［2018 - 08 - 24］. http://www. nhfpc. gov. cn/zhuz/s9496/201701/2821e39e324a421bbee5ca59f161cf5b. shtml.

［3］中华人民共和国国家质量监督检验检疫总局，中国国家标准化管理委员会. GB 15982—2012 医院消毒卫生标准［EB/OL］. (2016 - 06 - 29)［2018 - 08 - 24］. http://www. nhfpc. gov. cn/zhuz/s9488/201410/0e39d3b287e347ccb317a16ae2a4899f. shtml.

81. 压力蒸汽灭菌器灭菌质量日常监测标准操作规程

持有部门：			文件编号：	
制订者：		审核者：	版次：	
制订日期：		审核日期：	执行日期：	

适用范围：医疗机构消毒供应中心大型压力蒸汽灭菌器灭菌质量日常监测。

监测方法	监测要求	关键控制点	说明
物理监测	1. 监测内容：灭菌过程中温度、压力和时间等。 2. 监测方法：灭菌器温度、压力，时间记录仪连续记录灭菌周期内的温度、压力和时间变化。 3. 监测频次：每锅次。 4. 结果判断：应符合设定的灭菌参数及附表81-1要求，温度波动范围在灭菌设定温度+3℃以内，时间满足最短灭菌时间的要求，压力波动范围与温度相适应。	物理监测不合格的灭菌物品不得发放，并应分析原因进行改进，直至监测结果符合要求。	1. 无法打印物理监测记录的灭菌器不应使用。 2. 监测资料存档至少3年以上。 3. 大部分灭菌器的温度传感器显示的是排气管中的温度，而非灭菌包中心的温度，不正确的摆放会干扰抽真空和蒸汽的穿透。因此灭菌器的物理监测及其他监测不能代替规范包装与负载程序的执行。
化学监测	1. 监测内容：压力蒸汽灭菌过程中一个或多个物理参数（温度、压力等）的变化。 2. 监测方法：包内、包外化学指示物。 3. 监测频次：每包。	1. 不得将包内化学指示卡剪断使用。 2. 包外化学监测不合格的灭菌物品不得发放。 3. 包内化学监测不合格的灭菌物品和湿包不得使用，同时应分析原因并	注意指示胶带本身在灭菌后是否完整、是否存在湿包的现象。

化学监测	4. 结果判断：通过观察化学指示物颜色或形态等变化，判定是否达到灭菌合格要求，具体应依照产品使用说明书。	进行改进，直至监测结果符合要求。	
生物监测	1. 监测内容：压力蒸汽灭菌过程对于嗜热脂肪杆菌芽孢的生物杀灭效果。 2. 监测方法：标准生物测试包或生物 PCD（含一次性标准生物测试包）置于灭菌器内，经过一个灭菌周期后取出指示物，培养后观察颜色变化，并设阴性对照和阳性对照。 3. 监测频次：至少每周一次。 4. 结果判断：通过观察生物指示物培养后的颜色变化，判定是否达到灭菌合格要求，具体应依照产品使用说明书。	1. 标准生物监测包或生物 PCD 置于灭菌器排气口的上方或生产厂家建议的灭菌器内最难灭菌的部位。 2. 自含式生物指示物遵循产品说明书进行培养。如使用芽孢菌片，应在无菌操作下将芽孢菌片接种到含 10 ml 溴甲酚紫葡萄糖蛋白胨水培养基的无菌试管中，经（56±2）℃培养 7 天。检测时以培养基作为阴性对照，以加入芽孢菌片的培养基作为阳性对照。 3. 生物监测不合格时，应尽快召回前次生物监测合格以来所有尚未使用的灭菌物品，重新处理；并应分析不合格的原因，改进后，生物监测连续三次合格方可使用。	1. 自含式生物指示物不用设阴性对照。 2. 如果一天内进行多次生物监测，且生物指示物为同一批号，则只需设一次阳性对照。 3. 生物监测记录应保留 3 年以上。生物监测阳性结果也应记录在案并分析阳性结果原因。 4. 灭菌植入物时，应每批次进行生物监测，紧急情况时，使用含第 5 类化学指示物的生物 PCD 进行监测，化学指示物合格可提前放行。生物监测的结果应及时通报使用部门。 5. 采用新的包装材料和方法进行灭菌时应进行生物监测。
B-D测试	1. 监测内容：灭菌器的空气排出和蒸汽穿透效果。	1. B-D 测试前必须有预热过程，充分的预热是B-D 测试成功的关键，	B-D 测试结果应保留 3 年以上。

B-D测试	2. 监测方法：将B-D测试包置于压力蒸汽灭菌器排气口上方，靠近灭菌器柜门的架子上（或灭菌器厂商指定的最难灭菌处）进行134℃，3.5～4分钟灭菌试验处理。 3. 监测频次：每日开始灭菌运行前。 4. 结果判断：B-D测试图案由淡黄色变为均匀的深褐色或黑色，即中央部分和边缘部分颜色一致，B-D测试合格；不变色或变色不彻底、变色不均匀，B-D测试不合格。	不充分的预热可能导致假阳性。 2. B-D测试应在灭菌器空载情况下进行，负载会导致结果无效。 3. B-D测试包放置位置应在最难灭菌处，不能接触灭菌器腔体内壁。 4. 设定时间不能超过4分钟。 5. B-D测试失败，应及时查找原因进行改进，监测合格后，灭菌器方可使用。	
其他监测要求	1. 定期监测：应每年用温度压力检测仪监测温度、压力和时间等参数，检测仪探头放置于最难灭菌部位。 2. 灭菌器新安装、移位和大修后应进行灭菌质量监测，具体要求如下。 （1）监测内容：物理监测、化学监测和生物监测； （2）监测频次：3次； （3）监测时的注意事项：① 预真空（包括脉动真空）压力蒸汽灭菌器应进行B-D测试并重复三次，连续监测合格后，灭菌器方可使用；② 生物监测应在物理监测、化学监测通过后进行，且应在空载状态进行；③ 连续测试时，需要冷却柜架后方可再次进行；④ 如果灭菌器有多种灭菌循环（如下排气、预真空、快速灭菌等），每种灭菌循环都应进行监测；如果灭菌器只有一种灭菌循环，但灭菌时间不同，则只需要监测灭菌时间最短的循环； （4）结果判读：合格后灭菌器方可使用，若出现监测结果不合格，则该次灭菌设备效能监测不通过，应分析原因并纠正后，重新进行测试。 注意：灭菌器大修是指超出定期保养范围的维修以及会明显影响设备性能的维修，如水泵、加热系统、水路、水处理系统的更换，以及电脑软件的升级。		

参 考 文 献 ——

[1] 中华人民共和国国家卫生和计划生育委员会. WS 310.1—2016 医院消毒供应中心第 1 部分：管理规范[EB/OL]. (2016 - 12 -
27)[2018 - 09 - 04]. http://www.nhfpc.gov.cn/zhuz/s9496/201701/bbf3172246bd4fc49d4562a66407dd99.shtml.
[2] 中华人民共和国国家卫生和计划生育委员会. WS 310.3—2016 医院消毒供应中心第 3 部分：清洗消毒及灭菌效果监测标准
[EB/OL]. (2016 - 12 - 27)[2018 - 09 - 04]. http://www.nhfpc.gov.cn/zhuz/s9496/201701/2821e39e324a421bbee5ca59f161cf5b.
shtml.
[3] 中华人民共和国国家质量监督检验检疫总局,中国国家标准化管理委员会. GB 15982—2012 医院消毒卫生标准[EB/OL].
(2016 - 06 - 29)[2018 - 09 - 04]. http://www.nhfpc.gov.cn/zhuz/s9488/201410/0e39d3b287e347ccb317a16ae2a4899f.shtml.

附表81 - 1　压力蒸汽灭菌器灭菌参数

设备类型	物品类别	灭菌设定温度（℃）	最短灭菌时间（分钟）	压力参考范围（kPa）
下排气式	敷料	121	30	102.8～122.9
	器械		20	
预真空式	器械、敷料	132	4	184.4～210.7
		134		210.7～229.3

82. 小型压力蒸汽灭菌器灭菌质量监测标准操作规程

持有部门：		文件编号：	
制订者：	审核者：	版次：	
制订日期：	审核日期：	执行日期：	

定义：小型压力蒸汽灭菌器是指体积小于 60 L 的压力蒸汽灭菌器。

监测类别与方法：小型压力蒸汽灭菌器灭菌质量监测包括日常监测，年度验证，大修、新安装、移位后监测。日常监测方法包括灭菌周期物理监测、化学监测（化学指示胶带、化学指示卡和 B-D 测试）及生物监测。

监测类别	监测项目	内　　容	关键控制点	说　　明
物理监测	时间、温度、压力	1. 监测频次：每锅次。 2. 监测方法：连续监测并记录灭菌时的温度、压力和时间等参数。 3. 结果判读：温度波动在设定温度 + 3℃内，时间满足最低灭菌时间要求，所有临界点的时间、温度与压力值符合灭菌要求并在设定的时间、温度合理波动范围内则为合格，反之为不合格。	时间、温度、压力任何一项监测不合格，该批次灭菌物品不得发放，并应分析原因进行改进，直至监测结果符合要求。	灭菌时间、温度、压力正常值参考 WS 310.2—2016。
化学监测	B-D 测试	1. 监测频次：一般不需要。 2. 监测方法：灭菌器空载条件下将 B-D 测试物放于灭菌器内前底层，靠近柜门与排气口，经 B-D 测试循环后取出。	1. B-D 测试如未通过，应检查 B-D 测试失败原因，直至 B-D 测试通过后，该灭菌器方能再次使用。	

		3. 结果判断：观察 B-D 测试纸颜色变化，B-D 测试纸均匀一致(完全均匀)变色，则为合格；变色不均匀，则为不合格。	2. B-D 测试时灭菌器柜内除测试物外不得有任何物品。	
化学监测	化学指示胶带	1. 监测频次：每包。 2. 监测方法：每一待灭菌物品表面均应粘贴化学指示胶带(包装袋有化学指示色块的除外)，经一个灭菌周期后，观察其颜色变化。 3. 结果判断：化学指示胶带均变色达标，则为合格；变色不达标，则为不合格。	1. 注意指示胶带本身在灭菌后是否完整，是否存在湿包的现象。 2. 化学指示胶带变色不合格，本批灭菌物品不能使用，应重新灭菌，且重新检测或对灭菌器进行检修。	微生物实验室在灭菌医疗废物时，可不采用化学指示胶带。
	化学指示卡	1. 监测频次：每包。 2. 监测方法：将化学指示卡放入每一个待灭菌包中心，若无物品包则放入灭菌器较难灭菌部位，采用快速灭菌程序时，直接将化学指示卡放置于待灭菌物品旁。经一个灭菌周期后，取出指示卡，观察其颜色及性状变化。 3. 结果判断：化学指示卡均变色达标，则为合格；变色不达标，则为不合格。	化学指示卡变色不合格，本批灭菌物品不能使用，应重新灭菌，且重新检测或对灭菌器进行检修。	微生物实验室在灭菌医疗废物时，可不放置化学指示卡。
生物监测	生物监测	1. 监测频次：每月或每周(重点部门)。 2. 监测方法。	1. 生物监测时灭菌器应处于满载状态。生物测试包	监测频次：检验科(微生物室)用于消毒病原

| 生物监测 | | （1）B类灭菌周期：将生物指示物放入最难灭菌的物品包中央，物品包放入灭菌器最难灭菌部位，经一个灭菌周期后取出指示物，培养后观察其颜色变化；

（2）N类灭菌周期：宜采用自含式生物指示物，将自含式生物指示物放入灭菌器最难灭菌部位；若使用菌片，则应采用压力蒸汽灭菌专用纸塑包装袋进行包装后，放入灭菌器最难灭菌部位，经一个灭菌周期后取出指示物，培养后观察其颜色变化；

（3）S类灭菌周期：根据其灭菌负载类型，将生物指示物放入相应的负载中，然后放入灭菌器最难灭菌部位，经一个灭菌周期后取出指示物，培养后观察其颜色变化。

3.结果判读：
（1）自含式生物指示物按要求培养至规定时间后，实验组、阳性对照组和阴性对照组颜色变化均符合产品说明书规定，则本次灭菌合格；反之则不合格； | 或生物PCD应侧放，体积大时可平放。

2.生物监测不合格时，应尽快召回前次生物监测合格以来所有尚未使用的灭菌物品，重新处理；并应分析不合格的原因，改进后，生物监测连续三次合格后方可使用灭菌器。 | 微生物培养基的灭菌器与口腔门诊用于灭菌非颌面外科手术器械的灭菌器至少1次/月；手术室、消毒供应中心等部门用于高度危险性物品灭菌的小型压力蒸汽灭菌器应1次/周。 |

生物监测		（2）菌片培养 7 天后，阳性对照组由紫色变成黄色，实验组和阴性对照组不变色，则本次灭菌合格；反之则不合格。		
其他监测要求		灭菌器新安装、移位和大修后应进行物理、化学和生物监测。物理、化学监测合格后，生物监测应满载连续监测三次。具体监测方法及结果判读同上。	所有监测合格后，灭菌器方可使用。	
		每年对灭菌器的灭菌参数、灭菌效果和排气口生物安全性进行验证。针对不同灭菌器周期，选择相应负载类型进行验证。	验证工作应该由具备验证设施和资质的机构或单位进行。	具体做法参照 GB/T 30690—2014。

 参 考 文 献

[1] 中华人民共和国国家卫生和计划生育委员会. WS 310.1—2016 医院消毒供应中心第 1 部分：管理规范[EB/OL]. (2016 - 12 - 27)[2018 - 09 - 17]. http://www.nhfpc.gov.cn/zhuz/s9496/201701/bbf3172246bd4fc49d4562a66407dd99.shtml.

[2] 中华人民共和国国家卫生和计划生育委员会. WS 310.3—2016 医院消毒供应中心第 3 部分：清洗消毒及灭菌效果监测标准[EB/OL]. (2016 - 12 - 27)[2018 - 09 - 17]. http://www.nhfpc.gov.cn/zhuz/s9496/201701/2821e39e324a421bbee5ca59f161cf5b.shtml.

[3] 中华人民共和国国家质量监督检验检疫总局，中国国家标准化管理委员会. GB/T 30690—2014 小型压力蒸汽灭菌器灭菌效果监测方法和评价要求[EB/OL]. (2014 - 12 - 22)[2018 - 09 - 17]. http://www.gb688.cn/bzgk/gb/newGbInfo?hcno=79A72B5E292E6A66BDE1985C6A752EB5.

83. 环氧乙烷灭菌器灭菌质量监测标准操作规程

持有部门：		文件编号：	
制订者：	审核者：	版次：	
制订日期：	审核日期：	执行日期：	

监测要求：环氧乙烷(EO)灭菌质量监测包括物理监测、化学监测和生物监测。

监测类别	内　容	关键控制点	说　明
物理监测	1. 监测频次：每批次。 2. 监测方法：记录灭菌时的温度、压力、时间和相对湿度等灭菌参数。 3. 结果判定：灭菌参数应符合灭菌器的使用说明或操作手册的要求。 4. 资料保存：物理监测结果应保存3年以上。	1. 环氧乙烷灭菌器的关键过程参数包括灭菌温度、预调节阶段最后的相对湿度（RH）、EO气体暴露时间、EO浓度。 2. 凡是物理监测不合格的，该次灭菌应认定为失败。	1. 环氧乙烷灭菌器应具备物理参数监测功能。 2. 各参数的波动范围应符合厂商和相关标准的要求。
化学监测	1. 监测频次：每包。 2. 监测方法：每个灭菌包外应使用包外化学指示物，每包内最难灭菌的部位放置包内化学指示物。 3. 结果判定：通过观察化学指示物颜色或形态等变化，判定是否达到灭菌合格要求。	1. 化学指示物变色合格，表示符合灭菌条件。 2. 包外化学监测不合格的灭菌物品不得发放，包内化学监测不合格的灭菌物品不得使用；化学监测不合格时应分析原因并进行改进，直至监测结果符合要求。	1. 在纸塑包装袋的使用中，不同产品化学指示色块颜色变化也有不同，判读时注意区分。 2. 在纸塑包装袋外，灭菌包标识应粘贴于塑料面，避免影响灭菌介质穿透。 3. 闭合式包装方法的包裹，包外指示胶带可以作为封包方法进行操作。

生物监测	1. 监测频次：每批次。 2. 监测方法：将常规生物测试包置于灭菌器最难灭菌的部位。同时设阴性对照和阳性对照。 3. 结果判定：自含式生物指示物按照产品说明书进行培养；如使用芽孢菌片，应在无菌条件下将芽孢菌片接种到含 5 ml 胰蛋白胨大豆肉汤培养基(TSB)的无菌试管中，(36±1)℃培养48 小时，观察初步结果，无菌生长管继续培养至第 7 天。通过观察生物指示物培养后的颜色变化，判定是否达到灭菌合格要求，具体应依照产品使用说明书。 4. 资料保存：生物监测结果应保存 3 年以上。	1. 灭菌器最难灭菌的部位通常指灭菌器灭菌装载的中心，除非灭菌器制造商有指定的位置。 2. 任何有植入物的灭菌包须在生物监测结果合格的情况下才可发放。	1. 常规生物测试包的制备方法：取一个 20 ml 无菌注射器，去掉针头，拔出针栓，将枯草杆菌黑色变种芽孢生物指示物放入针筒内，带孔的塑料帽应朝向针头处，再将注射器的针栓插回针筒(注意不要碰及生物指示物)，之后用一条全棉小毛巾两层包裹，置于纸塑包装袋中，封装。生物指示物应符合国家相关管理要求。 2. 在制作生物 PCD 时，注射器不应推进紧压生物指示剂。 3. 自含式生物指示物不必设阴性对照。
其他监测要求	灭菌器新安装、移位、大修、灭菌失败、包装材料或被灭菌物品改变时，应对灭菌效果进行重新评价，包括物理监测、化学监测和生物监测(重复三次)，监测合格后，灭菌器方可使用。		

参 考 文 献

[1] 中华人民共和国国家卫生和计划生育委员会. WS 310.1—2016 医院消毒供应中心第 1 部分：管理规范[EB/OL]. (2016-12-27)[2018-09-07]. http://www.nhfpc.gov.cn/zhuz/s9496/201701/bbf3172246bd4fc49d4562a66407dd99.shtml.
[2] 中华人民共和国国家卫生和计划生育委员会. WS 310.1—2016 医院消毒供应中心第 3 部分：清洗消毒及灭菌效果监测标准[EB/OL]. (2016-12-27)[2018-09-07]. http://www.nhfpc.gov.cn/zhuz/s9496/201701/2821e39e324a421bbee5ca59f161cf5b.shtml.

84. 过氧化氢低温等离子体灭菌器灭菌质量监测标准操作规程

持有部门：		文件编号：	
制订者：	审核者：	版次：	
制订日期：	审核日期：	执行日期：	

适用范围：适用于过氧化氢低温等离子体灭菌器灭菌质量的日常监测。

监测类别	内　　　容	关 键 控 制 点
物理监测	1. 监测项目：灭菌周期的临界参数如舱内压、温度、等离子体电源输出功率和灭菌时间等灭菌参数。 2. 监测频次：每批次。 3. 监测方法：灭菌器自动监控。 4. 结果判定：按照设备厂商的使用说明进行判读。	1. 每批次应连续监测。 2. 凡是物理监测不合格的，该次灭菌应认定为失败。
化学监测	1. 监测项目：包内与包外化学指示物。 2. 监测频次：每包。 3. 监测方法：每个灭菌包外应使用包外化学指示物；每包最难灭菌的部位放置包内化学指示物。 4. 结果判断：通过观察化学指示物颜色或形态等变化，判定是否达到灭菌合格要求。	化学监测不合格的灭菌物品不得发放，并应分析原因和进行改进，直至监测结果符合要求。
生物监测	1. 监测项目：灭菌过程对嗜热脂肪杆菌芽孢生物的灭菌效果。 2. 监测频次：每天至少一次。 3. 监测方法。 （1）管腔器械：应将管腔生物 PCD 置于灭菌器内最难灭菌的部位；灭菌周期完成后立即将管腔生物 PCD 从灭菌器中取出；生物指示物应在（56±2）℃下培养 7 天（或遵循产品说明书），观察培养结果；同时设阳性对照和阴性对照； （2）非管腔器械：使用非管腔生物监测包，将生物指示	1. 最难灭菌的部位应按照生产厂家说明书建议，远离过氧化氢注入口，如灭菌舱下层器械搁架的后方。 2. 自含式生物指示物可不设阴性对照。 3. 如实验组培养阳性，应同时进一步鉴定细菌是否为指示菌

生物监测	物置于特卫强材料的包装袋内,密封式包装后,置于灭菌器内最难灭菌的部位;灭菌周期完成后立即将非管腔生物监测包从灭菌器中取出,生物指示物应在(56±2)℃下培养7天(或遵循产品说明书),观察培养结果;设阳性对照和阴性对照。 4. 结果判定方法。 　(1) 灭菌合格:阳性对照组培养阳性,阴性对照组培养阴性,实验组培养阴性; 　(2) 灭菌失败:阳性对照组培养阳性,阴性对照组培养阴性,实验组培养阳性。	或是污染所致。
其他要求	灭菌器新安装、移位、大修、灭菌失败、包装材料或被灭菌物品改变时,应对灭菌效果进行重新评价,包括物理监测、化学监测和生物监测(重复三次),监测合格后,灭菌器方可使用。	

[1] 中华人民共和国国家卫生和计划生育委员会. WS 310. 3—2016 医院消毒供应中心第 3 部分:清洗消毒及灭菌效果监测标准[EB/OL]. (2016 - 12 - 27)[2018 - 09 - 07]. http://www. nhfpc. gov. cn/zhuz/s9496/201701/2821e39e324a421bbee5ca59f161cf5b. shtml.

85. 诊疗器械、器具灭菌失败召回标准操作规程

持有部门：		文件编号：	
制订者：	审核者：	版次：	
制订日期：	审核日期：	执行日期：	

定义：灭菌物品的召回是指当灭菌物品在发放后出现疑似或确定灭菌失败的情况时，将发放的灭菌物品回收至消毒供应中心的工作。灭菌物品召回后应进行灭菌失败原因调查并针对调查结果采取相应的措施。

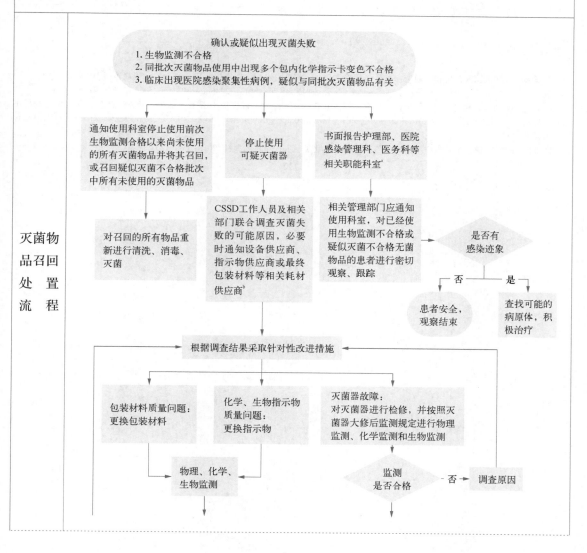

灭菌物品召回处置流程

灭菌物品召回处置流程

调查原因 ← 否 — 监测是否合格 → 是 → 灭菌器启用

是 →

对该事件的处理情况进行总结,并向相关管理部门汇报

注:

a 报告内容应包括灭菌器编号、前次生物监测合格的时间、前次生物监测合格至本次监测不合格之间所有灭菌物品的名称、发放科室、发放数量等内容。

b 应详细检查灭菌装载方式、化学指示物是否在有效期等与指示物相关方面内容,以及最终灭菌包装材料质量,灭菌器各方面性能,灭菌操作流程等。

参 考 文 献

[1] 中华人民共和国国家卫生和计划生育委员会. WS 310.1—2016 医院消毒供应中心第 1 部分:管理规范[EB/OL]. (2016 – 12 – 27)[2018 – 09 – 19]. http://www.nhfpc.gov.cn/zhuz/s9496/201701/bbf3172246bd4fc49d4562a66407dd99.shtml.

[2] 中华人民共和国国家卫生和计划生育委员会. WS 310.3—2016 医院消毒供应中心第 3 部分:清洗消毒及灭菌效果监测标准[EB/OL]. (2016 – 12 – 27)[2018 – 09 – 19]. http://www.nhfpc.gov.cn/zhuz/s9496/201701/2821e39e324a421bbee5ca59f161cf5b.shtml.

[3] 刘玉村,梁铭会. 医院消毒供应中心岗位培训教程[M]. 北京:人民军医出版社,2013:236 – 237.

86. 消毒供应中心工作人员防护着装标准操作规程

持有部门：				文件编号：		
制订者：		审核者：			版次：	
制订日期：		审核日期：			执行日期：	

区域	操作	防护着装					
		圆帽	口罩	防水围裙	专用鞋	手套	护目镜/防护面罩
诊疗场所	污染物品回收	√	△			√	
去污区	污染器械分类、核对,机械清洗装载	√	√	√	√	√	△
	手工清洗器械和用具	√	√	√	√	√	√
检查、包装及灭菌区	器械检查、包装	√	△		√	△	
	灭菌物品装载	√			√		
	无菌物品卸载	√			√	△,♯	
无菌物品存放区	无菌物品发放	√			√		
注意事项	1. "√"表示应使用;"△"表示可使用;"♯"表示具有防烫功能的手套。 2. 职业防护用品应在相对应的工作区域内使用,离开该区域时应及时脱摘。 3. 工作服应至少每天更换,或在必要时(潮湿,严重污染,可见血液、体液污染等)更换,更换后应及时清洗消毒。 4. 佩戴圆帽时应遮住头面部全部头发。圆帽应每次或每天更换,可重复使用的应每天清洁。 5. 去污区工作人员宜选用医用外科口罩。						

注意事项	6. 去污区工作人员需佩戴医用清洁手套(橡胶材质);重复使用的橡胶手套,每天用后应清洗、消毒,干燥保存。 7. 在卸载无菌物品时,接触过热的灭菌设备、蒸汽管路与阀门时应使用防烫手套。 8. 工作鞋应不露脚趾并能够完全保护脚面,易清洁,鞋底具有防滑性;工作鞋应足够坚固以预防重物砸到脚上所带来的伤害。 9. 进入去污区应穿防水隔离衣或防水围裙;重复使用的防水围裙,每班使用后应及时清洗与消毒;遇有破损或渗透时,应及时更换。 10. 工作人员手部、腕部不得佩戴首饰(如戒指、手表、手镯等)。 11. 个人电子设备不得带入工作区域,除非制度许可。 12. 工作人员外出时应穿外出服。

参 考 文 献

[1] 中华人民共和国国家卫生和计划生育委员会. WS 310. 1—2016 医院消毒供应中心第 1 部分:管理规范[EB/OL]. (2016 - 12 - 27)[2018 - 09 - 15]. http://www. nhfpc. gov. cn/zhuz/s9496/201701/bbf3172246bd4fc49d4562a66407dd99. shtml.

87. 手术部(室)建筑布局管理

持有部门：			文件编号：	
制订者：		审核者：		版次：
制订日期：		审核日期：		执行日期：
措施类别	干 预 措 施			
基本要求	1. 与临床手术科室、重症医学科相邻，与放射科、病理科、消毒供应中心、检验科、血库等部门间路径便捷。 2. 应设有工作人员通道、患者通道，物流应做到洁污分开。 3. 手术部(室)不宜设在首层和高层建筑的顶层。			
普通手术室的建筑装饰	1. 墙壁。 (1) 墙面应平整，采用防潮、防霉、防水、不积尘、不产尘、不吸尘、耐腐蚀、耐碰撞、不开裂、易清洁的材料； (2) 手术部(室)内墙体转角和门的竖向侧边的阳角宜为圆角； (3) 墙面与地面成一整体，踢脚与地面交界的阴角应做成 r≥30 mm 的圆角，墙体交界处的阴角应成小圆角。 2. 地面应平整、防水，采用耐磨、耐腐蚀、易清洁、浅色材料，不应有开放的地漏。			
洁净手术室布局要求	1. 分为洁净区与非洁净区。洁净区与非洁净区之间设缓冲室或传递窗。 2. 洁净区内手术室宜相对集中布置。 3. 隔离手术间(或负压手术间、感染手术间)宜在手术部(室)的一端，自成区域，在出入口设缓冲间。 4. 更衣区的淋浴和卫生间应相对封闭，且应设于更衣室前部。 5. 当人用、物用电梯设在洁净区，电梯井与非洁净区相通，电梯出口处必须设缓冲室。 6. 人员通道上不应设空气吹淋室。 7. 拆包间应位于紧邻洁净区的非洁净区，拆包后物品应立即传至拆包内间或洁净区。			
洁净手术室的建筑装饰	1. 应遵循不产尘、不易积尘、耐腐蚀、耐碰撞、不开裂、防潮、防霉、容易清洁、环保节能和符合防火要求的总原则。 2. 围护结构间的缝隙和在围护结构上固定、穿越形成的缝隙，均应密封。			

洁净手术室的建筑装饰	3. 洁净手术部(室)内墙面下部的踢脚不得突出墙面;踢脚与地面交界处的阴角应做成 r≥30 mm 的圆角,其他墙体交界处的阴角宜做成小圆角。 4. 洁净手术部(室)内与室内空气直接接触的外露材料不得使用木材和石膏。 5. 除洁净区通向非洁净区的平开门和安全门为向外开之外,其他洁净区内的门均向大气静压高的方向开。 6. Ⅲ、Ⅳ级洁净辅助用房可设外窗,但必须是不能开启的双层玻璃密闭窗或两道窗。 7. 洁净手术室和洁净辅助用房内不应有明露管线。 8. 洁净手术室吊顶上不应开设入孔。检修孔可开在洁净区走廊上,并应采取密封措施。
净化空调系统	1. 洁净手术室及与其配套的相邻辅助用房应与其他洁净辅助用房分开设置净化空调系统。 2. Ⅰ、Ⅱ级洁净手术室与负压手术室应每间采用独立净化空调系统,Ⅲ、Ⅳ级洁净手术室可 2～3 间合用一个系统。 3. Ⅰ～Ⅲ级洁净手术室和负压手术室内,除集中净化空调方式外不应另外加设空气净化器。 4. 新风口不应设在机房内,并不应设在两墙夹角处,距地面或屋面应不小于 2.5 m;应设在排气口下方,垂直方向距排气口不应小于 6 m,水平方向距排气口不小于 8 m,并设在排气口上风侧的无污染源干扰的清洁区域,远离排浊风管的出口。 5. 净化空调系统可以为集中式或回风自循环处理方式。 6. 洁净手术部的非洁净区可采用综合医院非洁净用房的通风、空调方式。
气流组织	1. Ⅳ级手术室可在顶棚上分散布置送风口,Ⅱ～Ⅳ级洁净辅助用房可在顶棚上分散布置送风口。 2. 应采用平行于手术台长边的双侧墙的下部回风口,回风口百叶片宜选用竖向可调叶片或方便清洁的平板式回风口。 3. 下部回风口洞口上边高度不宜超过地面之上 0.5 m,洞口下边离地面不宜小于 0.1 m。Ⅰ级洁净手术室的两侧回风口宜连续布置,其他级别手术室的两侧回风口,每侧不应少于 2 个,宜均匀布置。 4. 洁净手术室应设上部排风口,其位置宜在患者头侧的顶部。排风口吸风速度不应大于 2 m/s。
刷手间	1. 每间手术室不得少于 2 个洗手水龙头。 2. 刷手区(间)应至少能容纳 3 名医护人员同时刷手。

刷手间	3. 刷手间不应设门。
	4. 洁净手术室的刷手间不得和普通手术室共用。

[1] 中华人民共和国住房和城乡建设部,中华人民共和国国家质量监督检验检疫总局. GB50333—2013 医院洁净手术部建筑技术规范[EB/OL]. (2014-06-01)[2018-12-08]. http://www.risn.org.cn/News/ShowInfo.aspx.

[2] Gonzalo M. L. B, Michael S, Michael B. E, et al. A guide to infection control in the hospital [M]. 5th ed. Boston: International Society for Infectious Diseases, 2014.

[3] 中国医师协会眼科医师分会,中华预防医学会医院感染专业委员会,中华预防医学会消毒分会,等. 我国眼科手术管理、感染控制、消毒灭菌指南(一)[J]. 中华眼科杂志,2016,52(3):167-173.

[4] CDC. Centers for Disease Control and Prevention guideline for the prevention of surgical site infection, 2017[J]. JAMA Surgery, 2017, 8(152):784-791.

[5] 中华人民共和国卫生部. 医院手术部(室)管理规范(试行)[EB/OL]. (2013-06-05)[2018-12-08]. http://www.nhc.gov.cn/wjw/ywfw/201306/4cb8bcbf4b4e497099b2021c8fbd1492.shtm.

[6] 中华人民共和国卫生部. WS/T 368 医院空气净化管理规范[S]. 北京:中国标准出版社,2012.

88. 手术部(室)人员管理

持有部门:		文件编号:	
制订者:	审核者:	版次:	
制订日期:	审核日期:	执行日期:	

措施类别	关 键 控 制 点
基本要求	1. 在满足手术工作基本需要的情况下应控制手术间人数;Ⅰ级洁净手术室不超过 12~14 人,Ⅱ级不超过 10~12 人,Ⅲ、Ⅳ级不超过 6~10 人。 2. 所有人员进入手术部(室),应先进行手卫生。 3. 所有人员进入手术部(室)后,应按照人员流动路线要求,在限制范围内活动。 4. 手术中应限制人员频繁走动和随意出入手术间。
医务人员	1. 参加手术人员在实施手术前应做好个人的清洁卫生。 2. 患有急性上呼吸道感染、感染性腹泻、皮肤疖病等感染病的医务人员不应参与手术。 3. 实际参与手术者必须按照标准流程执行外科手消毒。麻醉人员操作前后均应进行手卫生。 4. 每个巡回护士同一时间宜只负责 1 台手术的配合工作。 5. 医务人员应定期体检,推荐接种乙型肝炎等疫苗。 6. 进入手术间的所有人员均应更换手术部(室)专用刷手服、鞋帽、医用外科口罩等。 7. 参与手术人员更衣前应摘除耳环、戒指、手镯等饰物,不应化妆。 8. 刷手服上衣应系入裤装内,手术帽应遮盖全部头发及发际,口罩应完全遮住口鼻。 9. 不宜二次更鞋,不宜穿着手术裙。 10. 离开手术部(室)时应将手术衣、刷手服、鞋帽、口罩脱下并置于指定位置。 11. 临时外出时需更换鞋和外出衣;刷手服、手术衣不应在非手术科室使用。 12. 不推荐对皮肤或鼻腔携带金黄色葡萄球菌、A 组链球菌等病原微生物的手术医务人员进行工作限制,除非这些人员与手术部位感染(SSI)暴发有流行病学相关性。
医疗器械商	1. 应限制外来医疗器械厂商人员上台,并应限制其随意出入手术间。 2. 确因手术需要进入手术室指导器械使用者,应按照医院的相关流程进行审核批准。

医 疗 器 械商	3. 器械供应商进入手术室前,手术室工作人员应对其进行相关培训,并监督其在手术室内的活动。
观摩人员	1. 观摩人员应在获得手术部(室)管理者批准后由接待人员引导进入,不应互串手术间。 2. 每个手术间不应超过3名观摩人员,观摩人员与术者距离应在30 cm以上,脚凳高度不应超过50 cm。
手术患者	1. 患者术前应沐浴或擦浴,更换清洁患者服。 2. 急诊或有开放伤口的患者,应先简单清除污渍、血迹、渗出物,遮盖伤口后再进入手术部(室)限制区。 3. 只有当毛发影响手术部位操作时才需要去毛。

[1] 中华人民共和国住房和城乡建设部,中华人民共和国国家质量监督检验检疫总局. GB 50333—2013 医院洁净手术部建筑技术规范[EB/OL]. (2014 - 06 - 01)[2018 - 12 - 08]. http://www. risn. org. cn/News/ShowInfo. aspx.
[2] Gonzalo M. L. B, Michael S, Michael B. E, et al. A guide to infection control in the hospital [M]. 5th ed. Boston: International Society for Infectious Diseases, 2014.
[3] Allegranzi B, Zayed B, Bischoff P, et al. New WHO recommendations on intraoperative and postoperative measures for surgical site infection prevention: an evidence-based global perspective [J]. Lancet Infect Dis, 2016, 16(12): 288 - 303.
[4] 胡必杰,刘荣辉,陈文森. SIFIC 医院感染预防与控制临床实践指引[M].上海:上海科学技术出版社,2013:240.

89. 手术部(室)环境表面清洁消毒标准操作规程

持有部门：		文件编号：
制订者：	审核者：	版次：
制订日期：	审核日期：	执行日期：

准备用物，对手术部（室）环境表面进行清洁消毒°

是否每天手术工作开始之前？ —— 是

- 清水擦拭
- 对内外走廊、手术间地面、手术间所有物体表面和设备表面进行清洁，包括无影灯、麻醉机、输液架、器械车、仪器车、手术床各部位、手术凳等
- 电脑键盘等难以清洁物体或设备表面覆盖保护膜
- 至少于手术开始前30分钟完成

否

是否手术中？ —— 是

- 避免血液、体液污染手术台周边物体表面、地面
- 发生血液、体液溅污时先用可吸附材料去除污染物，再清洁消毒，参照"12.体液、血液溅污处置标准操作规程"

否

是否每台手术结束后？ —— 是 —— 患者是否为气性坏疽、克雅病或其他不明原因的传染病患者？ —— 是 —— 按照相关特别规定和程序进行处理

否

- 先清水擦拭，再采用适宜的消毒剂进行消毒
- 对手术台及周边至少1～1.5 m范围的物体表面进行清洁消毒，包括手术床、约束带、输液架、手术区域的各类仪器或设备控制面板、开关、旋钮等
- 术中如使用过吊塔、无影灯把手、体位垫等，也应清洁消毒
- 地面、墙面若被血液、体液污染，也应清洁消毒
- 分类、包装医疗废物并转运至污物间或暂存处，更换医疗废物包装袋

否

物体表面清洁消毒工作完成，对保洁工具进行清洁消毒，干燥保存°

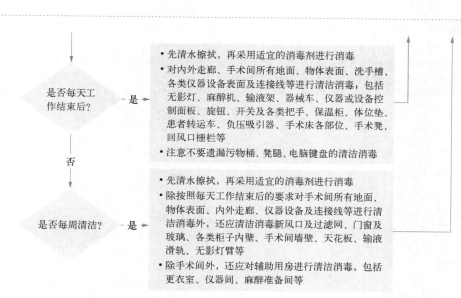

注：

a 清洁消毒应采取湿式擦拭；清洁工具应选择不易掉纤维的织物；不同区域的清洁工具应分开使用、标识明确（推荐颜色标记）。

b 清洁工具首选热力消毒。

手术室区域物体表面清洁范围和清洁频率示例如图89-1所示。

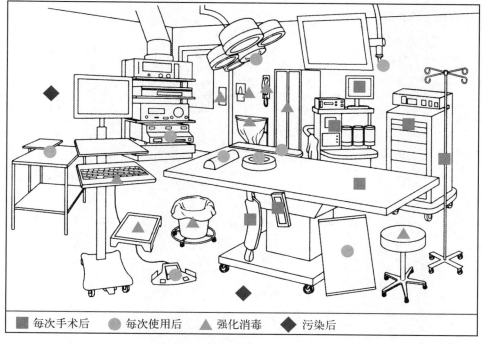

图 89-1

[1] 中华人民共和国国家卫生和计划生育委员会. WS/T 512—2016 医疗机构环境表面清洁和消毒管理规范[EB/OL]. (2016 - 12 - 27)[2018 - 12 - 01]. http：//www. nhfpc. gov. cn/zhuz/s9496/201204/54510. shtml.

[2] Allen G. Implementing AORN recommended practices for environmental cleaning [J]. AORN J，2014，99(5)：571 - 579.

90. 洁净手术部(室)运行与维护

持有部门：			文件编号：	
制订者：		审核者：	版次：	
制订日期：		审核日期：	执行日期：	

措施类别	干预措施	
	部　位	频　次
洁净手术间	送风口	每天清洁。
	回风口格栅	每天清洁。
过滤器、过滤网的清洁与更换	新风入口过滤网	每周清洁,多风沙地区应增加清洁频率。
	粗效过滤器	每1~2月更换。
	中效过滤器	每周检查,每2~4月更换。
	亚高效过滤器	每年更换,发现污染及堵塞立即更换。
	高效过滤器	每年检查1次,当阻力超过设计初阻力160 Pa 或使用3~5年时宜更换。
	排风机组中效过滤器	每年更换,发现污染和堵塞立即更换。
	天花板排风过滤网	每月清洁,每年更换1次。
	回风口过滤网	每周清洁,每年更换1次,如遇特殊污染立即更换,并根据污染病原体选择相应的消毒剂擦拭回风口内表面。
空调系统	冷却水塔、空调器内加湿器、表冷器下的水盘	每周清洁除垢并清洗消毒。
	凝结水排水点	对凝结水的排水点应每天检查,每周清洁。

[1] 中华人民共和国住房和城乡建设部,中华人民共和国国家质量监督检验检疫总局. GB 50333—2013 医院洁净手术部建筑技术规范[EB/OL]. (2014-06-01)[2018-12-08]. http://www.risn.org.cn/News/ShowInfo.aspx.

91. 重症监护病房医院感染管理

持有部门：		文件编号：	
制订者：	审核者：	版次：	
制订日期：	审核日期：	执行日期：	

措施类别	关 键 控 制 点	说　　明
建筑布局及流程	1. 整体布局应以洁污分开为原则，医疗区域、医疗辅助用房区域、污物处理区域应相对独立。 2. 应有探视通道或探视设施。 3. 床单元使用面积应≥15 m²，床间距应＞1 m。 4. 至少配备 1 个单间病室（房），使用面积应≥18 m²。 5. 有条件的可配备 1～2 间负压隔离病房，负压病房宜为单人间设计。 6. 室内装修材质应耐腐蚀、防潮、防霉、易清洁和易消毒。 7. 不应在室内摆放干花、鲜花或盆栽植物。	负压病房的管理参照"104. 负压病房医院感染管理"。
手卫生设施	1. 参照"1. 医务人员手卫生基本原则"中"手卫生设施"部分。 2. 病室入口处、探视人员更衣处应有手卫生设施。	
患者安置	1. 对需要采取额外预防措施的患者，应在标准预防基础上根据病原体的传播途径采取相应的额外预防措施，并做好隔离标识。 2. 对于经空气传播的患者，优先安排负压病房，如无负压病房，应单间安置。 3. 对于需要采取接触预防措施的患者应尽量单间安置，如条件限制，应遵循以下原则。 （1）优先将可传播疾病的患者（如开放引流、大小便失禁）安置在隔离病室； （2）优先将容易造成感染传播且感染后不良事件	参照"5. 接触预防标准操作规程""6. 飞沫预防标准操作规程""7. 空气预防标准操作规程"。

患者安置	风险增加的患者单间隔离,如 CRO(耐碳青霉烯革兰阴性杆菌)感染/定植者; (3) 同种病原体的感染/定植患者同室安置; (4) 病室为多人间时,床间距应≥1 m 以减少直接接触的机会。	
人员管理	1. 医务人员管理。 　(1) 护理多重耐药菌感染/定植患者时,宜分组进行,人员相对固定; 　(2) 患有呼吸道传染病、感染性腹泻等疾病的医务人员,应避免直接接触患者; 　(3) 医务人员应采取标准预防策略;针对特定患者,应根据其病原体的传播途径,在标准预防的基础上采取额外预防措施; 　(4) 为多重耐药菌感染/定植患者进行翻身等大面积接触的操作时,应穿隔离衣;接触不同病原体的患者之间,应更换隔离衣; 　(5) 推荐为工作人员注射乙肝疫苗,在流感流行季注射流感疫苗; 　(6) 发生多重耐药菌感染暴发时,可考虑开展医务人员相关病原体携带的筛查工作。 2. 探视者管理。 　(1) 限制探视者人数; 　(2) 探视者进入重症监护病房(ICU)宜穿专用探视服或隔离衣;探视服专床专用,探视日结束后清洗消毒; 　(3) 患有呼吸道传染病、感染性腹泻等疾病的人群、婴幼儿应谢绝探视;在社区感染性疾病暴发期间应谢绝探视; 　(4) 探视者进入 ICU 前后应洗手或用手消毒剂消毒双手。	1. ICU 应配备充足的个人防护用品,且应放置在医务人员方便拿取处。 2. 进入 ICU 可不更换鞋,必要时可穿鞋套或更换专用鞋。专用鞋应覆盖全部脚面,避免锐器伤。
医院感染监测	1. 应常规监测 ICU 患者医院感染发病率、感染部位构成比等。	目标性监测参照"25. 器械相关性感染目标性监测标

医院感染监测	2. 应积极开展目标性监测,包括呼吸机相关性肺炎（VAP）、中央导管相关血流感染（CLABSI）、导尿管相关尿路感染（CAUTI）发病率监测,多重耐药菌监测,手卫生依从性和正确性监测;如有条件,可开展器械相关感染核心防控措施依从性监测。 3. 早期识别医院感染暴发,疑似发生医院感染暴发时,应边调查边控制,通过收集病例资料、流行病学调查、微生物检验,分析可能的传播途径和病原体,据此制定并采取相应的控制措施。对疑有某种微生物感染的聚集性事件发生时,宜做菌种的同源性鉴定,以确定是否暴发。 4. 有条件时,宜采用信息系统进行监测。	准操作规程"。
器械相关感染预防与控制	具体措施参照"41. 呼吸机相关性肺炎预防与控制标准操作规程""43. 导尿管相关尿路感染预防与控制标准操作规程""42. 中央导管相关血流感染预防与控制标准操作规程"等。	
环境管理	1. 室内可采取自然通风,也可采用机械通风。安装空气净化系统的 ICU,空气净化系统排/回风口应每周清洁消毒 1～2 次。 2. 地面、物体表面应保持清洁,每天清洁消毒≥2 次。被患者血液、体液、排泄物、分泌物等污染时,参照"12. 体液、血液溅污处置标准操作规程"进行处置。 3. 计算机键盘等不易清洁的物体宜使用膜覆盖,膜表面每天清洁消毒或更换。 4. 发生医院感染暴发或流行期间,增加清洁消毒频次,并根据可能的病原体特点选择适宜的消毒剂。 5. 床单元织物保持清洁,采取隔离措施的患者使用后的织物或被血液、体液或排泄物等污染的织物按照感染性织物处置。床隔帘应定期清洁消毒,遇有污染,随时清洁消毒。 6. 环境清洁时,推荐使用消毒湿巾。抹布、拖布每次使用后应清洁消毒,保持干燥。	1. 洁净 ICU 应做好洁净设备的维护与监测,保持洁净设备的有效性。 2. 新建 ICU 时,医院应根据自身的需求和建设能力,合理选择空气消毒设备,不推荐设计为洁净 ICU。 3. 有条件时,推荐抹布、拖布首选热力消毒。清洁工具的使用与管理参照"15. 清洁工具管理标准操作规程"。

诊疗设备管理	1. 低度危险性诊疗器械(如听诊器、叩诊锤等)宜专床专用。 2. 呼吸机、监护仪等医疗设备的高频接触表面,应每天清洁消毒≥2次。 3. 直接接触患者的诊疗器械、设备应一人一用一清洁消毒/灭菌。 4. 呼吸机及附属品的消毒参照"21. 呼吸机清洁消毒标准操作规程"。 5. 腹泻患者的便盆应一用一消毒。	1. 仪器设备表面清洁消毒时,应根据生产厂家说明书选择合适的消毒剂。 2. 有条件的医院宜使用专用便盆清洗消毒机。

 参 考 文 献

[1] 中华人民共和国国家卫生和计划生育委员会. WS/T 509—2016 重症监护病房医院感染预防与控制规范[EB/OL]. (2017 - 01 - 17)[2018 - 08 - 12]. http://www. nhfpc. gov. cn/zhuz/s9496/201701/1f9de66563304061a4fcd7f54a9399fb. shtml.
[2] 中华人民共和国国家卫生和计划生育委员会. WS/T 512—2016 医疗机构环境表面清洁与消毒管理规范[EB/OL]. (2016 - 12 - 27)[2018 - 12 - 01]. http://www. nhc. gov. cn/ewebeditor/uploadfile/2017/01/20170119150706183. pdf.
[3] 王力红,赵霞,张京利.《重症监护病房医院感染预防与控制规范》解读[J]. 中华医院感染学杂志,2017(15)：11 - 15,41.

92. 新生儿病房医院感染管理

持有部门：		文件编号：	
制订者：	审核者：	版次：	
制订日期：	审核日期：	执行日期：	

适用范围：适用于无陪护新生儿病房及新生儿重症监护病房。

措施类别	关 键 控 制 点	说 明
建筑布局	1. 分为医疗区、医疗辅助区；洁污分开，不交叉。 2. 独立设置治疗室、配奶室、洗婴室、隔离室、设备存储室、器械处置室、污物间等。 3. 无陪护病室每床净使用面积≥3 m²，抢救单元≥6 m²，床间距≥0.9 m。 4. 应有探视通道或电子探视设施。	
手卫生设施	1. 每个房间内至少设置 1 套洗手设施，包括洗手池、非手触式水龙头、清洁剂、干手设施和洗手流程图等。 2. 洗手槽不溅水、不积水，水龙头旁不得有通风设备；洗手槽与治疗台、清洁物品储存柜等应保持一定距离。 3. 宜每床配备 1 套速干手消毒剂。	1. 新生儿重症监护室（NICU）水龙头不推荐为电子水龙头。 2. 干手设施应首选干手纸。
人员管理	1. 医务人员管理（包括医护人员、工勤人员等）。 （1）非新生儿病房工作人员未经许可不得入内；减少不必要的人员进入新生儿病房，如确需入室，应做好手卫生，并避免不必要的室内环境表面接触； （2）工作人员进入工作区应更换（室内）工作服； （3）工作人员患有皮肤感染、腹泻、呼吸道感染等有传播风险的感染病时，应暂时离岗，待隔离期结束后再返岗； （4）发生多重耐药菌感染暴发时，可考虑开展医务人员相关病原体携带的筛查工作；	1. 患儿管理参照"5. 接触预防标准操作规程""6. 飞沫预防标准操作规程""7. 空气预防标准操作规程"。 2. 有条件的采用视频探视或探视通道探视。

人员管理	（5）在流行性感冒、麻疹、病毒性腮腺炎、风疹和水痘等疾病流行期间，或者病区出现此类感染病患者时，照护患者的医务人员可考虑接种相关疫苗。 2. 患儿管理。 （1）对需要采取额外预防措施的患儿，应在标准预防基础上根据病原体的传播途径采取相应的额外预防措施，并做好隔离标识； （2）对于需要采取隔离措施的患儿应尽量单间安置，若条件限制，应避免与极低体重儿、早产儿同室安置； （3）对于多重耐药菌感染/定植患儿，或患有感染性腹泻的患儿，应严格实施接触预防措施； （4）对于采取接触预防措施的患儿，宜实施分组护理或专人护理。 3. 探视人员管理。 （1）禁止患有皮肤感染、呼吸道感染病的人员探视； （2）若非必要，应限制病房内探视；若必须探视，探视人员入室前应进行手卫生，穿隔离衣或清洁探视服，探视服专床专用，探视日结束后清洗消毒； （3）医务人员应对探视者进行手卫生、标准防护知识的宣教； （4）社区发生某种疾病流行或高发时，对探视人员进行筛查，限制探视或提升探视人员防护级别。	
环境管理	1. 通风、采光良好。可采取自然通风，也可采取机械通风，必要时安装空气消毒设施。 2. 室内地面、物体表面每日湿式清洁＞2次，高频接触物体表面应实施低水平、中水平消毒＞2次。遇有污染，及时清洁消毒。多重耐药菌检出率高于基线水平或环境表面检出多重耐药菌时，应增加清洁消毒频次。 3. 使用中的暖箱内表面、新生儿床应用清水清洁，不宜使用任何消毒剂。 4. 患儿出院后应对床单位（包括婴儿培养箱）进行终末消毒。	环境表面日常消毒时宜选用低水平、中水平消毒剂，如季铵盐类消毒剂。

物品管理	1. 氧气湿化瓶、吸痰瓶应每天更换消毒,重复使用的呼吸机管路宜送消毒供应中心集中处理。 2. 雾化吸入器、面罩、复苏囊、喉镜、氧气管、浴巾、浴垫等接触患儿皮肤、黏膜的器械、器具及物品应当一人一用一消毒或一次性使用。 3. 体温计、听诊器宜专人专用。 4. 蓝光箱和婴儿培养箱每天清洁,患儿转出后终末消毒。 5. 奶瓶、奶嘴一用一清洗消毒/灭菌,首选热力消毒或压力蒸汽灭菌。 6. 口腔护理、眼部护理、臀部护理、沐浴用品宜一次性使用或专人专用。 7. 被服、衣物等应保持清洁,潮湿、污染后应及时更换,专机洗涤、消毒。	1. 婴儿培养箱的清洁消毒参照"95. 婴儿培养箱(保温箱)清洁消毒标准操作规程"。 2. 配奶用具、沐浴用品管理参照"93. 新生儿配奶医院感染预防与控制标准操作规程""94. 新生儿沐浴医院感染预防与控制标准操作规程"。
操作管理	1. 所有操作均应执行标准预防措施。 2. 医务人员严格执行手卫生规范,接触患儿前后进行手卫生。 3. 在诊疗护理操作时应当按照"先早产儿后足月儿、先非感染性患儿后感染性患儿"的原则进行。 4. 在进行中央静脉导管、气管导管的置管和维护中严格执行无菌操作规程。在肠外营养液配制和使用中严格遵守相关操作规程。	
监测	1. 开展新生儿医院感染目标性监测,建立医院感染发病率基线值,设定预警值,出现预警情况时应及时干预。 2. 开展环境卫生学监测。 3. 开展手卫生依从性、正确性监测。	监测数据应定期分析、总结,并针对监测中发现的问题持续质量改进。
医疗废物管理	1. 新生儿使用后的尿片、一次性奶瓶按生活垃圾处理。 2. 明确患有传染病或疑似传染病的患儿产生的生活垃圾按医疗废物处理。 3. 医疗废物应密闭转运。	

[1] 中华人民共和国国家卫生和计划生育委员会. WS/T 509—2016 重症监护病房医院感染预防与控制规范[EB/OL]. (2017 - 01 - 17)[2018 - 08 - 12]. http://www. nhfpc. gov. cn/zhuz/s9496/201701/1f9de66563304061a4fcd7f54a9399fb. shtml.

[2] 中华人民共和国国家卫生和计划生育委员会办公厅. 危重新生儿救治中心感染预防与控制措施[EB/OL]. (2017 - 12 - 08)[2018 - 01 - 08]. http://www. nhc. gov. cn/ewebeditor/uploadfile/2018/01/20180108161226441. docx.

[3] 中华人民共和国国家卫生和计划生育委员会办公厅. 危重新生儿救治中心设施、设备、人员配置要求[EB/OL]. (2017 - 12 - 08)[2018 - 01 - 08]. http://www. nhc. gov. cn/ewebeditor/uploadfile/2018/01/20180108164959313. docx.

93. 新生儿配奶医院感染预防与控制标准操作规程

持有部门：			文件编号：	
制订者：		审核者：		版次：
制订日期：		审核日期：		执行日期：

措施类别	关 键 控 制 点	说　　明
环境管理	1. 配奶应在配奶室进行。 2. 配奶开始前及结束后，应清洁配奶操作台，必要时消毒。 3. 配备专用清洗槽，清洗槽应定期清洁消毒。	
物品管理	1. 奶具使用后，应由配奶室统一回收清洗、消毒/灭菌。一次性奶具不得重复使用。 2. 配备专用清洗毛刷、洗涤剂等清洗用品。毛刷应每次使用后清洗消毒。 3. 奶具清洗消毒后不宜自然干燥，可采用干燥设备干燥或手工干燥，手工干燥时应使用消毒/灭菌后的低絮棉布。 4. 奶具首选物理消毒/灭菌。可选择煮沸、压力蒸汽灭菌等方式。 5. 采取隔离措施的感染患儿优先选择一次性奶具。 6. 盛放奶具的容器应每日清洁消毒/灭菌。 7. 取用奶粉的勺子应干燥存放，不得存放在奶粉中。 8. 搅拌勺每次使用后清洁消毒，置于清洁干燥容器中备用。 9. 配奶应使用温开水，现配现用，剩余奶液不得再用。 10. 奶粉应保存于清洁干燥处，开启后注明启用时间，密闭存放，并在有效期内使用。 11. 保存奶制品的冰箱、奶具存放柜应保持清洁干燥，定期清洁消毒。 12. 教育指导产妇收集母乳前应先洗手，清洁乳头，使用专用母乳收集袋收集母乳。母乳收集、转运中应防止被污染。收集后的母乳应及时置于冰箱冷冻保存。	1. 不建议奶具由消毒供应中心统一清洗，除非能做到专人清洗，且具有专用奶具清洗区域、清洗槽等。 2. 由于水浴箱的温度较适宜水源性病原体生长繁殖，如水浴箱加入自来水，有发生水源性感染的风险。

物品管理	13. 用于给母乳加温的设备宜为电恒温设备。如使用水浴箱加温,宜使用无菌水或凉开水。 14. 宜使用便于清洗消毒的煮水设备烧开水。不推荐使用饮水机煮水,如使用饮水机,应定期对管道进行清洁消毒,或安装过滤装置。	
工作人员管理	1. 专人管理配奶间,工作人员应接受清洗、消毒相关知识培训。 2. 患有感染病者在未治愈前不得参与配奶工作。 3. 配奶时,工作人员应严格执行手卫生,戴口罩,遵循无菌操作原则。	

[1] 中华人民共和国国家卫生和计划生育委员会办公厅. 危重新生儿救治中心感染预防与控制措施[EB/OL].(2017－12－08)[2018－01－08]. http://www.nhc.gov.cn/ewebeditor/uploadfile/2018/01/20180108161226441.docx.

[2] 中华人民共和国卫生部. 新生儿病室建设与管理指南(试行)[EB/OL].(2009－12－25)[2019－01－10]. http://www.nhfpc.gov.cn/mohbgt/s10695/201001/45486.shtml.

[3] Wei SH,Chou P,Tseng LR,et al. Nosocomial neonatal legionellosis associated with water in infant formula,Taiwan[J]. Emerging Infectious Diseases,2014,20(11):1921－1924.

94. 新生儿沐浴医院感染预防与控制标准操作规程

持有部门：		文件编号：	
制订者：	审核者：		版次：
制订日期：	审核日期：		执行日期：

措施类别	关 键 控 制 点
物品管理	1. 沐浴用物如护臀霜、眼药水、沐浴液应专人专用。 2. 浴巾、浴垫应一人一用一清洁、消毒，干燥保存。 3. 体重秤垫应一人一用一更换。沐浴托架应一用一清洗。每日工作结束后，对体重秤、沐浴托架、沐浴池、沐浴喷头等进行消毒，干燥保存。 4. 拆褓台和打褓台位置应分开。 5. 储存沐浴用品的储存柜应保持清洁干燥，柜门有良好的密封性。 6. 沐浴用水若来自二次供水水箱，应做好水箱及管道的定期清洁消毒，必要时定时放空水箱或安装过滤装置，避免水源性感染。 7. 宜使用可拆卸消毒的淋浴装置。
工作人员管理	1. 操作者穿防水罩袍。 2. 患有皮肤感染病或经呼吸道传播疾病的工作人员不得为新生儿沐浴。
沐浴方式及顺序	1. 新生儿沐浴应采用淋浴方式。 2. 按照"先非感染患儿，后感染患儿"的原则进行沐浴。采取隔离措施的患儿须最后沐浴。 3. 沐浴顺序：按照从头到脚，从清洁部位到污染部位的顺序依次进行。 （1）头部沐浴顺序：用拇指和中指捏住新生儿双耳，按眼睛（由内眦洗向外眦）→脸部→头发的顺序； （2）身体沐浴顺序：颈部→胸部→腹部→腋窝→上肢→腹股沟及外生殖器，翻身，下肢→后颈→背部→臀部。 4. 清洁生殖器时应注意：女婴应将大小阴唇分开，自上而下，从前向后洗；男婴应将包皮往后推，洗后轻轻复位。

 参 考 文 献

[1] 中华人民共和国国家卫生和计划生育委员会办公厅. 危重新生儿救治中心感染预防与控制措施［EB/OL］.（2017 - 12 - 08）［2018 - 01 - 08］. http://www.nhc.gov.cn/ewebeditor/uploadfile/2018/01/20180108161226441.docx.

95. 婴儿培养箱(保温箱)清洁消毒标准操作规程

持有部门:		文件编号:	
制订者:	审核者:		版次:
制订日期:	审核日期:		执行日期:

消毒类别	关 键 控 制 点	说　　明
日常清洁消毒	1. 使用中的婴儿培养箱应每天清洁/消毒,遇污染时随时清洁消毒。 2. 同一患儿长期连续使用时,应每1~2周腾空并更换婴儿培养箱,腾空后的婴儿培养箱进行彻底消毒。 3. 内表面以清水擦拭,不宜使用消毒剂。 4. 外表面每天湿式擦拭1~2次,无明显可见污染时可使用消毒湿巾进行清洁与消毒。 5. 每天更换湿化水,湿化水应为无菌水。 6. 遵循单元化清洁原则。	1. 婴儿培养箱外表面消毒推荐使用低、中水平消毒剂,通常不应使用高水平消毒剂。 2. 由于新生儿中枢神经系统、呼吸系统等均未发育成熟,对于所有消毒剂均十分敏感,因而使用中的婴儿培养箱内面不应使用消毒剂擦拭。婴儿培养箱内部污染主要由医务人员手传播造成,因此做好手卫生可更好地避免婴儿培养箱内部被污染。 3. 婴儿培养箱被血液、体液溅污时的处置参照"12. 体液、血液溅污处置标准操作规程"。
终末消毒	1. 患儿出院后,应对患儿所使用的婴儿培养箱进行终末消毒。 2. 同一患儿长期连续使用的婴儿培养箱,应在连续使用1~2周后更换,更换的婴儿培养箱进行终末消毒。 3. 婴儿培养箱的终末消毒,应在清洗消毒间或其他开阔的地方进行(不应在病室进行),避免对周围物品造成污染。 4. 清洁消毒后应对清洗槽、清洗工具、地面等环境进行清洁消毒。	1. 新生儿病区应根据需要配备充足的婴儿培养箱进行周转。 2. 使用中的婴儿培养箱应注明开始使用日期。 3. 报废的婴儿培养箱应在进行终末清洁消毒后再进行处理。 4. 空气过滤网根据厂家使用说明定期更换,破损时及时更换。

终末消毒	5. 清洁消毒后备用的婴儿培养箱应放在辅助区,注明清洁消毒日期、失效日期、清洁消毒人员姓名及检查人员姓名。 6. 备用中的婴儿培养箱污染时重新清洁消毒。
终末消毒流程	

终末消毒流程：

准备终末消毒 → 拔掉婴儿培养箱电源,推至清洁消毒间,用清水湿式擦拭电线后将电线盘起挂好 → 放掉水箱内残水后,清洗水箱,并浸泡消毒 ↓

取下婴儿培养箱所有密封条、密封圈,清洗、浸泡消毒 ↓

取出婴儿床,清洗、擦拭或浸泡消毒 ↓

取出床搁板及零部件,清洗、浸泡或擦拭消毒 ↓

拔掉温度控制仪插头,拧开温度控制仪面板上旋钮,取出温度控制仪,使用消毒剂擦拭内部物体表面 ↓

用毛刷或湿棉签逐个擦拭消毒风轮叶片,达到作用时间后再按照顺序安装风机 ↓

取下空气过滤器盖板,取出空气过滤网,用清洁剂漂洗、冲洗,晾干 → 擦拭空气过滤器盖板内表面及空气输入管内外部 → 由内到外,擦拭恒温罩内、外表面,机身内、外表面和机架 ↓

更换手套,将所有浸泡消毒的物品取出,流动水冲洗,用消毒或无菌巾擦干,脱手套并进行手卫生 → 织物单独清洗消毒 ↓

按拆卸的反顺序逐个装回 → 安装完毕,插上电源,测试性能是否良好 → 消毒后婴儿培养箱在通风干燥处存放,悬挂消毒标识卡,注明消毒日期

终末消毒 流程	注: ᵃ婴儿培养箱终末消毒时可选用能达到中、高水平以上消毒效果的消毒剂;暖箱若为箱外加水式,应先取下加水杯,用小刷或棉签刷洗加水杯内壁,再将加水杯放入水箱内和水箱一起清洗、消毒后冲净,晾干备用。 ᵇ注意不能揉搓过滤网;过滤网根据厂家使用说明定期更换。 ᶜ安装时注意各个部件放置的位置、方向,旋钮应锁紧,密封条四周应确保密封。
婴儿培养箱各部件示意图	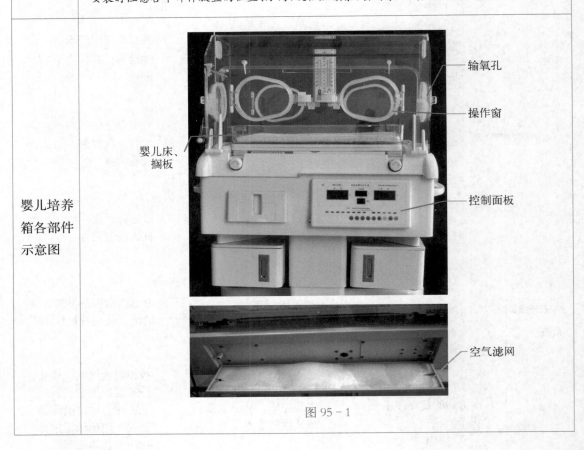 图 95-1

参考文献

[1] 中华人民共和国国家卫生和计划生育委员会办公厅. 危重新生儿救治中心感染预防与控制措施[EB/OL].(2017 - 12 - 08)[2019 - 01 - 01]. http://www.nhc.gov.cn/ewebeditor/uploadfile/2018/01/20180108161226441.docx.
[2] 中华人民共和国国家卫生和计划生育委员会. WS/T 512—2016 医疗机构环境表面清洁与消毒管理规范[EB/OL].(2016 - 12 - 17)[2019 - 01 - 01]. http://www.nhfpc.gov.cn/zhuz/s9496/201701/0a2cf2f4e7d749aa920a907a56ed6890.shtml.
[3] 中华人民共和国国家卫生和计划生育委员会. WS/T 50—2016 医院医用织物洗涤消毒技术规范[EB/OL].(2016 - 12 - 17)[2019 - 01 - 01]. http://www.nhc.gov.cn/zhuz/s9496/201701/a8276e1baed54ac382c61baae6e009ae.shtml.

96. 产房医院感染管理

持有部门:		文件编号:	
制订者:	审核者:	版次:	
制订日期:	审核日期:	执行日期:	

措施类别	关 键 控 制 点	说 明
建筑布局	1. 产房区域应相对独立,邻近母婴室和新生儿室。 2. 应设置待产室、分娩室、隔离待产室、隔离分娩室、治疗准备室等业务用房和更衣室、污物处理间等辅助用房;条件受限时隔离待产室、隔离分娩室二室可兼用。 3. 待产室应邻近分娩室,宜设专用卫生间。 4. 有条件的医院可设立一间负压产房。 5. 布局合理,明确划分非限制区、半限制区和限制区,各区域之间应有实际屏障。 6. 产房和手术室不应有水源,限制区上下水应设置在刷手间。 7. 无专用污物通道时,污物和清洁物品应分时段运送,并确保密闭运送。 8. 室内墙角应为阴角,地面、墙面光滑,材质便于清洁消毒、耐腐蚀。	
人员管理	1. 工作人员管理。 （1）非产房工作人员未经许可不得入内;产房内应避免不必要的人员走动或进出; （2）助产前应进行外科手消毒、穿无菌手术衣、戴无菌手套等;接台助产人员在两台分娩手术之间,脱手套后重新进行外科手消毒,更换手套和无菌手术衣; （3）患有皮肤感染、经呼吸道传播疾病的工作人员不得进行助产及手术操作; （4）HBV - DNA 循环血液病毒载量≥10^4/ml、HCV 感染	工作人员包括产科医生、助产士、麻醉医生等医务人员和工勤人员。

人员管理	者的循环血液病毒载量≥10^4/ml、HIV 感染者循环血液病毒载量≥$5×10^2$/ml,不应参与助产及手术操作。参加其他可能接触不完整皮肤及黏膜的操作时,应佩戴双层手套; (5) 有条件的单位宜为产科工作人员接种乙肝、流感、水痘等疫苗。 2. 产妇管理。 (1) 对患有感染病的产妇,应采取隔离待产、隔离分娩措施; (2) 如果产妇明确患有感染病,手术(分娩)通知单上应注明感染诊断,便于医务人员采取相应的隔离措施。 3. 新生儿管理:新生儿使用物品均应为无菌物品,包括复苏囊、衣物和擦干毛巾等。	
操作管理	1. 进入产房的所有人员遵守手卫生规范、无菌操作和安全注射原则。 2. 只有穿无菌手术衣并戴无菌手套的工作人员才能接触手术台面的无菌区域。 3. 助产中对所有产妇采取标准预防,对于患有感染病的产妇应在标准预防基础上采取针对性的额外预防措施。 4. 诊疗器械、用物等应根据风险等级采取恰当的消毒/灭菌措施。 5. 减少不必要的阴道检查,控制阴道检查次数。阴道检查时,需严格遵守无菌操作原则。 6. 准备产台时宜准备至少 2 双手套,处理脐带时应更换无菌手套,并确保处理脐带的器械无菌。	脐带的处置参照"47. 新生儿脐炎预防与控制标准操作规程"。
环境管理	1. 保持空气清新,通风良好。 2. 每台分娩后应对产床、产床周围 1～1.5 m 范围内的各种物品表面、地面及分娩中可能被污染的物体表面进行湿式清洁消毒。遇有污染,及时进行污点消毒。 3. 产床上的织物应一人一用一更换。不应在产房及走廊清点织物。 4. 产房内的电脑终端宜为触摸屏。	环境清洁与消毒参照"11. 环境表面清洁消毒标准操作规程"。

抗菌药物使用	1. 会阴撕裂修补术后可使用第一、第二代头孢菌素预防感染。 2. 胎膜早破的产妇，目前并无预防性使用抗菌药物的相关推荐。	循证依据显示，第一代头孢菌素主要为头孢唑啉，第二代头孢菌素主要为头孢呋辛。
产、待一体化产房	1. 一体化产房应限制家属及陪护人数，原则上只能一人作陪。 2. 进入限制区的陪产人员，需更换隔离衣，戴帽子、口罩，并做好手卫生。 3. 患有需要采取额外预防措施的相关疾病的家属及陪护不得进入一体化产房。 4. 家庭产房的病床宜采用可转换为产床的病床。 5. 其他环境及操作要求与普通产房相同。	
胎盘、死胎处置	1. 胎盘按照规范处置。 2. 死胎严禁按照医疗废物处置。胎儿有传染病时，遗体应按照《传染病防治法》有关规定处置后再进行处理；无传染病时按照《殡葬管理办法》进行处置。	胎盘处置参照"99. 胎盘、人流组织处置标准操作规程"。

参 考 文 献

［1］中华人民共和国住房和城乡建设部. GB 51039—2014 综合医院建筑与设计规范［EB/OL］.（2014 - 12 - 02）［2015 - 08 - 01］. http://www. mohurd. gov. cn/wjfb/201508/t20150830_224354. html.

［2］贾维斯. Bennett & Brachman 医院感染［M］. 胡必杰，陈文森，高晓东，等译. 上海：上海科学技术出版社，2016：466 - 468.

［3］国家卫生计生委办公厅，国家中医药管理局办公室，解放军总后勤部卫生部药品器材局. 抗菌药物临床应用指导原则（2015 年版）［EB/OL］.（2015 - 08 - 27）［2019 - 04 - 04］. http://www. gov. cn/xinwen/2015 - 08/27/content_2920799. htm.

［4］中华医学会围产医学分会. 新生儿早期基本保健技术的临床实施建议（2017 年）［J］. 中华围产医学杂志，2017，20（9）：625 - 629.

［5］World Health Organization. Guideline：delayed umbilical cord clamping for improved maternal and infant health and nutrition outcomes［R］. Geneva：World Health Organization. 2014：1 - 28.

［6］余昕烨，漆洪波. 昆士兰临床指南：正常分娩（2017 版）要点解读［J］. 中国实用妇科与产科杂志，2018，34（10）：1115 - 1118.

97. 人流室医院感染管理

持有部门:		文件编号:	
制订者:	审核者:	版次:	
制订日期:	审核日期:	执行日期:	

措施类别	干预措施	关 键 控 制 点
布局流程及设施	建筑布局	1. 远离污染源,独立成区。 2. 布局合理,符合功能流程和洁污区域分开的原则。应设手术室、准备室、更衣室、术后休息室和污物室。建议人流室使用面积不少于 20 m²。 3. 建筑材料应满足易清洁、耐腐蚀的要求。 4. 有患者专用卫生间。
	手卫生设施	配备外科手消毒设施。洗手槽不溅水、不积水,水龙头旁不得有通风设备。
人员管理	医务人员(医生、护士、麻醉医师)和工勤人员管理	1. 有经呼吸道传播的感染病或皮肤感染的人员,不得进入人流室。 2. 手术前,医务人员应进行外科手消毒,戴外科口罩、帽子和无菌手套,穿无菌手术衣。连续进行人流手术操作的医生,如手部无可见污染,连台间先摘掉污染的手套,卫生手消毒后更换新的无菌手套;如手部有可见污染物,需重新进行外科洗手。 3. 手术者尽量避免咳嗽、打喷嚏,不得已时须将头转离无菌区,防止细菌排到空气中或通过带菌飞沫从口罩下缘落入手术野。
	患者管理	1. 限制非手术患者的进入。 2. 如为传染病患者或其他需采取隔离措施的患者,工作人员应针对疾病的传播途径,采取适宜有效的防护措施。
消毒隔离	环境管理	1. 通风良好,选用适当的空气净化方法。 2. 在无明显污染情况下,物体表面采取湿式擦拭,每日 1～2 次,

消毒隔离		内外走廊、辅助间地面每天湿式拖抹2次,必要时加入清洁剂。 3. 每周对室内外环境卫生进行彻底清洁,包括天花板、窗户、墙壁等。按照产品说明书对空气净化设施进行清洁维护。 4. 术中被手术患者血液或体液污染的物体表面和地面,应及时进行污点清洁与消毒,参照"11. 环境表面清洁与消毒标准操作规程""12. 体液、血液溅污处置标准操作规程"。
	物品管理	1. 人工流产负压吸管应做到一人一用一灭菌。可复用的连接软管和引流瓶,应做到一人一用一清洁消毒,达到中等以上消毒水平,有条件时可由消毒供应中心集中处置。 2. 窥阴器应一次性使用或一人一用一灭菌。
职业防护		手术时医务人员应佩戴医用外科口罩,而不是普通医用口罩。如手部破损,宜佩戴双层手套。
围术期抗菌药物预防性使用		第一、第二代头孢菌素±甲硝唑,或多西环素。"±"表示两种抗菌药物可联合应用或不联合应用。
医疗废物管理		参照"139. 医疗废物处置标准操作规程""99. 胎盘、人流组织处置标准操作规程"。

[1] 中华人民共和国住房和城乡建设部. GB 51039—2014 综合医院建筑与设计规范[EB/OL]. (2014 – 12 – 02)[2015 – 08 – 01]. http://www. mohurd. gov. cn/wjfb/201508/t20150830_224354. html.

[2] 中华人民共和国国家卫生和计划生育委员会. 国家卫生计生委办公厅关于印发基层医疗机构医院感染管理基本要求的通知[EB/OL]. (2013 – 12 – 23)[2018 – 12 – 31]. http://www. nhfpc. gov. cn/yzygj/s3585/201312/0283f92d9c424a86b2ca6f625503b044. shtml.

[3] Humphreys H, Coia J E, Stacey A, et al. Guidelines on the facilities required for minor surgical procedures and minimal access interventions [J]. Journal of Hospital Infection, 2012, 80(2): 103 – 109.

[4] 中华人民共和国国家卫生和计划生育委员会. WS/T 368—2012 医院空气净化管理规范[EB/OL]. (2012 – 04 – 05)[2012 – 08 – 01]. http://www. nhfpc. gov. cn/zwgkzt/s9496/201204/54511. shtml.

[5] 中华人民共和国国家卫生和计划生育委员会. 抗菌药物临床应用指导原则(2015 版)(国卫办医发〔2015〕43 号)[EB/OL]. (2015 – 08 – 27)[2018 – 10 – 23]. http://www. gov. cn/foot/sitel/20150827/9021440664034848/pdf.

98. 母婴同室医院感染管理

持有部门:		文件编号:	
制订者:	审核者:	版次:	
制订日期:	审核日期:	执行日期:	

措施类别	关 键 控 制 点	说 明
建筑布局	1. 每张产妇床的使用面积为 8~10 m²,每名婴儿应有一张床位,每个房间一般不超过 3 组母婴床位。 2. 手卫生设施齐全,配备非手触式水龙头。	洗手设施与病房宜有实际隔断。
人员管理	1. 母婴管理:母婴一方有感染病时,应与其他正常的母婴隔离。 2. 探视与陪护管理。 　(1) 控制探视人数,所在地域如果有感染病流行,禁止探视; 　(2) 探视/陪护应着清洁服装,流动水洗手或使用手消毒液消毒双手后方可接触婴儿; 　(3) 工作人员应对初次探视者进行手卫生和探视要求的宣教。 3. 医务人员管理。 　(1) 皮肤化脓及患有其他感染病的工作人员,应暂时停止与婴儿和产妇接触; 　(2) 病区如遇有医院感染流行时,执行分组护理。	
操作管理	1. 医疗护理操作。 　(1) 预防接种、抽血化验、新生儿筛查等操作时,均应严格执行无菌操作规程和手卫生; 　(2) 婴儿治疗及护理用品均应一婴一用一清洁/消毒或灭菌。 2. 家属照护操作。 　(1) 产妇哺乳前应洗手、清洁乳头,哺乳用具一婴一用一消毒; 　(2) 每日沐浴或用温热的湿毛巾清洁婴儿身体。若臀部被粪便污染,可用温水清洗臀部,并彻底擦干。	1. 诊疗物品、器具应根据感染风险等级选择相应的消毒或灭菌水平。 2. 宜每床配备速干手消毒剂。

环境、物品管理	1. 保持母婴同室空气清新，室内定时通风，必要时进行空气消毒。 2. 高频接触表面增加清洁频次。 3. 物体表面、地面应使用清水擦拭，日常清洁不宜使用高水平消毒剂。	如使用消毒剂，应选择对婴儿无害的产品。
医疗废物管理	1. 非采取隔离措施的新生儿使用后的尿片、一次性奶瓶按生活垃圾处理。 2. 明确患有传染病或疑似传染病的患儿产生的生活垃圾按医疗废物处理。	

 参 考 文 献

［1］中华医学会围产医学分会. 新生儿早期基本保健技术的临床实施建议（2017 年）［J］. 中华围产医学杂志，2017，20（9）：625－629.
［2］中国妇幼保健协会新生儿保健专业委员会. 产科母婴同室新生儿管理建议［J］. 中国新生儿科杂志，2017，32（2）：81－85.

99. 胎盘、人流组织处置标准操作规程

持有部门：			文件编号：	
制订者：	审核者：		版次：	
制订日期：	审核日期：		执行日期：	

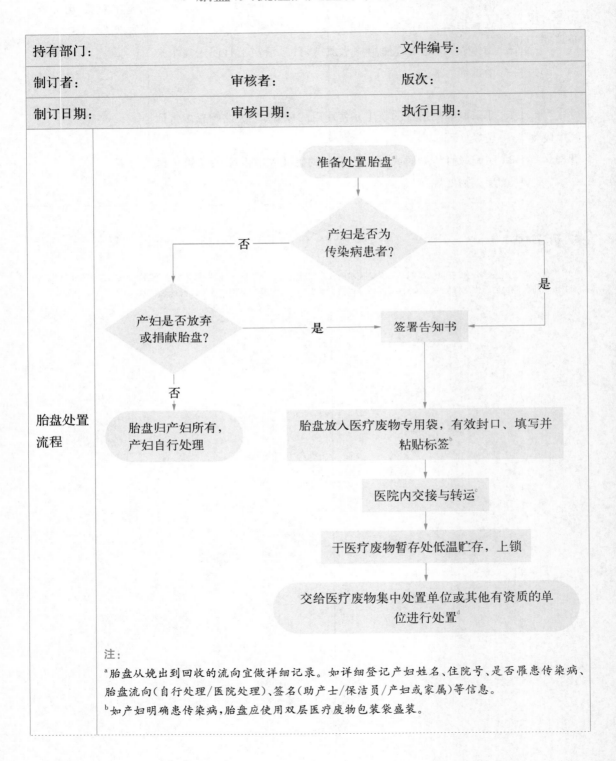

注：

a 胎盘从娩出到回收的流向宜做详细记录。如详细登记产妇姓名、住院号、是否罹患传染病、胎盘流向（自行处理/医院处理）、签名（助产士/保洁员/产妇或家属）等信息。

b 如产妇明确患传染病，胎盘应使用双层医疗废物包装袋盛装。

胎盘处置流程	[c]产房/手术室与医院内部医疗废物专职收集人员交接时应面对面交接,双签名,登记胎盘具体数量。 [d]应交给有资质的单位进行处置,如医疗废物处置中心或其他机构,交接时应面对面交接,登记胎盘具体数量。
人流组织处置流程	准备处置人流组织 ↓ 用筛网检查其完整性 ↓ 放入标本袋或者其它包装袋内、封口 ↓ 放入医疗废物专用袋、有效封口、填写并粘贴标签 ↓ 医院内交接与转运[a] ↓ 于医疗废物暂存处低温暂存,上锁 ↓ 医疗废物集中处置单位或其他有资质的单位进行处置 注: [a]按照病理性医疗废物进行交接、登记、转运,交接时实施双签名。

参 考 文 献

[1] 中华人民共和国国务院. 医疗废物管理条例[EB/OL]. (2003 - 06 - 16)[2019 - 01 - 06]. http://www. gov. cn/banshi/2005 - 08/02/content_19238. htm.

[2] 中华人民共和国卫生部. 医疗机构医疗废物管理办法(中华人民共和国卫生部令 36 号)[EB/OL]. (2003 - 10 - 15)[2019 - 01 - 06]. http://www. nhfpc. gov. cn/mohyzs/s3576/200804/18353. shtml.

[3] 中华人民共和国卫生部. 关于明确医疗废物分类有关问题的通知[S]//国家卫生和计划生育委员会医院管理研究所医院感染质量管理与控制中心. 医院感染管理文件汇编(1986—2015). 北京: 人民卫生出版社,2015: 603.

100. 治疗室医院感染管理

持有部门:		文件编号:	
制订者:	审核者:		版次:
制订日期:	审核日期:		执行日期:

定义:治疗室是为患者实施注射、穿刺、换药等治疗及存放无菌物品、清洁物品的场所。

措施类别	关 键 控 制 点
设施配置	配置物品柜、操作台、治疗床、治疗车、手卫生设施、锐器盒、医疗废物桶、非医疗废物桶等设施。
环境管理	1. 地面、物体表面湿式清洁消毒≥2 次/天。 2. 环境、物体表面被体液、血液、排泄物、分泌物污染时,应先采用可吸附材料清除污点,再进行清洁与消毒。 3. 对高频接触、易污染、难清洁消毒的物体表面,可采用塑料薄膜、铝箔等覆盖,一用一更换。 4. 换药、清创等可能造成环境污染的操作结束后,应立即实施环境清洁与消毒。 5. 空气流通良好的治疗室,可自然通风也可机械通风。没有与室外直接通风条件的治疗室,应配置紫外线灯或其他符合要求的空气净化装置。
诊疗用物管理	1. 诊疗器械根据其危险程度采取恰当的消毒/灭菌处理。 2. 一次性医疗器械、器具不得重复使用。 3. 一次性小包装的瓶装碘伏、复合碘消毒剂、氯己定类、醇类等皮肤消毒剂应注明开瓶日期或失效日期,启封后使用时间不超过 7 天。 4. 大包装皮肤消毒剂启用后,根据消毒剂的特性、使用方法、使用频次、环境温湿度等因素确定使用期限,通常不超过 1 个月或遵照产品说明书。 5. 性能不稳定的含氯消毒剂,使用前应进行浓度监测,配制后使用时间不应超过 24 小时。
操作管理	1. 进行各项诊疗操作前后严格执行手卫生。摘手套后应执行手卫生。 2. 操作前评估是否有接触血液、体液、分泌物、排泄物的风险,根据可能的暴露风险选择适宜的防护用品,包括医用外科口罩、手套、隔离衣、护目镜等。

操作管理	3. 清洁性治疗与感染性治疗应分室或分时段诊疗。 （1）门诊应设置：Ⅰ类治疗室，进行穿刺、注射等清洁性治疗；Ⅱ类治疗室，进行感染性伤口换药等治疗； （2）病房如无条件分室设置Ⅰ类与Ⅱ类治疗室，可同室设置，但清洁性治疗与感染性治疗应分时段进行，先清洁性治疗，后感染性治疗。

参 考 文 献

[1] 中华人民共和国国家卫生和计划生育委员会. WS/T 527—2016 医疗机构内通用医疗服务场所的命名[EB/OL].（2018 - 04 - 08）[2018 - 08 - 20]. http://www.nhfpc.gov.cn/zhuz/s9496/201701/1f9de66563304061a4fcd7f54a9399fb.shtml.

[2] 中华人民共和国国家卫生和计划生育委员会. WS/T 510—2016 病区医院感染管理规范[EB/OL].（2017 - 01 - 17）[2018 - 08 - 20]. http://www.nhfpc.gov.cn/zhuz/s9496/201701/1f9de66563304061a4fcd7f54a9399fb.shtml.

[3] 中华人民共和国国家卫生健康委员会. WS/T 591—2018 医疗机构门急诊医院感染管理规范[EB/OL].（2018 - 05 - 23）[2018 - 08 - 20]. http://www.nhfpc.gov.cn/zhuz/s9496/201701/1f9de66563304061a4fcd7f54a9399fb.shtml.

101. 治疗准备室医院感染管理

持有部门:		文件编号:	
制订者:	审核者:	版次:	
制订日期:	审核日期:	执行日期:	

定义：治疗准备室是医务人员为患者实施治疗前进行准备工作(包括配制药液,存放无菌物品、清洁物品、药品)的场所,仅允许本岗位医务人员佩戴口罩进入。

措施类别	关 键 控 制 点
设施配置	1. 配置操作台、物(药)品柜、冰箱、治疗车、抢救车、锐器盒、医疗废物桶、非医疗废物桶、手卫生设施等。 2. 治疗车上应配备快速手消毒剂、锐器盒、感染性废物桶等。 3. 冰箱应配备温、湿度计或电子温、湿度监测设备。 4. 配制化疗药物的治疗准备间应配置生物安全柜。
环境管理	1. 室内通风良好的,选择自然通风或机械通风。没有与室外直接通风条件的,应配置紫外线灯或其他符合要求的空气净化装置。 2. 湿式清洁,1～2 次/天。 3. 进行配药等操作前半小时应停止清扫地面等工作,避免不必要的人员进出。
诊疗用物、药品、消毒剂管理	1. 灭菌物品(棉球、纱布等)开启后使用时间不得超过 24 小时,干罐储存无菌持物钳使用时间不应超过 4 小时。打开时应注明启用时间。 2. 抽出的药液和配制好的静脉输注用无菌液体,放置时间不应超过 2 小时,启封抽吸的溶媒不应超过 24 小时。注明配制或启用时间。 3. 一次性小包装的瓶装碘伏、复合碘消毒剂、氯己定类、醇类等皮肤消毒剂应注明开瓶日期或失效日期,启封后使用时间不超过 7 天。 4. 无菌物品应摆放在无菌柜或架上,按照灭菌日期先后顺序摆放,并做好标识。
操作管理	1. 进行配药、取用清洁/无菌物品前进行手卫生,并佩戴医用口罩。 2. 生物安全柜按产品说明书使用与维护。配制化疗药物时,工作人员应做好防护。 3. 药品应按药品说明书要求配制,现用现配,配制中严格遵循无菌操作原则,并防止锐器伤。

操作管理	4. 严格执行一人一针一管一用,尽可能使用单剂量注射用药;多剂量用药无法避免时,严禁使用用过的针头及注射器再次抽取药物。 5. 医疗废物应就地分类处置,禁止二次分拣。

[1] 中华人民共和国国家卫生和计划生育委员会. WS/T 527—2016 医疗机构内通用医疗服务场所的命名[EB/OL]. (2018 - 04 - 08)[2018 - 08 - 22]. http://www. nhfpc. gov. cn/zhuz/s9496/201701/1f9de66563304061a4fcd7f54a9399fb. shtml.

[2] 中华人民共和国国家卫生和计划生育委员会. WS/T 510—2016 病区医院感染管理规范[EB/OL]. (2017 - 01 - 17)[2018 - 08 - 22]. http://www. nhfpc. gov. cn/zhuz/s9496/201701/1f9de66563304061a4fcd7f54a9399fb. shtml.

[3] 中华人民共和国国家卫生健康委员会. WS/T 591—2018 医疗机构门急诊医院感染管理规范[EB/OL]. (2018 - 05 - 23)[2018 - 08 - 22]. http://www. nhfpc. gov. cn/zhuz/s9496/201701/1f9de66563304061a4fcd7f54a9399fb. shtml.

[4] 中华人民共和国国家卫生和计划生育委员会. WS/T 512—2016 医疗机构环境表面清洁与消毒管理规范[EB/OL]. (2017 - 01 - 17)[2018 - 08 - 22]. http://www. nhfpc. gov. cn/zhuz/s9496/201701/1f9de66563304061a4fcd7f54a9399fb. shtml.

102. 急救转运医院感染管理

持有部门:			文件编号:
制订者:	审核者:		版次:
制订日期:	审核日期:		执行日期:

管理类别	关 键 控 制 点
环境管理	1. 对车内座椅、担架、车载仪器、地面等进行清洁消毒,每天至少 1 次;遇有污染时及时清洁消毒。 2. 车内宜配备血液(体液)溅污处理箱,便于及时进行污点清洁与消毒。 3. 抢救仪器及车内物品表面每次使用后清洁消毒。 4. 转运感染病患者后根据病原体传播特点进行适宜的终末处理。
职业防护及隔离措施	1. 配备专用急救防护用物箱,备齐防护服、护目镜或防护面屏、医用外科口罩及医用防护口罩、手套等用物,方便医护人员随时取用。 2. 接诊所有患者时均应遵循标准预防原则。针对患有感染性疾病的特定患者,应根据病原体的传播途径,在标准预防的基础上采取额外预防措施。 3. 转运过程中进行心肺复苏、气管插管等可能受到患者血液、体液、分泌物等物质喷溅及引发气溶胶喷溅的操作时,应戴医用外科口罩或医用防护口罩、护目镜或防护面屏等。 4. 推荐为工作人员注射乙肝疫苗,在流感流行季节注射流感疫苗。 5. 车内配备职业暴露处置箱,包括便携式洗眼器。
手卫生	1. 车内和出诊箱内配备速干手消毒剂。 2. 戴手套不能代替手卫生,戴手套的手避免触摸车内环境表面。
诊疗器械管理	1. 所有诊疗器械应一人一用一消毒/灭菌。 2. 喉镜使用后,应彻底清洁,镜片应达到高水平消毒或灭菌,镜柄应达到中水平消毒。有条件时,可选择一次性喉镜套、喉镜片。 3. 简易呼吸器一人一用一消毒,应达到中水平以上消毒水平。 4. 除颤仪、心电监护仪、呼吸机等设备应保持清洁。污染时及时消毒,消毒方法应遵循产品说明书,消毒剂或消毒方法应与设备材质兼容。 5. 车载仪器的消毒应遵循产品说明书。

经空气传播疾病患者的转运管理	1. 有条件时,应使用负压转运车。非负压转运车应保持转运途中通风良好。 2. 病情允许时,患者应戴医用外科口罩。 3. 指导患者遵循呼吸道卫生策略。 4. 转运中避免进行产生气溶胶的操作。 5. 转运结束后,及时对车辆进行终末消毒。

［1］中华人民共和国国家卫生和计划生育委员会. WS/T 511—2016 经空气传播疾病医院感染预防与控制规范［EB/OL］.（2017 - 01 - 05）［2019 - 01 - 22］. http://www.nhfpc.gov.cn/zhuz/s9496/201701/7e0e8fc6725843aabba8f841f2f585d2.shtml.

［2］中华人民共和国国家卫生和计划生育委员会. WS/T 512—2016 医疗机构环境表面清洁与消毒管理规范［EB/OL］.（2016 - 12 - 27）［2018 - 12 - 01］. http://www.nhc.gov.cn/ewebeditor/uploadfile/2017/01/20170119150706183.pdf.

103. 呼吸道传染病病区医院感染管理

持有部门：			文件编号：	
制订者：		审核者：	版次：	
制订日期：		审核日期：	执行日期：	

措施类别	干预措施	关键控制点
流程布局	三区划分明确，标识清楚。各区域之间设缓冲间，无逆流，不交叉。	1. 清洁区：病区中不易受到患者血液、体液和病原微生物等物质污染及传染病患者不应进入的区域。 2. 潜在污染区：病区中位于清洁区与污染区之间，有可能被患者血液、体液和病原微生物等物质污染的区域。 3. 污染区：病区中传染病患者和疑似传染病患者接受诊疗的区域。 4. 缓冲间两侧的门应设互锁错位门，两侧门不应同时开启，以减少区域之间空气流通。缓冲间内配备个人防护装备、手卫生设施。
	两通道设置。	1. 医务人员通道和患者通道设置实际屏障，不得交叉逆行。 2. 医务人员出入口设在清洁区一端，患者出入口设在污染区一端。
	负压病房设置。	1. 负压病房的气压宜为 −30 Pa，缓冲间的气压宜为 −15 Pa，应设置压差传感器。 2. 病房需通过缓冲间与病区走廊相连。 3. 病房内的负压通风应为上送风、下排风，送风口远离排风口，排风口位于病床床头附近，下缘靠近地面，但应高于地面 10 cm。 4. 病房内设置独立卫生间，有流动水与卫浴设施。 5. 负压病房门窗应保持关闭。
隔离要求	隔离设施与要求。	1. 病室内应有良好的通风设施。合理的空气流向为清洁区→污染区→排出室外。 2. 各区应安装适量非手触式开关的流动水洗手池。病室内设有标准的手卫生设施。 3. 不同种类传染病患者应分室安置。疑似患者应单独安置。如条件有限，同种疾病患者可安置于一室，床间距离不少于 1.2 m。 4. 一间负压病房宜安排一名患者。

患者和医务人员管理	患者管理。	1. 患者在病情允许时宜戴医用外科口罩,活动宜限制在隔离病室内。 2. 指导患者适时、正确实施手卫生及佩戴口罩。 3. 限制探视人数和时间。 4. 患者死亡后,应使用防渗漏的尸体袋双层装放,必要时应消毒尸袋表面,并尽快火化。
	工作人员的防护。	1. 防护原则:标准预防+空气预防或飞沫预防+接触预防。 2. 防护用品的使用:进入确诊或疑似呼吸道传染病患者房间时,应佩戴医用外科口罩或医用防护口罩;根据暴露级别选择戴帽子、手套、护目镜或防护面罩,穿隔离衣。确保医用外科口罩或医用防护口罩在安全区域最后脱卸。 3. 应根据疫情防控需要,开展工作人员的症状监测,必要时为高风险人群接种经空气传播疾病疫苗。 4. 发生呼吸道传染病职业暴露时,应采用相应的免疫接种和(或)预防用药等措施。
环境消毒与物品管理	空气消毒。	1. 受客观条件限制的病区应保持良好通风,包括自然通风和机械通风。 2. 安装具有空气净化消毒装置的集中空调通风系统。 3. 使用符合卫健委消毒产品规定的空气净化设备,其操作方法、注意事项等应遵循产品的使用说明。
	环境与物体表面消毒。	1. 具体方法见"11. 环境表面清洁消毒标准操作规程"。 2. 根据病原体类型选择消毒剂,详细内容见"23. 常用环境物体表面、医疗器械消毒剂使用与管理"。
	医疗用品管理。	1. 宜使用一次性医疗器械和器具,一次性医疗用品不得重复使用,使用后必须按照医疗废物进行处置。 2. 被病原体污染的可重复使用诊疗器械和器具,应标明感染病名称,由消毒供应中心单独回收处理。 3. 可重复使用的个人防护用品应清洗、消毒或灭菌后再使用。 4. 患者更换的床单元用品,应单独打包,放入双层专用袋中,做明显标记,专人回收处置。

医疗废物管理		生活垃圾按照医疗废物处置。详细内容见"139. 医疗废物处置标准操作规程"。

[1] 中华人民共和国卫生部. WS/T 311—2009 医院隔离技术规范[S]//国家卫生和计划生育委员会医院管理研究所医院感染质量管理与控制中心. 医院感染管理文件汇编(1986—2015). 北京：人民卫生出版社,2015：214－237.

[2] 中华人民共和国住房和城乡建设部. GB 51039—2014 综合医院建筑与设计规范[EB/OL]. (2014－12－02)[2015－08－01]. http://www. mohurd. gov. cn/wjfb/201508/t20150830_224354. html.

[3] 中华人民共和国国家卫生和计划生育委员会. WS/T 511—2016 经空气传播疾病医院感染预防与控制规范[EB/OL]. (2017－01－05)[2018－01－22]. http://www. nhfpc. gov. cn/zhuz/s9496/201701/7e0e8fc6725843aabba8f841f2f585d2. shtml.

[4] 中华人民共和国国家质量监督检验检疫总局,中国国家标准化管理委员会. GB/T 35428—2017 医院负压隔离病房环境控制要求[S]. 北京：中国标准出版社,2018.

104. 负压病房医院感染管理

持有部门:			文件编号:	
制订者:	审核者:		版次:	
制订日期:	审核日期:		执行日期:	

定义：负压病房是用于隔离通过或可能通过经空气传播的传染病患者或者疑似患者的病房。采用通风方式，使病房区域空气由清洁区向污染区定向流动，并使病房空气静压低于周边相邻相通区域空气静压，以防止病原微生物向外扩散。

管理类别	干预措施	关键控制点
流程布局与隔离要求	三区划分明确，标识清楚。各区域之间设缓冲间，无逆流，不交叉。	1. 内部分为清洁区、潜在污染区、污染区，各区应相对集中布置，并有能阻隔空气传播的物理屏障和明显的警示标志。 2. 各区域之间应设置缓冲间，缓冲间宜便于医用推车和普通医疗设施的进出。 3. 病房通过缓冲间与潜在污染区（走廊）连接，缓冲间的门应具有互锁功能并具有应急解锁功能，缓冲间污染区侧的互锁门关闭1分钟后才允许开启清洁区侧的互锁门。
	隔离设施要求。	1. 病房宜采用单人间设计，房间面积应考虑医疗和患者的生活需要，室内净高度不应＜2.6 m，如无特殊要求，高度也不宜＞3 m。每间病房里应设置独立的卫生间。 2. 应增设门禁系统，限制患者的活动范围。病房内宜设置内外通话系统、视频监控系统。 3. 通向外界的门应向外开启，内门应向静压大的一侧开启。病房宜设不可开启的密闭窗并加装窗帘等遮挡装置。 4. 应在与病房相邻走廊的潜在污染区的墙上设置内外侧窗门互锁的传递窗，传递窗结构应密闭。 5. 地面、墙壁、屋顶等应平整、光滑、耐腐蚀，接缝处应密封，且便于清洁和消毒。污染区内围护结构的所有缝隙和贯穿处的接缝都应可靠密封。

气流组织与压差控制	送风口与排风口布置、压力梯度设置应符合定向气流组织原则。	1. 送风口应设置在房间上部,排风口应设置在病床床头附近,应利于污染空气就近尽快排出。 2. 应保证气流从清洁区→潜在污染区→污染区方向流动。
	相邻相通不同污染等级房间的压差(负压)不小于5 Pa。清洁区气压相对室外大气压应保持正压。	1. 负压程度由高到低依次为病房卫生间、病房房间、缓冲间及潜在污染走廊。 2. 有压差的区域,应在外侧人员目视区域设置微压差计,并标明明显的安全压差范围指示。微压差计应定期检查、矫正并记录。 3. 出入负压病房必须遵守工作流程,负压病房各区域的门应尽量关闭,特别是通往室外的大门。工作人员必须遵守随手关门的规定。
通风空调系统	通风空调送风系统应按清洁区与污染区(含潜在污染区)分别独立设置。	1. 宜采用全新风直流式空调系统。 2. 送排风系统中,每间房间的送、排风支管上应设置电动或气动密闭阀,并可单独关闭。 3. 污染区排风应经过高效过滤器过滤后排放。排风机位置及设置应确保在建筑的排风管道内保持负压。 4. 当患者结束诊疗,病房停止使用后,空调应继续运行一段时间,并进行消毒,将下排风口的过滤器进行更换,必要时排风机内的高效过滤器也要进行更换,避免病菌滞留。 5. 排风口应远离进风口和人员活动区域,并设在高于半径15 m范围内建筑物高度3 m以上的地方。
卫生与环境参数	卫生和环境参数。	1. 每月监测空气细菌菌落总数,应符合 WS/T 368—2012 中4.2.3的要求。物体表面微生物应≤10 CFU/cm^2,患者转出负压病房,应进行终末消毒,并经空气、物体表面采样合格后,方可再次使用。 2. 每日监测污染区和潜在污染区的换气次数,宜为 10~15 次/小时,每小时人均新风量不应少于 40 m^3;清洁区的换气次数宜为 6~10 次/小时。 3. 每日监测温度、湿度等参数,温度宜控制在 20~26℃,相对湿度宜控制在 30%~70%,噪声应不大于 50 dB,照度应不小于 50 Lux。

消毒隔离 要求	个人防护和手卫生。	1. 进入负压病房的医务人员必须戴圆帽、医用外科口罩或医用防护口罩,穿隔离衣,吸痰等护理操作时戴防护面罩或护目镜。 2. 严格执行手卫生。
	清洁与消毒。	做好病室环境清洁与消毒,具体方法参照"11. 环境表面清洁消毒标准操作规程"。
其他管理 要求	医疗用品的管理。	1. 诊疗突发原因不明的传染病患者时,宜使用一次性医疗器械和器具;一次性医疗用品不得重复使用,使用后必须按照医疗废物进行处置。 2. 被病原体污染的可重复使用诊疗器械和器具,应标明感染病名称,由消毒供应中心单独回收处理。 3. 患者更换的床单元用品,应单独打包,放入双层专用袋中,做明显标记,专人回收处置。
	医疗废物处置。	参照"139. 医疗废物处置标准操作规程"。

[1] 中华人民共和国卫生部. WS/T 311—2009 医院隔离技术规范[S]//国家卫生和计划生育委员会医院管理研究所医院感染质量管理与控制中心. 医院感染管理文件汇编(1986—2015). 北京:人民卫生出版社,2015:214-237.

[2] 中华人民共和国住房和城乡建设部. GB 51039—2014. 综合医院建筑设计规范[EB/OL]. (2014-12-02)[2019-04-04]. http://www.mohurd.gov.cn/wjfb/201508/t20150830_224354.html.

[3] 中华人民共和国卫生和计划生育委员会. WS/T 511—2016 经空气传播疾病医院感染预防与控制规范[EB/OL]. (2016-12-27)[2019-04-04]. http://www.nhc.gov.cn/wjw/s9496/201701/7e0e8fc6725843aabba8f841f2f585d2.shtml.

[4] 中华人民共和国国家质量监督检验检疫总局,中国国家标准化管理委员会. GB/T 35428—2017. 医院负压隔离病房环境控制要求[EB/OL]. (2017-12-29)[2018-07-01]. http://www.gb688.cn/bzgk/gb/newGbInfo? hcno=E81ED5FB3946F7BDF7F881E5CEC32396.

105. 超声科医院感染管理

持有部门：		文件编号：
制订者：	审核者：	版次：
制订日期：	审核日期：	执行日期：

措施类别	关 键 控 制 点	说　明
根据超声探头感染危险度，采取合适的清洁消毒/灭菌方法	1. 低度危险性探头：清洁探头＋低水平消毒。 2. 中度危险性探头：高水平消毒探头＋无菌保护套/膜＋无菌耦合剂。 3. 高度危险性探头：灭菌或高水平消毒探头＋无菌保护套/膜＋无菌耦合剂。	1. 低度危险性探头：仅接触完整皮肤，在完整皮肤上进行诊断扫描，如普通腹部超声诊断。 2. 中度危险性探头：接触黏膜或者不完整皮肤，如经阴道或直肠的超声检查，或对感染、创伤处进行的超声检查。 3. 高度危险性探头：接触无菌组织、器官或者无菌医疗操作区域，如超声引导下的中央静脉置管、组织活检、手术等。
超声探头处置基本原则和要求	1. 一人一用一清洁消毒/灭菌。每班次工作结束后，应对探头进行彻底清洁消毒，并对手柄、电缆线等进行彻底清洁消毒。 2. 探头消毒或灭菌前应先进行清洁。 3. 任何探头的清洁、消毒或灭菌方法均应严格遵循产品说明书，选择的消毒剂或消毒/灭菌方法必须与探头材质相兼容，并同时达到有效的消毒或灭菌水平。 4. 至少每周将探头及附件拆至最小化，彻底清洗和消毒。 5. 使用中的探头保护套/膜如脱落、破损，应立即对探头重新清洁、消毒/灭菌，并重新加套/膜使用。	1. 探头清洁时可选择含季铵盐类的消毒湿巾或不脱毛软布蘸清水擦拭，也可在流动水下冲洗。 2. 流动水清洁探头时，应注意探头面朝下，电缆线在上，避免探头内部进水。 3. 清洁后应及时使用吸水纸或清洁布巾擦干探头。 4. 使用消毒剂浸泡或擦拭探头后，应使用清水或无菌水去除消毒剂残留。 5. 除去探头保护套/膜时应注意不能污染探头。

超声探头处置基本原则和要求	6. 对多重耐药菌感染/定植患者或其他采取接触预防措施的患者进行超声诊断时,应使用探头保护套/膜,并做好清洁消毒。 7. 探头保护套/膜不能代替探头清洁和消毒。 8. 中度、高度危险性探头处置后应清洁或无菌保存,避免二次污染。	6. 有条件时,可考虑使用自动化、专用探头清洁消毒设备。 7. 所有探头都应禁止使用碘酊、有机汞或酸性液、碱性液清毒。除极个别探头可使用≥75％乙醇消毒外,其他探头不推荐使用≥75％乙醇消毒。
耦合剂的使用与管理	1. 所有侵入性操作或探头接触无菌组织、破损皮肤、手术切口时均应使用无菌耦合剂,且耦合剂应为独立包装。 2. 对婴儿进行超声诊断、治疗时,应使用无菌耦合剂。 3. 挤压耦合剂时,瓶口不能接触探头。 4. 不宜对耦合剂进行分装。 5. 耦合剂应在有效期内使用。 6. 耦合剂应保存于清洁、干燥、通风处,温度<40℃。	使用耦合剂前应认真阅读说明书,正确区分无菌耦合剂、消毒耦合剂和非消毒耦合剂。确保侵入性操作时使用无菌耦合剂。
人员管理	1. 操作前后严格执行手卫生,接触患者血液、体液等污染物后应使用流动水＋皂液洗手。 2. 进行侵入性超声检查、治疗时,操作人员应戴医用外科口罩、无菌手套,必要时穿戴无菌手术衣、戴护目镜或面罩等,严格执行无菌操作技术。 3. 多重耐药菌感染/定植患者宜安排在最后检查。	
环境及医疗废物管理	1. 超声仪、检查床等物体表面应定时进行清洁。被患者体液、血液、排泄物等污染时,应先清除污染物,再进行彻底清洁消毒处理。	环境表面日常清洁选择清水即可,遇污染时应根据病原体不同,选择有效的消毒剂进行消毒。

| 环境及医疗废物管理 | 2. 床单每班次更换,遇污染随时更换。
3. 被患者血液、体液等污染的耦合剂擦拭纸应按照感染性医疗废物处置。探头保护套/膜按照感染性医疗废物处置。 | |

[1] 国家食品药品监督管理总局. YY 0299—2016 医用超声耦合剂[EB/OL]. (2016 - 02 - 11)[2019 - 01 - 18]. http://www. nmpa. gov. cn/WS04/CL2120/299631. html.

[2] Carrico RM, Furmanek S, English C. Ultrasound probe use and reprocessing: Results from a national survey among U. S. infection preventionists [J]. Am J Infect Control, 2018, 46(8): 913 - 920.

[3] British Society of Echocardiography. Guidelines for transesophageal echocardiographic probe cleaning and disinfection from the British Society of Echocardiography [J]. Eur J Echocardiogr, 2011, 12(10): i17 - i23.

106. 放射科医院感染管理

持有部门:			文件编号:	
制订者:		审核者:		版次:
制订日期:		审核日期:		执行日期:

措施类别	关 键 控 制 点
人员管理	1. 医务人员应根据可能的暴露风险,穿戴合适的防护用品。为经飞沫/空气传播疾病的患者检查时(直接接触时),应佩戴医用外科口罩或医用防护口罩,并尽量与患者保持≥1 m距离。 2. 呼吸道感染患者接受诊疗检查时,应嘱患者遵守呼吸道卫生/咳嗽礼仪,病情允许时,佩戴医用外科口罩。 3. 进行介入治疗操作时,应遵循外科手术操作管理要求。
环境管理	1. 物体表面采用湿式卫生＋清洁剂辅助清洁,2 次/天。被患者体液、血液、排泄物、分泌物等污染时应立即清除污物,再进行清洁与消毒。 2. 保持检查室、候诊区空气清新、通风良好。通风可选择自然通风也可安装机械通风装置。空气消毒可选择安装空气净化消毒装置的集中空调通风系统、循环风紫外线空气消毒器或其他合格的空气消毒设备。空气消毒装置应正确使用、定期维护。 3. 接诊经空气或经飞沫传播疾病患者后,应通风并对空气进行消毒(麻疹患者除外)。 4. 接诊多重耐药菌感染/定植患者时,应遵循接触预防策略,诊疗结束后,应对患者接触过或可能被污染的仪器、设备、物体表面进行清洁消毒。 5. 对设备进行清洁消毒时,选择的清洁、消毒剂或消毒方法应与设备材质兼容。
安全注射	1. 进行注射操作时,应一人一针一管,包括进行强化 CT 诊断中使用高压注射器注射造影剂时。 2. 各种静脉、肌内注射药品应尽量做到单剂量注射,多剂量无法避免时应确保一人一针一管一用。
铅衣管理	1. 日常可用清水擦拭,保持清洁。 2. 被血液、体液污染时可用软布蘸取清洁剂擦拭干净,再用消毒剂擦拭消毒。

铅衣管理	3. 有条件时可使用铅衣消毒柜。 4. 含醇及含氯的消毒剂通常不适用于铅衣消毒。一般铅衣禁止浸泡消毒。日常清洁消毒推荐使用季铵盐类消毒剂进行擦拭消毒。

 参 考 文 献

[1] 中华人民共和国国家卫生和计划生育委员会. WS/T 591—2018 医疗机构门急诊医院感染管理规范[EB/OL]. (2018 - 05 - 10) [2018 - 09 - 01]. http://www. nhfpc. gov. cn/zhuz/s9496/201805/fa830cbf8b5a4ef3a1f6615a46a350a0. shtml.

[2] 中华人民共和国国家卫生和计划生育委员会. WS/T 512—2016 医疗机构环境表面清洁与消毒管理规范[EB/OL]. (2016 - 12 - 27)[2018 - 09 - 01]. http://www. nhfpc. gov. cn/zhuz/s9496/201701/0a2cf2f4e7d749aa920a907a56ed6890. shtml.

[3] Chen L, Xu Y J, Zhang F X, et al. An effective intervention to improve the cleanliness of medical lead clothes in an orthopedic specialized hospital [J]. American Journal of Infection Control, 44(2016): 269 - 270.

第 8 章

职业安全与防护

107. 安 全 注 射

持有部门:			文件编号:	
制订者:		审核者:	版次:	
制订日期:		审核日期:	执行日期:	

定义:安全注射是指对接受注射者无害,实施注射操作的医务人员不暴露于可避免的风险以及注射后的废弃物不对环境和他人造成危害。

措施类别	关 键 控 制 点	说 明
药物管理	1. 注射前查看药物的有效期,检查药物有无悬浮物、异物、沉渣等,检查外包装是否完整。 2. 疑似有污染的药品不得使用。 3. 抽出的药液和配制好的静脉输注用无菌液体,放置时间不超过 2 小时,启封抽吸的各种溶媒不超过 24 小时。 4. 各种药液宜现配现用。 5. 各种血制品、脂肪乳、静脉营养液的管理应遵循相关管理要求。 6. 尽可能使用单剂量注射药品。单剂量注射用药品不得分数次使用。 7. 封管液应单人次、单剂量使用。	应按照厂家建议保存药品。
注射器具管理	1. 注射前查看注射器具是否在有效期内,有无漏气,包装是否完整。 2. 疑似被污染的注射器具不得使用。 3. 一次性使用输液器、输血器、输液装置、注射器及其针头等不能重复使用,确保一人一针一管一用。 4. 使用同一溶媒配制不同药液时,必须每次更换未启封的一次性使用无菌注射器和针头抽取溶媒。 5. 多剂量用药时,必须做到一人一管一用。	1. 留置针封管、胰岛素注射、药物过敏试验、免疫接种等操作均应一人一针一管一用,不得只更换针头不更换注射器。 2. 胰岛素笔的使用应遵循产品说明,通常情况下,使用同一支胰岛素笔为同一患者皮下注射胰岛素时只需要更换针头。

消毒剂管理	1. 消毒剂应在有效期内使用。 2. 使用安全有效的皮肤消毒剂。首选氯己定-乙醇消毒液,也可选用0.5%碘伏、75%乙醇消毒液等。 3. 碘伏、复方碘消毒液、季铵盐类、氯己定类、碘酊、醇类皮肤消毒液应注明开瓶日期或失效日期。连续使用最长不超过7天。	1. <2月龄婴儿慎用氯己定消毒液。新生儿避免使用碘酊。 2. 消毒液连续使用最长不超过7天,是针对开瓶后反复用棉签蘸取使用的消毒剂。
无菌操作	1. 治疗准备间、治疗室、静脉用药调配中心等配制药物和实施注射的环境应符合要求,清洁、干燥,减少无关人员进入。 2. 医务人员在配制药物和注射前后应严格执行手卫生,佩戴医用外科口罩或医用口罩。 3. 进行中心静脉置管和外周静脉置管时应遵循最大无菌屏障。 4. 皮肤消毒时应以穿刺点为中心涂擦,至少消毒两遍或遵循消毒剂使用说明书,待自然干燥后方可穿刺。 5. 皮肤消毒后不应再用未消毒的手指触摸穿刺点。 6. 配药时,医务人员手不得触碰注射器针梗、活塞,不得触碰注射器及输液器针头等部位。一旦触碰,视为污染。 7. 止血带应一人一用一清洁或消毒。采血用垫巾应一人一用一更换。 8. 穿刺部位应避开感染或破损部位。 9. 应保证血管通路通畅,在每次输液之前,应冲洗血管通路装置并抽回血,输液结束冲管后应对血管通路装置进行封管。	中央导管置管时及导管维护时的相关要求参照"42. 中央导管相关血流感染预防与控制标准操作规程"。
锐器伤防护	1. 禁止双手回套针帽。如确需回套,则使用单手操作或使用针帽回套装置。 2. 禁止用手分离注射器针头。禁止徒手弯曲、折断注射器针头。 3. 禁止手持注射器随意走动。 4. 进行注射操作时,应保证充足的光线。	1. 无须为了毁形而弯曲、折断注射器针头。 2. 锐器伤处置参照"109. 医务人员职业暴露处置标准操作规程"。

锐器伤防护	5. 有条件时,使用安全器具进行各种注射操作,如无针系统、自毁式注射器等。 6. 禁止徒手掰安瓿。 7. 发生锐器伤后应规范处置。	
医疗废物处置	1. 锐器盒需防渗漏、防穿透;锐器盒在转运过程中应密闭,避免内容物外漏或溢出。 2. 锐器使用后应立即放入锐器盒内。 3. 锐器盒不可盛装过满,达到 3/4 满时应及时关闭。 4. 在所有可能产生锐器的场所配备锐器盒,锐器盒放置的位置应醒目、方便、高度适宜。	

[1] 高晓东,韩玲样,卢珊,等. 基层医疗机构感染预防与控制 500 问[M]. 上海:上海科学技术出版社,2017.
[2] 中华人民共和国国家卫生和计划生育委员会. WS/T 510—2016 病区医院感染管理规范[J]. 中国感染控制杂志,2017,16(3):289-292.
[3] 中华人民共和国国家卫生和计划生育委员会. 静脉治疗护理技术操作规范 WS/T 433—2013[J]. 中国护理管理,2014(1):1-4.
[4] 李春燕. 美国 INS2016 版《输液治疗实践标准》要点解读[J]. 中国护理管理,2017,17(2):150-153.

108. 医务人员血源性职业暴露防护标准操作规程

持有部门:		文件编号:
制订者:	审核者:	版次:
制订日期:	审核日期:	执行日期:

防护优先等级原则：有效性从高到低依次为消除风险、工程控制、管理措施、行为控制、个人防护用品使用、接触后预防。

措施类别	具 体 措 施	说 明
锐 器 伤 防护	1. 消除所有不必要的注射,如用喷射注射器来替代注射或针具。 2. 使用无针系统。 3. 使用安全器具,如自动销毁式注射器等。 4. 利用安全针具装置钝化使用后的针具。 5. 使用真空采血管采集血标本。 6. 禁止将没有分离针头的注射器丢入感染性医疗废物之中。 7. 在所有可能产生锐器的场所尽可能放置锐器盒,锐器盒放置在醒目、方便、高度适宜、操作人员视线水平及手臂所能及的范围内,如治疗车、治疗台侧面。 8. 规范使用锐器盒,3/4满时及时封口。 9. 锐器使用后应直接放入合格的锐器盒内。 10. 禁止双手回套针帽。如确需回套针帽,建议单手回套或使用针帽回套装置。 11. 禁止弯曲被污染的针具,禁止用手分离使用过的针具和针管,禁止用手直接接触污染的针头、刀片等锐器。 12. 禁止将手伸入医疗废物容器内,禁止用手挤压医疗废物。禁止徒手携带锐器行走。 13. 清理可能含有锐器的污物时,应借助刷子、垃圾铲或镊子等器械,而非徒手处置。	1. 使用无针系统静脉注射能将针刺伤降低78.7%。 2. 由中空针头引起的锐器伤中有83%可以通过使用安全器具来预防。 3. 及时钝化使用后的针具可将锐器伤害减少23%~100%。 4. 使用真空采血管静脉采血,可使相关锐器伤减少48%。 5. 使用锐器盒可使伤害减少2/3;锐器盒摆放在方便位置可以减少医护人员因转移锐器而发生的损伤;不推荐将锐器盒放置在治疗车底层或地上。

锐器伤防护	14. 在进行侵袭性诊疗、护理、实验操作过程中,要保证充足的光线。 15. 污染器械处置人员、手术人员应穿戴包脚的防护鞋。	
术中锐器伤防护	1. 如有条件,使用缝合器、组织黏合剂替代缝合针。 2. 皮肤和腹部缝合时,如可能,用U形针来代替锐利的缝合针。 3. 使用带有刀片回缩处理装置或带有刀片废弃一体化装置的手术刀。 4. 手术中禁止用手传递锐器,应建立"中立区"。传递手术刀、剪、缝针及骨凿等锐器时,应将锐器放在无菌弯盘中传递。传递电钻等较大锐器时,应上好钻头或探针再行传递。 5. 安装、拆卸手术刀片时应使用血管钳,而非徒手操作。 6. 手术缝合时、暴露手术野时应借助持针器、拉钩等,禁止用手指来牵引或握持组织。 7. 手术中,及时清理手术区使用后的锐器。 8. 在进行发生锐器伤风险较大的手术时(如骨科手术时),佩戴双层手套。	双层手套不能防止锐器伤,但是可将里层手套被刺穿的可能性降低60%~70%。缝合针上的血经过双层手套后,血量会减少95%。
皮肤黏膜暴露防护	1. 进行有可能接触患者血液、体液的诊疗、护理和实验操作时应戴手套。手部皮肤破损或者在进行手套破损率比较高的操作时,应戴双层手套。 2. 脱去手套后立即洗手或卫生手消毒。 3. 手术或者其他操作中,怀疑或确认手套被刺破,应及时对手套进行擦洗,一旦确认手术安全允许,应尽快更换手套。 4. 外科手术时间延长时,应定期更换手套。 5. 在诊疗、护理操作过程中,有可能发生血液、体液飞溅到面部时,医务人员应当戴医用外科口罩、护目镜或防护面罩。 6. 普通眼镜防护作用有限,不能替代防护镜或防护面屏。	1. 推荐双层显影手套。一旦外层手套破损,可提醒医务人员立即更换手套。 2. 戴手套不能替代洗手或手消毒。 3. 由于水化作用,手术延长时橡胶手套发生穿孔渗透风险增加。 4. 手术中,眼部受体液暴露概率可达25%~51%。

皮肤黏膜暴露防护	7. 有可能发生血液、体液大面积飞溅或者有可能污染医务人员的身体时,应当穿戴具有防渗透性能的隔离衣或者围裙。 8. 手术中如预计可能出现大出血,应穿袖口、袖子防水、内衬具有防渗透功能的手术衣,并穿戴防渗透鞋。 9. 在维修或者运输可能被血液或其他潜在感染性物质污染的设备前,应当进行检查,必要时进行消毒。在被污染的设备上张贴警示说明。 10. 在实验室、手术室、口腔科、消毒供应中心等场所配备或安装洗眼装置。	
暴露后处置	参照"109. 医务人员职业暴露处置标准操作规程""110. 医务人员职业暴露后预防标准操作规程"。	
其他防护措施	1. 国家层面制定预防职业暴露的相关政策,医院层面制定预防职业暴露的相关制度和流程。 2. 加强培训,增强医务人员职业防护意识,使其掌握预防职业暴露的措施和暴露后的应急处理方法。	政策和制度包括从行政层面推广安全器具的使用、职业暴露后预防处置费用报销机制及配备足够的个人防护用品等。

[1] 中华人民共和国卫生部. GBZ/T 213—2008 血源性病原体职业接触防护导则[S]//国家卫生和计划生育委员会医院管理研究所 医院感染质量管理与控制中心. 医院感染管理文件汇编(1986—2015). 北京:人民卫生出版社,2015:138-162.
[2] 高晓东,韩玲样,卢珊,等. 基层医疗机构感染预防与控制 500 问[M]. 上海:上海科学技术出版社,2017.
[3] Gao X, Hu B, Suo Y, et al. A large-scale survey on sharp injuries among hospital-based healthcare workers in China [J]. Scientific Reports, 2017, 7:42620.

109. 医务人员职业暴露处置标准操作规程

持有部门：		文件编号：	
制订者：	审核者：	版次：	
制订日期：	审核日期：	执行日期：	

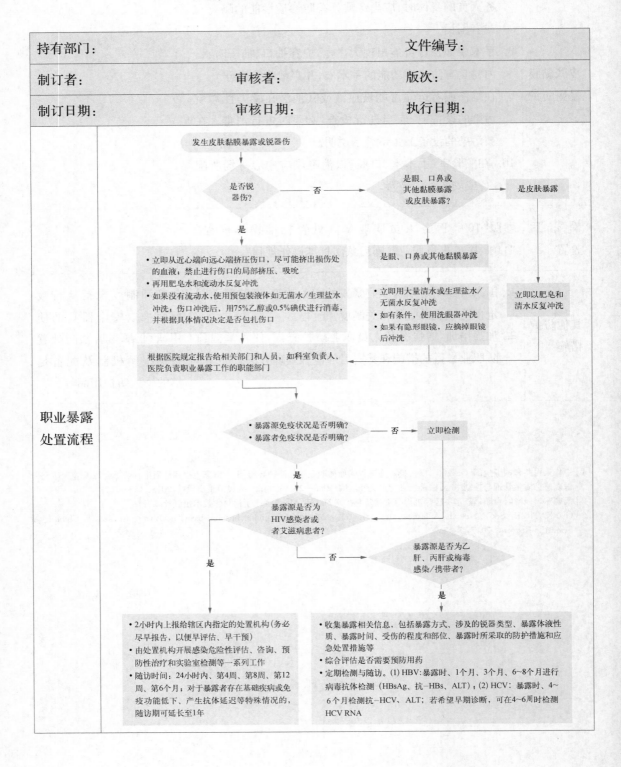

职业暴露处置流程

注意事项	1. HIV职业暴露处置机构是由地方卫生健康行政部门根据职业暴露处置工作需要，指定辖区内具备条件的医疗卫生机构担任，并向社会公布名单和相关服务信息。 2. 暴露源不明的可视同血源性传染病检测结果阳性处理。

[1] 中华人民共和国卫生部. GBZ/T 213—2008 血源性病原体职业接触防护导则[S]//国家卫生和计划生育委员会医院管理研究所医院感染质量管理与控制中心. 医院感染管理文件汇编(1986—2015). 北京：人民卫生出版社,2015：138 - 162.
[2] 中华人民共和国国家卫生计生委办公厅. 职业暴露感染艾滋病病毒处理程序规定[EB/OL]. (2015 - 07 - 23)[2019 - 01 - 10]. http://www. nhc. gov. cn/jkj/s3585/201507/902caba665ac4d38ade13856d5b376f4. shtml.
[3] 中华人民共和国卫生部. 医务人员艾滋病病毒职业暴露防护工作指导原则(试行)[EB/OL]. (2004 - 04 - 06)[2019 - 04 - 04]. http://www. nhc. gov. cn/yzygj/s3593/200804/156e55df4e4b47f9973d7cb4bb47f76f. shtml.

110. 医务人员职业暴露后预防标准操作规程

持有部门：		文件编号：	
制订者：	审核者：	版次：	
制订日期：	审核日期：	执行日期：	

原则：主管部门接到报告后应尽快评估职业暴露情况，如需用药，应尽可能在 24 小时内采取预防措施。对于具有潜在 HIV 感染风险的人员应尽可能在暴露后 2 小时内开始预防性用药，最好不要超过 24 小时，但即使超过 24 小时，也建议实施预防性用药。

HBV 职业暴露后预防策略

暴露者的乙肝疫苗接种史及免疫状态		推荐的治疗策略		
		暴露源 HBsAg 阳性	暴露源 HBsAg 阴性	暴露源 HBsAg 不详
从未接种疫苗	HBsAg 和抗-HBs 阴性[a]	注射乙型肝炎免疫球蛋白（HBIG），并乙肝疫苗全程接种[b]。	乙肝疫苗全程接种。	进行流行病学风险评估，如果存在风险，考虑注射 HBIG，并开始乙肝疫苗全程接种。
	HBsAg 阳性	不需要治疗。	不需要治疗。	不需要治疗。
以前接种过疫苗	抗-HBs>10 mIU/ml	不需要治疗。	不需要治疗。	不需要治疗。
	抗-HBs<10 mIU/ml[c]	注射 HBIG，并乙肝疫苗全程接种。	不需要治疗或考虑全程注射乙肝疫苗。	评估流行病学风险；如果存在风险，注射 HBIG，并乙肝疫苗全程接种。

注：
[a] HBsAg，乙型肝炎表面抗原；抗-HBs，乙型肝炎表面抗体。
[b] HBIG 和乙肝疫苗可以同时注射，但应在不同部位注射；HBIG 和乙肝疫苗应于暴露后尽快注射（最好是 24 小时内）。
[c] 对注射首个全程乙肝疫苗无应答者（抗-HBs<10 mIU/ml）、暴露于 HBsAg 阳性的感染源或高度怀疑高危的感染源，预防用 HBIG 和 1 个疗程的乙肝疫苗或给予 HBIG 2 剂（间隔 1 个月）；对第 2 个全程乙肝疫苗接种后仍无应答者，若再暴露则给予 HBIG 2 剂（间隔 1 个月）。

HCV 职业暴露后预防策略			
暴露者的 HCV 状态	推荐的治疗策略		
	暴露源抗- HCV 阳性	暴露源抗- HCV 阴性	暴露源抗- HCV 不详
丙型肝炎病史和抗- HCV 阳性	不需要治疗。	不需要治疗。	不需要治疗。
丙型肝炎病史和抗- HCV 阴性	1. 查抗- HCV、天冬氨酸转氨酶（AST）、丙氨酸转氨酶（ALT）和 RT－PCR 检测丙型肝炎病毒核糖核酸（HCV RNA），建立阴性基线。 2. 暴露后定期随访，如果 6 个月后仍然是阴性，即停止随访。 3. 如果 RT－PCR 重复阳性结果，则考虑"严密观察"或者"早期治疗"策略。	1. 不需要治疗。 2. 定期随访。	1. 查抗－HCV、AST、ALT 和 RT－PCR 检测 HCV RNA，建立阴性基线。 2. 进行流行病学调查、风险评估。 3. 如果存在风险，暴露后定期随访，如果 6 个月后仍然是阴性，即停止随访。 4. 如果 RT－PCR 重复阳性结果，则考虑"严密观察"或者"早期治疗"策略。
丙型肝炎病史和抗- HCV 状态不详	尽快检测相关指标，根据检测结果采取对应预防策略。		

注意：HCV 职业暴露后无推荐预防措施；注射免疫球蛋白无效；监测早期感染，一旦感染，尽早规范治疗可能会降低进展到慢性肝炎的风险。

其他职业暴露后预防策略

1. 梅毒职业暴露：定期追踪随访，暴露后预防性用药暂无推荐方案。
2. HIV 职业暴露：根据处置机构专业人员评估结果决定是否预防性用药及用药方案。
3. 在临床上，当发生血液暴露时，临床医生应该考虑接触到多个血源性病原体的可能性。因此，当有人暴露于 HBV 时，至少应该对 HCV 和 HIV 的潜在风险进行评估，同样，当有人暴露于 HCV 时，至少应该对 HBV 和 HIV 的潜在风险进行评估。

[1] 中华人民共和国国家卫生计生委办公厅. 职业暴露感染艾滋病病毒处理程序规定[EB/OL]. (2015 - 07 - 23)[2017 - 04 - 10]. http://www. nhfpc. gov. cn/jkj/s3585/201507/902caba665ac4d38ade13856d5b376f4. shtml.

[2] 中华医学会感染病学分会艾滋病丙型肝炎学组,中国疾病预防控制中心. 中国艾滋病诊疗指南(2018 年版)[J]. 中华内科杂志, 2018,57(12): 867 - 884.

[3] 高晓东,韩玲样,卢珊,等. 基层医疗机构感染预防与控制 500 问[M]. 上海:上海科学技术出版社,2017.

[4] Gilbert DN, Chambers HF, Eliopoulos GM, et al. 桑福德抗微生物治疗指南[M]. 范洪伟,王焕玲,吕玮,等译. 46 版. 北京:中国协和医科大学出版社,2017: 205 - 206.

111. 实验室生物安全防护标准操作规程

持有部门：		文件编号：	
制订者：	审核者：		版次：
制订日期：	审核日期：		执行日期：

措施类别	干 预 措 施
建筑要求	1. 实验室设计应易清洗,禁止使用地毯、坐垫,椅子与家具必须使用光滑的材料覆盖以便清洗消毒。 2. 实验室的门应为自闭式,并设门禁。 3. 工作台表面应防水,抗酸、碱、有机溶剂腐蚀,并能耐受一定的高温。 4. 实验室应保持清洁,不得存放与操作无关的物品。 5. 每个实验室都应设置洗手池和洗眼器,应使用非手触式水龙头。如可行,洗手池应尽可能靠近出口。应配备快速手消毒剂。 6. 家具应坚固耐用,家具、设备放置时应注意留出清洁的空间。 7. 实验室中能够开启的窗户必须安装防蚊蝇的窗纱。 8. 应设置有效的防止昆虫及啮齿类动物(如老鼠)进入的措施。
管理要求	1. 非工作人员不得进入。 2. 实验室入口应有明确的生物危害标识,标识应符合 WS 589—2018《病原微生物实验室生物安全标识标准》。 3. BSL-2级实验室的门在工作中应保持关闭状态。 4. 实验室工作人员应定期健康体检,并根据情况选择进行免疫接种。如无禁忌,应接种 HBV 疫苗。工作人员如发生明显的健康状态变化(如怀孕、免疫抑制),应告知实验室负责人。
职业防护	1. 进行实验操作时工作人员应穿着实验服。 (1) 实验服不得穿出实验室,在进入办公室、会议室、餐厅、休息室之前应脱下实验服;实验服不得与私人衣物放在同一房间内,不得带回家清洗; (2) 如果实验服不能就地清洗,应使用一次性实验服或将使用后的实验服就地放入回收袋中并标识清楚。实验服应定期更换; (3) 如果实验服被血液、体液污染,因立即脱下并使用消毒剂消毒至少 10 分钟后

职业防护	再清洗。 2. 进行可能接触感染性物质的操作时应佩戴防水手套,在某些情况下可佩戴双层手套(如在生物安全柜中处理潜在感染性标本)。 　(1) 手套如被污染或出现破损时应立即更换;更换手套时须用洗手液＋流动水洗手; 　(2) 应按照无菌操作技术要求脱下手套,避免污染双手; 　(3) 一次性手套不得重复使用; 　(4) 对于手套过敏的工作人员应提供低过敏性手套、手套衬里或无粉手套; 　(5) 若佩戴手套后出现红斑等过敏症状,可更换其他品牌或类型的手套。 3. 在进行可能发生喷溅的操作时应佩戴防护镜或防护面屏,佩戴隐形眼镜的工作人员若存在化学暴露(如强酸)的风险,操作时应佩戴防护镜。 4. 实验室中不得穿露脚趾、脚背或脚跟的鞋。建议穿着能盖住脚跟和全部脚趾的鞋。拖鞋应严格禁止。 5. 严禁用嘴吸取液体。 6. 不得在实验室以及邻近区域饮食、储存食品、吸烟、化妆或使用唇膏以及处理隐形眼镜。食物必须存放在工作区域以外的专用橱柜或冰箱中。
手卫生	工作人员在处理完感染性物质后必须使用流动水洗手。摘除手套、离开工作区域时应立即手卫生。
预防锐器伤	尽量减少锐器、玻璃制品的使用。 (1) 针头、注射器或其他锐器应仅用于无替代用品时; (2) 使用后的针头不得弯折、折断或回套针帽; (3) 试管、毛细管、巴斯德移液管及离心管等应尽量使用塑料材质;应使用镊子、毛刷等非手工方法处理破碎的玻璃; (4) 所有可能接触皮肤(尤其是手和前臂)的锐利边缘均应盖住,可使用防水绷带;操作者罹患皮炎、皮癣等皮肤病时也应采取同样的措施。
环境清洁	1. 工作区域至少每天清洁消毒一次,遇标本喷溅随时清洁消毒。 2. 与操作无关的植物不得进入实验室。 3. 标本溢洒的清洁消毒参照"113. 实验室血液、体液溢洒处置标准操作规程"。
器械、设备清洁消毒	1. 所有污染的器械和设备在使用、废弃或转运前必须进行清洁消毒。 2. 使用后的可重复使用器械(如载玻片、塑料制品、不锈钢等)在清洗前应使用消毒剂冲洗。

参考文献

［1］U. S. Department of Health and Human Services，Centers for Disease Control and Prevention，National Institutes of Health. Biosafety in microbiological and biomedical laboratories (BMBL). 5th ed［EB/OL］. (2018 - 10 - 24)［2019 - 04 - 08］. http:// www. cdc. gov/biosafety/publications/bmbl5/index. htm.

112. 生物安全柜使用标准操作规程

持有部门：			文件编号：	
制订者：		审核者：		版次：
制订日期：		审核日期：		执行日期：

措施类别	干 预 措 施
一般原则	1. 生物安全柜的空气屏障极易被柜内及柜旁的人员活动、热、设备产生的空气湍流、排气口和隔板的堵塞以及柜内物品过多而破坏。 2. 只有安全柜内操作马上需要的材料和设备才可以放入柜内。额外的物品(如备用的手套、培养皿、培养瓶、培养基等)不得放入。安全柜不用时,应尽可能地减少柜内物品。 3. 当安全柜报警时,或者感觉到气流异常时,应停止使用并检查压差表,如果压差表为"0",应停止使用。 4. 应每年对生物安全柜进行效能检测,新安装以及移动或维修后也应进行效能检测。 5. 生物安全柜在移动或报废前应进行专业的清洁消毒。 6. 生物安全柜不能去除空气中的挥发性物质或有毒化学物质,如果操作中会用到此类物质,应使用通风橱。 7. 生物安全柜顶部不得放置任何物品。
工作前	1. 关闭紫外线灯(如果安装有紫外线灯)[a]。 2. 开启生物安全柜[b]。 3. 至少应佩戴手套,穿着实验操作服。 4. 擦拭消毒生物安全柜所有表面(内壁、工作表面及玻璃罩)。使用的消毒剂应遵循产品使用说明书。 5. 仅将操作需要的物品移入安全柜内,避免安全柜超负荷。并放入生物危害应急包(包括纸巾、吸水纸、一次性手套等)。应注意不要堵塞气流通道,并应恰当地摆放操作器械,以避免在操作中交叉双手。 6. 操作开始前应将可能用到的消毒剂放入烧杯中或平皿中,以备标本溢洒时使用。 7. 保持生物安全柜运行 5～10 分钟,其间不应打开任何物品,不得进行任何操作,使生物安全柜排出所有污染物。

工作前	**注:** ª 不建议使用紫外线灯。因为紫外线反射会伤害视网膜,且紫外线灯照射并不能代替使用前后的彻底清洁;如果安装有紫外线灯,应每3个月检测紫外线强度并至少每周清洁擦拭;紫外线不具有穿透作用,仅能消毒表面。 ᵇ 有的生物安全柜设计为24小时不间断运行。
工作中	1. 操作中应遵循良好的微生物学操作技术以避免产生气溶胶、喷溅和交叉污染。良好的微生物学操作技术包括: (1) 柜内物品放置应洁污分开,工作流向应从洁到污; (2) 如可行,可在吸湿的毛巾上面进行操作以减少喷溅与气溶胶产生; (3) 如可行,应在双臂伸入安全柜内并静止大约1分钟后再开始操作; (4) 操作过程中双臂应保持在安全柜内,动作应缓慢以避免产生湍流; (5) 安全柜内不得使用本生灯。可使用微型燃烧器、电子燃烧器或一次性接种环; (6) 操作时不得饮食、吸烟、化妆、处置隐形眼镜,不得使用口吸管。 2. 当安全柜内使用真空泵时,真空泵应连接消毒液引流器和能捕获微生物的过滤器。 3. 尽可能减少安全柜附近的人员活动。 4. 细胞匀浆机、小型离心机、组织研磨机等产生气溶胶的设备应在安全柜内使用,尤其是涉及感染源的操作。如果安全柜内放入了大量设备,可使用干冰、烟棒、蚊香等来检测气流以确定安全柜的密闭性。
操作结束后	1. 安全柜内的所有物品都应视为污染的,手套应在柜内摘下。所有试管和塑料污染物均应丢入医疗废物桶内。所有设备在移出安全柜之前均应消毒。 2. 当移出所有物品后,应使用消毒剂(除乙醇外)擦拭消毒安全柜的内表面。如使用含氯消毒剂,应使用乙醇擦去含氯消毒液的残留。 3. 在关闭安全柜前应继续运行至少5分钟。 4. 安全柜内的操作台应定期更换(如果安全柜设计可以更换)。 5. 安全柜风机运行时不应完全关闭操作孔,以避免风机烧坏。

 参考文献

[1] U. S. Department of Health and Human Services, Centers for Disease Control and Prevention, National Institutes of Health. Biosafety in microbiological and biomedical laboratories (BMBL). 5th ed [EB/OL]. (2018 - 10 - 24) [2019 - 04 - 08]. http:// www. cdc. gov/biosafety/publications/bmbl5/index. htm.

113. 实验室血液、体液溢洒处置标准操作规程

持有部门：		文件编号：
制订者：	审核者：	版次：
制订日期：	审核日期：	执行日期：

血液和（或）体液溢洒

↓

穿戴满足需要的个人防护用品（PPE）
如非无菌一次性手套/防水围裙

↓

溢洒物是否污染
了软装，如地毯？

否 →

溢洒物是否为可
见血液的体液？

否 →

溢洒物只是尿液、粪便、呕吐
物、痰液
- 不应将含氯消毒剂直接与尿
液作用
- 用一次性纸巾吸除溢洒物
- 可使用尿液吸附凝胶

是 ↓

- 将漂白粉直接覆盖于溢洒物；如无漂白
粉，可使用一次性纸巾覆盖溢洒物并吸
除，纸巾应使用10 000 mg/L(1%)的含
氯消毒剂浸湿
- 作用3分钟或遵循产品说明书
- 将污物放入感染性医疗废物容器内

- 用1 000 mg/L的含氯消毒剂
清洁消毒受污染区域，或使
用含去污成分的复方含氯消
毒剂清洁消毒受污染区域
- 作用时间遵循产品说明书

↓

- 用一次性纸巾、普通清洁剂和温水清洗受污染区域
- 将纸巾和一次性防护用品放入感染性医疗废物容器
- 手卫生

↓

是 →

与医院感染管理部门沟通讨论
- 如果软装污染严重，应考虑丢弃
- 如果软装能够耐受含氯消毒剂，按溢洒物流程处置
- 如果单用清洁剂是安全的，按清洁流程处置

注：

ᵃ 脑脊液、腹水、胸水、关节液、羊水精液、阴道分泌物、乳汁以及其他有可见血液的体液(除尿液外)。

 参 考 文 献

[1] NHS. National infection prevention and control manual[EB/OL]. (2015-01)[2019-03-02]. https://www.hps.scot.nhs.uk/haiic/ic/modelinfectioncontrolpolicies.aspx.

114. 医务人员疫苗接种策略

持有部门：		文件编号：	
制订者：	审核者：		版次：
制订日期：	审核日期：		执行日期：

适用范围：适用于无疫苗接种禁忌的所有医务人员，特别是医院感染高风险部门的人员。

	疫苗名称	接种目的	接种方法
各种疫苗的接种	乙肝疫苗	预防医务人员因血源性传播疾病职业暴露而导致的感染风险。	1. 共接种 3 剂次，其中第 2 剂在第 1 剂接种后 1 个月时接种，第 3 剂在 6 个月后接种。接种部位在上臂外侧三角肌，肌内注射。接种剂量为每剂次 20 μg。 2. 3 次接种完成以后，1～2 个月可进行乙肝抗体检测，抗- HBs≥10 mIU/ml，则有保护作用。若抗-HBs＜10 mIU/ml，应再次进行接种，再次接种后抗- HBs＜10 mIU/ml，须检测 HBsAg 以判断是否已感染乙肝。
	流感疫苗	降低医务人员通过飞沫传播感染流感的风险，特别是流感暴发期间。	1. 宜在每年的 9～12 月间接种。 2. 建议所有医务人员进行接种，特别是流感暴发期在高危部门如发热门诊、急诊科、感染病科、呼吸科等科室工作的医务人员。
	水痘疫苗	避免医务人员通过空气传播和接触传播感染水痘带状疱疹病毒而引发水痘或带状疱疹。	1. 水痘减毒活疫苗 0.5 ml 上臂外侧三角肌皮下注射。进行 2 次接种，间隔 4～8 周。 2. 曾经感染过水痘带状疱疹病毒者或抗体阳性者可不进行疫苗接种。 3. 禁忌人群：怀孕期间或备孕的 1～3 个月间、严重免疫受损者。

各种疫苗的接种	麻疹疫苗	避免医务人员通过空气传播感染麻疹病毒。	1. 麻疹减毒活疫苗 0.5 ml 上臂外侧三角肌皮下注射。进行 2 次接种,间隔 28 天以上。 2. 曾经感染过麻疹病毒者或抗体阳性者可不进行疫苗接种。 3. 禁忌人群:怀孕期间或备孕 1 个月内、严重免疫受损者。
	风疹疫苗	避免医务人员通过飞沫传播感染风疹病毒,特别是育龄期的女性。	1. 风疹减毒活疫苗 0.5 ml 上臂外侧三角肌皮下注射。 2. 曾经感染过风疹病毒者或抗体阳性者可不进行疫苗接种。 3. 禁忌人群:怀孕期间或备孕 1 个月内、严重免疫受损者。
其他管理要求	建议医疗机构中的高风险部门(如手术室、产房、新生儿室、发热门诊、急诊科、感染病科、呼吸科等科室)的医务人员每年进行健康体检并积极进行疫苗接种,避免因空气传播、飞沫传播、接触传播及职业暴露而发生感染,有效预防和控制医院感染的发生。		

 参 考 文 献

[1] 胡必杰,高晓东,索瑶,等. 医务人员血源性病原体职业暴露预防与控制最佳实践[M].上海:上海科学技术出版社,2012:43 - 83.
[2] 国家卫生计生委办公厅. 国家免疫规划儿童免疫程序及说明(2016 年版)(国卫办疾控发〔2016〕52 号)[EB/OL]. (2016 - 12 - 06)[2018 - 12 - 30]. http://www.nhc.gov.cn/jkj/s3581/201701/a91fa2f3f9264cc186e1dee4b1f24084.shtml.

第9章

防护用品的选择与使用

115. 医用外科口罩使用标准操作规程

持有部门:		文件编号:	
制订者:	审核者:	版次:	
制订日期:	审核日期:	执行日期:	

适用范围:

1. 适用于医务人员在进行外科手术、牙科操作、气管插管等可能存在血液、体液喷溅风险的操作时佩戴。
2. 适用于医务人员非近距离接触经飞沫传播疾病患者时佩戴。
3. 适用于罹患经空气传播疾病或经飞沫传播疾病的患者病情允许时佩戴。

医用外科口罩佩戴方法

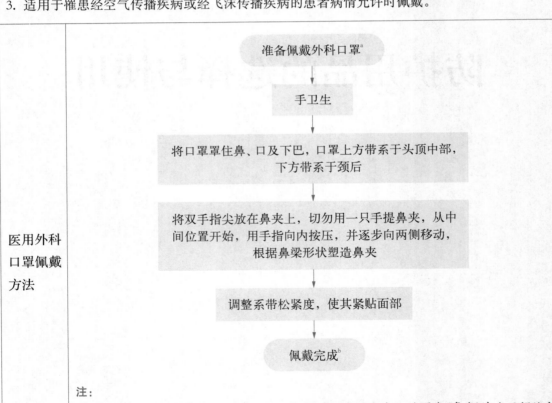

准备佩戴外科口罩[a]

↓

手卫生

↓

将口罩罩住鼻、口及下巴,口罩上方带系于头顶中部,下方带系于颈后

↓

将双手指尖放在鼻夹上,切勿用一只手提鼻夹,从中间位置开始,用手指向内按压,并逐步向两侧移动,根据鼻梁形状塑造鼻夹

↓

调整系带松紧度,使其紧贴面部

↓

佩戴完成[b]

注:

[a] 佩戴时注意分辨口罩内、外面,区分方法为:通常深色的为外面、金属条(鼻夹)在上而褶皱向下的一面为外面、吸水的一面为外面;对于无法区分内、外面的外科口罩,不建议使用,以免增加医务人员暴露风险。

[b] 口罩的防护效果取决于口罩材质的滤过效能、佩戴时的密闭性和舒适性等因素,与所佩戴的数量没有关系,2只甚至更多只口罩并不能降低感染风险,因此,不推荐同时佩戴2只口罩。

医用外科口罩摘脱方法	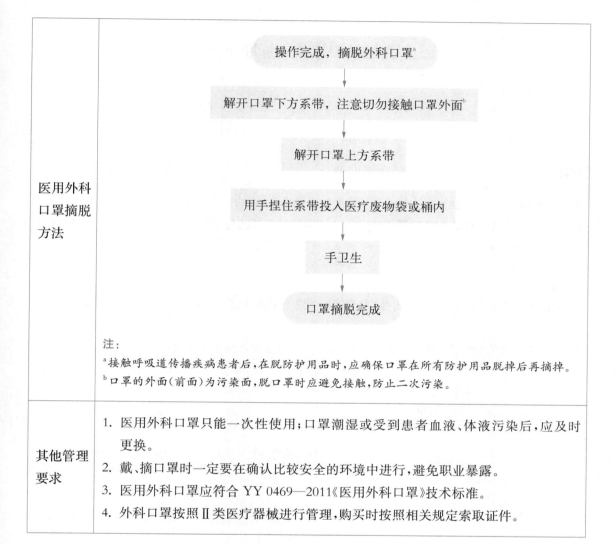 注： [a]接触呼吸道传播疾病患者后，在脱防护用品时，应确保口罩在所有防护用品脱掉后再摘掉。 [b]口罩的外面（前面）为污染面，脱口罩时应避免接触，防止二次污染。
其他管理要求	1. 医用外科口罩只能一次性使用；口罩潮湿或受到患者血液、体液污染后，应及时更换。 2. 戴、摘口罩时一定要在确认比较安全的环境中进行，避免职业暴露。 3. 医用外科口罩应符合 YY 0469—2011《医用外科口罩》技术标准。 4. 外科口罩按照Ⅱ类医疗器械进行管理，购买时按照相关规定索取证件。

参 考 文 献

[1] 中华人民共和国国家质量监督检验检疫总局，中国国家标准化管理委员会. YY 0469—2011 医用外科口罩[S]. 北京：中国标准出版社，2011.

[2] 中华人民共和国卫生部. WS/T 311—2009 医院隔离技术规范[S]//国家卫生和计划生育委员会医院管理研究所医院感染质量管理与控制中心. 医院感染管理文件汇编(1986—2015). 北京：人民卫生出版社，2015：214-237.

[3] 中华人民共和国食品药品监督管理总局. 总局关于发布医疗器械分类目录的公告(2017 年第 104 号)[EB/OL]. (2017-08-31) [2018-08-12]. http://eng.sfda.gov.cn/WS01/CL0087/177089.html.

116. 医用防护口罩使用标准操作规程

持有部门:		文件编号:	
制订者:	审核者:	版次:	
制订日期:	审核日期:	执行日期:	

定义:医用防护口罩是指能阻止经空气传播的直径≤5 μm 的感染因子或防止因近距离(<1 m)接触经飞沫传播的疾病而发生感染的口罩。医用防护口罩的使用包括密合性测试、培训、型号的选择、医学处理和维护。

适用范围:

1. 适用于医务人员接触经空气传播(带有病原微生物的微粒直径≤5 μm)的呼吸道感染病患者时佩戴。

2. 适用于医务人员近距离(<1 m)接触经飞沫传播的呼吸道感染病患者时佩戴。

医用防护口罩佩戴方法	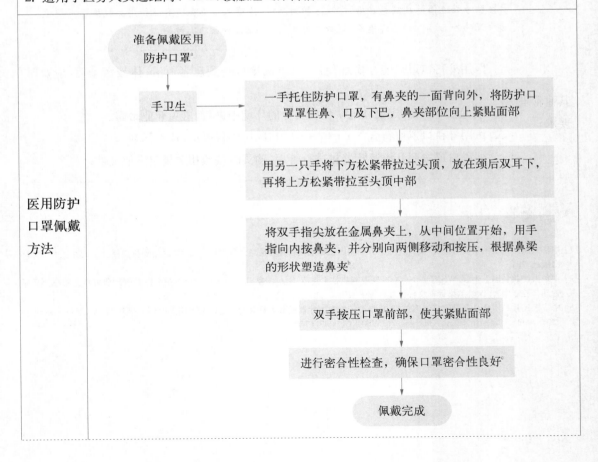

医用防护口罩佩戴方法	注： a 佩戴前应检查防护口罩有无破损,松紧带有无松懈。 b 不应用一只手捏鼻夹。 c 密合性检查方法：将双手完全盖住防护口罩,快速地呼气,若鼻夹附近有漏气,应重新调整鼻夹或松紧带；若四周有漏气,应调整口罩位置或松紧带直至不漏气为止。
医用防护口罩摘脱方法	操作完成,摘脱防护口罩 a ↓ 双手同时抓住两根松紧带,提过头部,脱下 b ↓ 用手捏住松紧带将口罩丢入医疗废物袋或容器内 ↓ 手卫生 ↓ 摘脱完成 注： a 接触呼吸道传染性疾病患者后,在摘脱防护用品过程中,应确保口罩在安全区域最后摘掉。 b 口罩的外面(前面)为污染面,脱口罩时应避免接触,防止二次污染。
其他管理要求	1. 防护口罩潮湿、损坏或受到患者血液、体液污染后,应及时更换。 2. 防护口罩如果无法取得合适的密合,不能进入隔离区或操作区。 3. 连续接触同种病原体的不同患者时,无须在每次接触患者前更换防护口罩。 4. 在特殊情形中(如突然遭遇经空气传播疾病暴发),当医用防护口罩数量不足时,在确定医用防护口罩未破损、未被污染以及呼吸阻力未增加的情况下,可以重复使用,但重复使用前应充分评估风险。 5. 医用防护口罩应符合 GB 19083—2010《医用防护口罩技术要求》。

参 考 文 献

[1] 中华人民共和国国家质量监督检验检疫总局,中国国家标准化管理委员会. GB 19083—2010 医用防护口罩技术要求[S]. 北京：中国标准出版社,2011.

[2] 中华人民共和国卫生部. WS/T 311—2009 医院隔离技术规范[S]//国家卫生和计划生育委员会医院管理研究所医院感染质量管理与控制中心. 医院感染管理文件汇编(1986—2015). 北京：人民卫生出版社,2015：214 - 237.

[3] Alexander S, Bartly J, Cain T. APIC position paper：Extending the use and/or reusing respiratory protection in healthcare settings during disasters [EB/OL]. (2009 - 12 - 04)[2019 - 01 - 22]. http://apic. org/Resource_/TinyMceFileManager/Position_Statements/APIC_Position_Ext_the_Use_and_or_Reus_Resp_Prot_in_Hlthcare_Settings1209l. pdf.

117. 护目镜/防护面屏使用标准操作规程

持有部门:		文件编号:	
制订者:	审核者:	版次:	
制订日期:	审核日期:	执行日期:	

适用范围:

1. 适用于医务人员在进行诊疗、护理操作,可能发生患者血液、体液、分泌物等喷溅至面部时佩戴。

2. 适用于医务人员为患者进行可能产生气溶胶的操作(如气管插管、心肺复苏、支气管镜检、吸痰、咽拭子采样、尸检)及采用高速设备(钻、锯、离心等)进行操作等时佩戴。

3. 适用于消毒供应中心、内镜中心等部门医务人员手工清洗诊疗器械时佩戴。

4. 为确诊或疑似需采取空气预防措施的患者进行气管切开、气管插管、非密闭式吸痰等操作时,应使用全面型防护面罩。

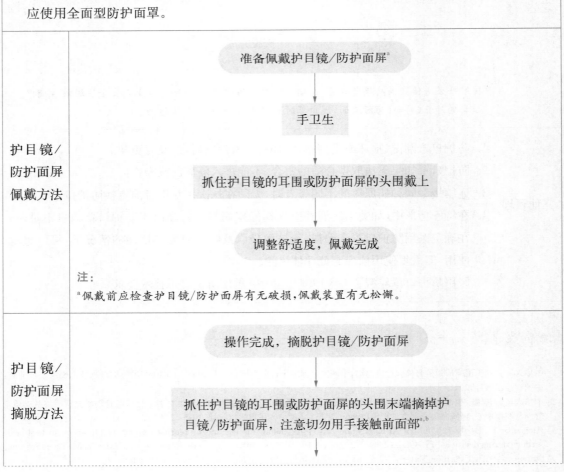

护目镜/防护面屏佩戴方法	

准备佩戴护目镜/防护面屏[a]

手卫生

抓住护目镜的耳围或防护面屏的头围戴上

调整舒适度,佩戴完成

注:
[a] 佩戴前应检查护目镜/防护面屏有无破损,佩戴装置有无松懈。

护目镜/防护面屏摘脱方法	

操作完成,摘脱护目镜/防护面屏

抓住护目镜的耳围或防护面屏的头围末端摘掉护目镜/防护面屏,注意切勿用手接触前面部[a,b]

护目镜/ 防护面屏 摘脱方法	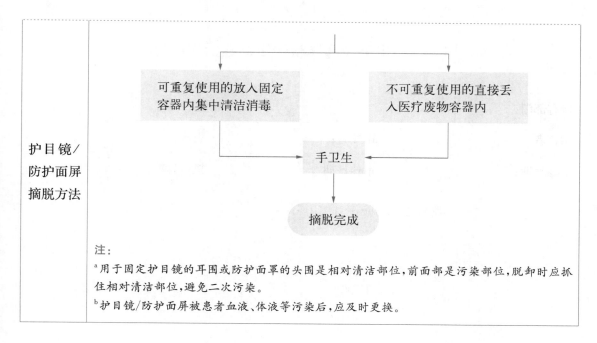

注:
a 用于固定护目镜的耳围或防护面罩的头围是相对清洁部位,前面部是污染部位,脱卸时应抓住相对清洁部位,避免二次污染。
b 护目镜/防护面屏被患者血液、体液等污染后,应及时更换。

[1] 中华人民共和国卫生部. WS/T 311—2009 医院隔离技术规范[S]//国家卫生和计划生育委员会医院管理研究所医院感染质量管理与控制中心. 医院感染管理文件汇编(1986—2015). 北京:人民卫生出版社,2015:214 - 237.
[2] 中华人民共和国国家卫生和计划生育委员会. WS/T 511—2016 经空气传播疾病医院感染预防与控制规范[EB/OL]. (2017 - 01 - 05)[2018 - 08 - 22]. http://www.nhfpc.gov.cn/zhuz/s9496/201701/7e0e8fc6725843aabba8f841f2f585d2.shtml.

118. 医用手套选择与使用标准操作规程

持有部门：		文件编号：
制订者：	审核者：	版次：
制订日期：	审核日期：	执行日期：

医用手套的选择	接触患者或开始诊疗工作 → 是否外科手术？ —是→ 灭菌橡胶外科手套；否↓ 是否无菌操作或侵入性操作（如中心静脉置管）？ —是→ 灭菌橡胶检查手套；否↓ 是否接触潜在血液、体液污染的非无菌操作？ —是→ 非灭菌的橡胶检查手套；否↓ 是否进行医疗设备或环境的清洁消毒工作？ —是→ 非灭菌的橡胶检查手套或乙烯树脂手套；否↓ 无需手套

手套使用中的注意事项	1. 戴无菌手套前应进行手卫生并确保手部彻底干燥。 2. 尽量选择无粉手套,如为有粉手套,应使用无菌方法去除手套表面的粉末。 3. 一次性医用手套应一次性使用,使用后按照感染性医疗废物处置。 4. 手套破损或疑有破损时应及时摘除。 5. 接触实施接触预防措施的患者时,医用手套应最后佩戴,最早摘下。 6. 不管手套是否有污染,摘除手套后都应实施手卫生,戴手套不能替代手卫生。 7. 如果医护人员手部皮肤发生破损,在进行可能接触患者血液、体液的诊疗操作时应佩戴双层手套。 8. 诊疗护理不同的患者之间应更换手套。

[1] 中华人民共和国卫生部. WS/T 311—2009 医院隔离技术规范[S]//国家卫生和计划生育委员会医院管理研究所医院感染质量管理与控制中心. 医院感染管理文件汇编(1986—2015). 北京:人民卫生出版社,2015:214-237.

[2] Health Protection Scotland. HPS national infection control manual version 2. 4 [EB/OL]. (2015-04-29)[2019-01-29]. http://www. nhsdg. scot. nhs. uk/Departments_and_Services/Infection_Control/Infection_Control_Files/2. 01_National_Infection_Control_Precautions. pdf.

119. 隔离衣使用标准操作规程

持有部门：		文件编号：	
制订者：	审核者：	版次：	
制订日期：	审核日期：	执行日期：	

适应证：

1. 接触经接触传播的感染性确诊患者或疑似患者、定植患者及其周围环境时。

2. 可能受到患者血液、体液、分泌物、排泄物大面积喷溅或污染时。

3. 对实行保护性隔离的患者进行诊疗、护理操作时。

4. 进入 ICU、NICU、保护性隔离病房等重点部门，应根据人员进入的目的以及与患者接触状况决定是否需要穿隔离衣，或根据医疗机构内部的有关规定。

穿隔离衣方法	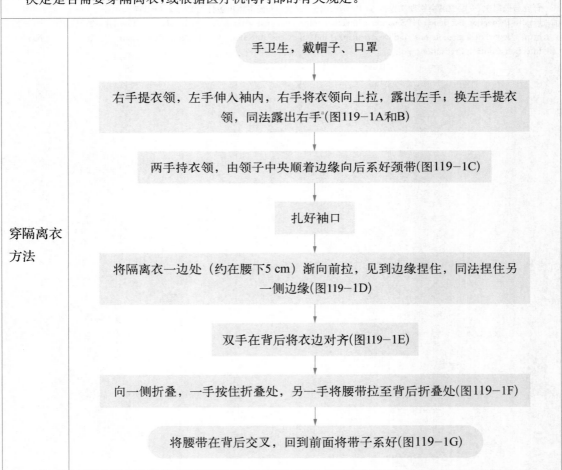

穿隔离衣 方法	注： ᵃ非一次性隔离衣穿戴时，注意勿使衣袖触及面部及衣领。 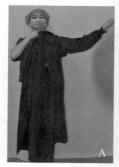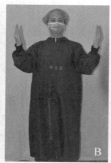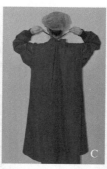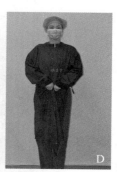 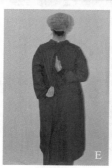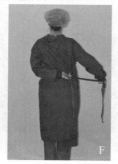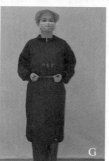 图 119-1
脱隔离衣 方法	操作完成，解开腰带，在前面打一活结ᵃ(图119-2A) ↓ 摘掉手套，实施手卫生后，解开颈后带子(图119-2B) ↓ 右手深入左手腕部袖内，拉下袖子过手；用盖着的左手握住 右手隔离衣袖子的外面，拉下右侧袖子(图119-2C和D) ↓ 双手转换逐渐从袖管中退出，脱下隔离衣(图119-2E) ↓ 非一次性使用的隔离衣：左手握住领子，右手将隔离衣两边 对齐，悬挂于适宜区域ᵇ(图119-2F和G) ↓ 不再使用时或一次性隔离衣，脱下后污染面向内，卷成包裹 状，丢入指定回收袋或医疗废物容器内(图119-2H)

脱隔离衣方法	注: [a]隔离衣被患者血液、体液及污染物污染或有破损时,应随时更换。 [b]悬挂于污染区,污染面向外;若悬挂于清洁区,则污染面向里。 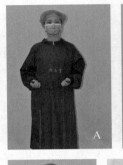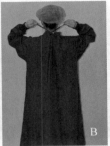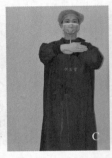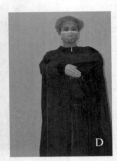 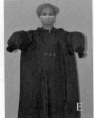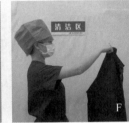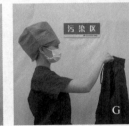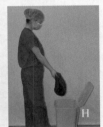 <div align="center">图 119-2</div>
其他管理要求	1. 一次性使用隔离衣,每次操作完成后按感染性医疗废物处理,不得重复使用;重复使用的隔离衣,应定期清洗、消毒或灭菌。 2. 隔离衣应放置于隔离病房的出、入口或病床旁,不能悬挂在更衣室。 3. 医务人员接触多个同种病原体感染患者时,隔离衣若无明显污染可连续使用。接触疑似感染性疾病患者时,应在每个患者之间更换隔离衣。 4. 不建议使用一次性手术衣代替隔离衣。

参考文献

[1] 中华人民共和国卫生部. WS/T 311—2009 医院隔离技术规范[S]//国家卫生和计划生育委员会医院管理研究所医院感染质量管理与控制中心. 医院感染管理文件汇编(1986—2015). 北京:人民卫生出版社,2015:214-237.
[2] 胡必杰,刘荣辉,刘滨,等. SIFIC 医院感染预防与控制操作图解[M]. 上海:上海科学技术出版社,2015.

120. 医用防护服使用标准操作规程

持有部门：		文件编号：	
制订者：	审核者：	版次：	
制订日期：	审核日期：	执行日期：	

适用范围：

1. 适用于临床医务人员在接触甲类或按甲类管理的传染病确诊或疑似患者时穿戴。

2. 适用于医务人员接触SARS等部分经空气或飞沫传播的传染病患者时穿戴，具体防护情况应遵循最新感染控制指南。

3. 适用于医务人员直接接触埃博拉病毒感染患者或可能接触患者或患者的污染物及其污染物品和环境表面时穿戴。

穿防护服方法（连体式防护服）

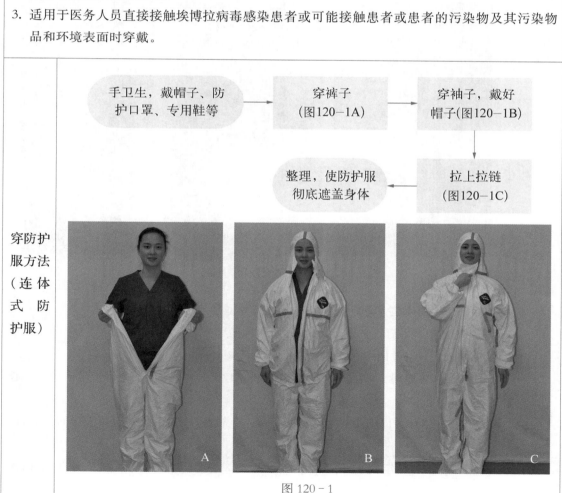

图 120－1

脱防护服方法(连体式防护服)	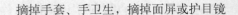 摘掉手套、手卫生，摘掉面屏或护目镜 将拉链拉到底(图120-2A) 向上提拉帽子，使其脱离头部 脱下袖子，由上而下边脱边卷，污染面向里(图120-2B) 将脱下的防护服卷成包裹状，丢入医疗废物容器内(图120-2C) 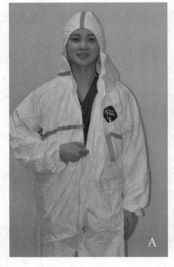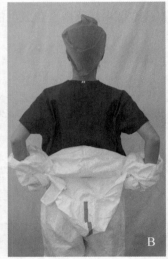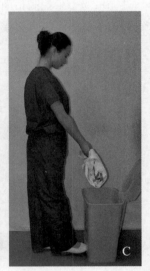 图 120-2
其他管理要求	1. 穿防护服前应检查防护服有无破损，并选择型号合适的防护服。 2. 防护服被患者血液、体液等污染物污染时，应及时更换。 3. 防护服应一次性使用，用后按感染性医疗废物处理。 4. 防护服应在返回半污染区前的缓冲区内脱卸，长筒胶靴或高筒鞋套应随防护服一起脱下。 5. 在进入埃博拉出血热患者的隔离病房前，应先戴护目镜和防护面屏再穿防护服，保证脱卸时先脱防护服再摘除面部防护用品。 6. 脱防护服时，动作尽量轻柔、熟练，确保没有未穿戴个人防护用品的人员在场，以免造成对他人及周围环境的污染。

参 考 文 献

[1] 中华人民共和国卫生部. WS/T 311—2009 医院隔离技术规范[S]//国家卫生和计划生育委员会医院管理研究所医院感染质量管理与控制中心. 医院感染管理文件汇编(1986—2015). 北京：人民卫生出版社,2015：214 - 237.

[2] 胡必杰,刘荣辉,刘滨,等. 医院感染预防与控制操作图解[M]. 上海：上海科学技术出版社,2015.

[3] 中华人民共和国国家卫生和计划生育委员会. 埃博拉出血热个人防护和手卫生指南[EB/OL]. (2014 - 08 - 22)[2018 - 12 - 21]. http://www. moh. gov. cn/zhuz/jbyfykz/201408/60727c6a9dbf45c68e1bb49f0faff7fb. shtml.

第10章

微生物标本采集与送检

121. 血培养标本采集与转运标准操作规程

持有部门:		文件编号:	
制订者:	审核者:	版次:	
制订日期:	审核日期:	执行日期:	

措 施 类 别		具 体 要 求
采血指征	菌血症	1. 可疑感染患者出现以下任一指征,应考虑采集血培养。 (1) 体温>38℃或36℃; (2) 寒战; (3) 外周血白细胞计数增多(计数>10.0×10⁹/L,特别是有"核左移"时)或减少(计数<4.0×10⁹/L); (4) 呼吸频率>20 次/分钟或动脉血二氧化碳分压($PaCO_2$)<32 mmHg; (5) 心率>90 次/分钟; (6) 皮肤黏膜出血; (7) 昏迷; (8) 多器官功能障碍; (9) 血压降低; (10) 炎症反应参数如 C 反应蛋白、降钙素(PCT)、1,3-β-D-葡聚糖(G 试验)升高等。 2. 同时伴有以下情况之一时,应立即采集血标本。 (1) 医院获得性肺炎; (2) 留置中心静脉导管、PICC 等血管导管>48 小时; (3) 有免疫功能缺陷伴全身感染症状。
	感染性心内膜炎	凡原因未明的发热,持续在 1 周以上,伴有心脏杂音或心脏超声发现赘生物,或原有心脏基础疾病、人工心脏瓣膜植入患者,应多次进行血培养检测。
	导管相关血流感染	患者带有血管导管超过 1 天或者拨出导管未超过 48 小时,出现发热(体温>38℃)、寒战或低血压等全身感染表现,不能除外导管相关血流感染可能的,应多次进行血培养检测。

采集时机、套数、采血量	菌血症	1. 使用抗菌药物治疗前采集；如患者已经使用抗菌药物治疗，应在下一次用药之前或选择含有吸附抗菌药物成分的血培养瓶。 2. 急性发热患者，应在10分钟内采集。 3. 成人每次采集2~3套，同时分别在不同部位采集，每个部位应需氧和厌氧培养各一瓶，每瓶采集8~10 ml，或按照说明书。 4. 儿童应立即采集；在两个部位分别采集，通常仅采集需氧瓶；采血量一般不超过总血量1‰，或参考说明书。 5. 儿童在有以下高危因素时应考虑厌氧瓶培养：其母亲产褥期患腹膜炎、慢性口腔炎或鼻窦炎、蜂窝组织炎，有腹腔感染的症状或体征，咬伤，接受类固醇治疗的粒细胞缺乏患儿。考虑肺炎链球菌血症时，宜同时做脑脊液培养。 6. 在一定范围内，采集的血量越多，阳性率越高，采集血液的总量比采血时间更为重要。
	感染性心内膜炎	1. 立即采集，在经验用药前30分钟内不同部位采集2~3套。如果24小时内3套血培养标本均为阴性，建议再采集2~3套血培养标本送检。 2. 怀疑左心心内膜炎时，采集动脉血可提高血培养阳性率。
	导管相关血流感染	1. 保留导管：分别从外周静脉和导管内各采集1套血培养标本，在培养瓶上标注采集部位和时间。 2. 不保留导管：通过无菌操作剪取已拔出的导管尖端5 cm，采用Maki半定量培养，同时采集2套外周静脉血培养。
运送		血液标本采集后应立即送检，最好在2小时内送达实验室，导管尖端宜在15分钟内送达。不能及时送检者，应置室温暂存。血培养瓶接种前后均禁止冷藏或冷冻储存。
外周血培养标本采集流程		准备2~3套血培养瓶，选择静脉穿刺点，做好手卫生[a] ↓ 去除血培养瓶的塑料瓶帽，消毒血培养瓶，待消毒液自然干燥[b] ↓

外周血培养标本采集流程	佩戴无菌手套，固定穿刺静脉[c] ↓ 使用葡萄糖氯己定-乙醇或其他有效消毒剂消毒穿刺部位[d] ↓ 穿刺抽取血液，分别注入需氧和厌氧血培养瓶内，颠倒混匀，每个血培养瓶采集8~10 ml[e] ↓ 血培养瓶注明采血部位和时间，摘手套，手卫生 ↓ 同法在不同部位再抽取1~2套血培养标本 ↓ 尽快运送标本至实验室 注： [a] 采血部位通常为肘静脉，切忌在输注抗菌药物的静脉处采血。除非怀疑有导管相关血流感染，否则不应从留置静脉或动脉导管取血。一个穿刺点抽取一套血培养。 [b] 血培养瓶可使用 75% 乙醇或 70% 异丙醇消毒，自然干燥 60 秒。 [c] 在静脉穿刺点消毒前触诊静脉。在穿刺前或穿刺中为了防止静脉滑动，应佩戴无菌手套固定静脉，消毒后未戴无菌手套不得触摸穿刺部位。 [d] 穿刺部位皮肤消毒可选择"氯己定-乙醇"一步法消毒，或选择"酒精→碘伏/碘酒→酒精"三步法消毒，也可选择其他有效消毒剂消毒；所有的皮肤消毒剂在皮肤表面经过从湿到干的过程才具有杀菌活性，在进针前务必做到消毒剂待干；2 个月以内新生儿不宜使用氯己定消毒液。 [e] 使用注射器采集，若采血量充足应先注入厌氧瓶，后注入需氧瓶，若采血量不足，则优先注入需氧瓶；使用蝶形针采集，则先注入需氧瓶，后注入厌氧瓶。儿童通常仅采集需氧瓶；采血量一般不超过总血量 1%，或参考说明书。
导管血及导管尖端标本采集流程	怀疑导管相关血流感染，准备采集血培养标本 ↓

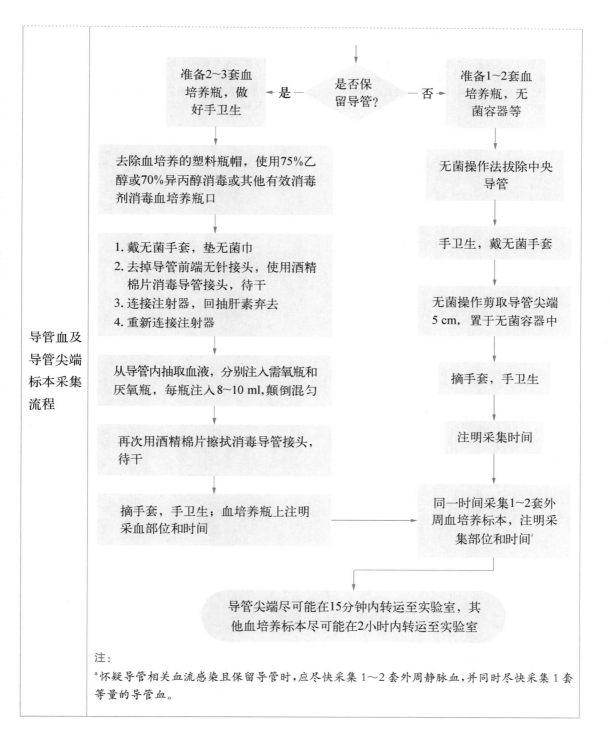

导管血及导管尖端标本采集流程

是否保留导管?
是 → 准备2~3套血培养瓶,做好手卫生
否 → 准备1~2套血培养瓶,无菌容器等

是(保留导管)流程:

去除血培养的塑料瓶帽,使用75%乙醇或70%异丙醇消毒或其他有效消毒剂消毒血培养瓶口

1. 戴无菌手套,垫无菌巾
2. 去掉导管前端无针接头,使用酒精棉片消毒导管接头,待干
3. 连接注射器,回抽肝素弃去
4. 重新连接注射器

从导管内抽取血液,分别注入需氧瓶和厌氧瓶,每瓶注入8~10 ml,颠倒混匀

再次用酒精棉片擦拭消毒导管接头,待干

摘手套,手卫生;血培养瓶上注明采血部位和时间

否(不保留导管)流程:

无菌操作法拔除中央导管

手卫生,戴无菌手套

无菌操作剪取导管尖端5 cm,置于无菌容器中

摘手套,手卫生

注明采集时间

同一时间采集1~2套外周血培养标本,注明采集部位和时间[a]

导管尖端尽可能在15分钟内转运至实验室,其他血培养标本尽可能在2小时内转运至实验室

注:
[a]怀疑导管相关血流感染且保留导管时,应尽快采集1~2套外周静脉血,并同时尽快采集1套等量的导管血。

[1] James H. Jorgensen, Michael A. Pfaller. 临床微生物学手册[M]. 王辉,马筱玲,钱渊,等译. 北京:中华医学电子音像出版社,

2017：332 - 352.

[2] 王辉,任健康,王明贵.临床微生物学检验[M].北京：人民卫生出版社,2015：209 - 236.

[3] 中华人民共和国国家卫生和计划生育委员会.WS/T 503—2017 临床微生物实验室血培养操作规范[EB/OL].(2017 - 10 - 17)[2018 - 10 - 08].http：//www.nhfpc.gov.cn/zhuz/s9492/201710/f5612af688db482193a08b15e3091a29.shtml.

[4] 中华人民共和国国家卫生和计划生育委员会.WS/T 640—2018 临床微生物学检验标本的采集与转运[EB/OL].(2018 - 12 - 11)[2018 - 12 - 28].http：//www.nhfpc.gov.cn/xxgk/pages/wsbzsearch.jsp.

122. 痰培养标本采集与运送标准操作规程

持有部门：		文件编号：	
制订者：	审核者：	版次：	
制订日期：	审核日期：	执行日期：	

适应证：

1. 咳嗽、脓痰，伴有发热，影像学检查出现新的或扩大的浸润影，考虑肺部感染时。

2. 气道开放患者出现脓痰或血性痰，考虑肺部感染时。

3. 其他考虑肺部感染的情形。

痰标本采集与转运

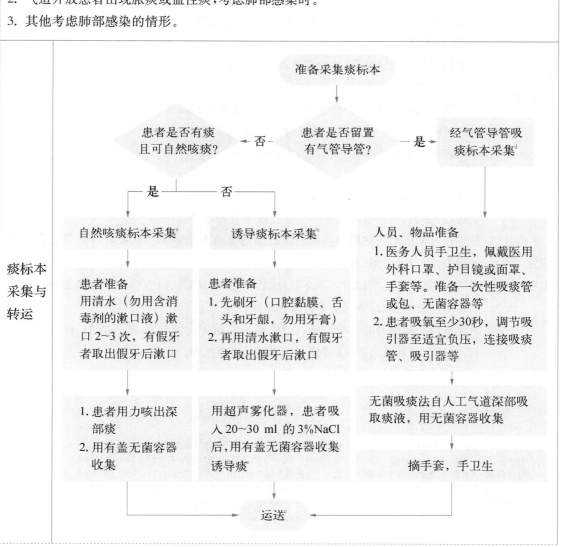

痰标本采集与转运	注: a 宜在医护人员直视下留取合格痰标本;自然咳痰标本必须为深部咳痰,不能留取唾液和鼻咽腔分泌物。 b 诱导痰只适用于检测卡氏肺孢子菌和结核分枝杆菌,对其他病原菌检出效果差。 c 有气道高反应者慎用高渗 NaCl 诱导。 d 仅当气管插管的患者出现肺炎症状时,可采集气管导管吸出物标本(气管在插管 24 小时后即有定植菌,若未有肺部感染指征时送检气管吸出物,可导致结果与疾病不符)。 e 室温下应在 2 小时内送至微生物室,如不能及时送检,可将标本放置 2~8℃环境保存 2~24 小时;延迟送检将导致非苛养的口咽部定植菌过度生长,有临床意义的病原菌数量相对减少,低温保存会使肺炎链球菌等苛养菌的分离机会和数量减少;故若标本延迟送检,应在报告中予以说明并指出可能对培养结果的影响。
标本拒收标准	1. 显微镜下细胞学检查发现标本受口咽部菌群污染,合格痰标本鳞状上皮细胞<10个/低倍视野。 2. 送检标本为唾液、口咽分泌物或鼻咽部窦内引流物等。 3. 痰液中含有食物残渣。 4. 无标签或标签贴错;标识信息不明,未提供采集时间及送检目的等。 5. 送检时间超过 2 小时且未正确保存的标本。 6. 收集容器有渗漏或容器存在其他不合格情况。
注意事项	1. 24 小时内不要重复采集痰标本。 2. 咳痰、诱导痰、气管吸出痰标本不适合做厌氧菌培养。 3. 尽量在首剂抗菌药物使用前及更换抗菌药物前采集标本。只要有可能得到合格的痰标本,应马上采集、送检。 4. 当肺部感染患者伴有发热(≥38℃)或低体温(≤36℃)、白细胞增多或粒细胞减少等血培养送检指征时,应同时采集血标本送检。 5. 申请单应注明患者的临床诊断、症状、是否使用了抗菌药物、检测目的、标本采集时间,并标识是普通培养、抗酸杆菌培养还是真菌培养。

参 考 文 献

[1] 中华人民共和国国家卫生和计划生育委员会. WS/T 499—2017 下呼吸道感染细菌培养操作指南[EB/OL]. (2017 - 02 - 09)[2018 - 10 - 08]. http://www. nhfpc. gov. cn/zhuz/s9492/201702/75b132285af24e1c904d58582a196672. shtml.
[2] 王辉,任健康. 王明贵. 临床微生物学检验[M]. 北京:人民卫生出版社,2015:271 - 275.
[3] 中华预防医学会医院感染控制分会. 临床微生物标本采集和送检指南[J]. 中华医院感染学杂志,2018,28(20):3192 - 3200.
[4] 中华人民共和国国家卫生和计划生育委员会. WS/T 640—2018 临床微生物学检验标本的采集与转运[EB/OL]. (2018 - 12 - 11)[2018 - 12 - 28]. http://www. nhfpc. gov. cn/xxgk/pages/wsbzsearch. jsp.

123. 脑脊液采集与转运标准操作规程

持有部门：		文件编号：	
制订者：	审核者：	版次：	
制订日期：	审核日期：	执行日期：	

适应证：临床出现不明原因的头痛、发热、脑膜刺激征（颈强直，克氏征、布氏征阳性）、脑神经病理征象、脑积水、脑性低钠血症等症状或体征，怀疑中枢神经系统感染时应送检脑脊液培养标本，并同时送检血培养标本。

脑脊液的采集及运送	

脑脊液的采 集 及运送

采集脑脊液

↓

选择腰3～腰4椎间隙，双侧髂后上嵴最高点连线与脊柱中线相交处为穿刺点（婴幼儿可选择腰4～腰5或腰5～骶1椎间隙作为穿刺进针点）

↓

佩戴无菌手套，使用皮肤消毒剂对腰椎穿刺点及其周围15 cm区域的皮肤消毒，待消毒剂干燥后（约1分钟）再以75%乙醇擦拭两遍

↓

覆盖无菌孔巾，待消毒剂彻底挥发后，用1%～2%利多卡因在穿刺点行皮内、皮下浸润麻醉，然后垂直缓慢进针棘突间隙，边回吸边注药，回吸注意无回血，充分麻醉后拔针

↓

左手固定麻醉点，右手进针，对准椎间隙刺入皮下，针尖斜向与脊柱平行，穿刺针穿过皮肤、皮下组织、棘上韧带、棘间韧带、黄韧带、硬脊膜，有落空感进入蛛网膜下腔，采集脑脊液分别放入3个无菌螺帽管中，做好标本标记

↓

运送：室温或保温送检，室温下不超过15分钟，切勿冷藏

脑脊液的采集及运送	注： a 脑脊液一般采集3管，第1管脑脊液用于生化检验，第2管用于微生物检验，第3管可以用于细胞学、分子核酸检验等检查；如果仅采集了1管，应首先送微生物检验；最小标本量要求：细菌≥1 ml，真菌≥2 ml，分枝杆菌≥5 ml，病毒≥2 ml；如送检T-SPOT TB，还需注意添加肝素抗凝。 b 临床怀疑脑膜炎奈瑟菌、流感嗜血杆菌等苛养菌感染时，标本应注意保温运送；若怀疑厌氧菌感染，可将脑脊液直接注入血厌氧培养瓶中，迅速送检。
注意事项	1. 怀疑患者细菌性脑膜炎时，应立即采集脑脊液标本和2～4套血培养标本，并应在抗菌药物使用前采集。 2. 怀疑分枝杆菌、隐球菌或慢性脑膜炎时，可多次采集脑脊液标本。 3. 如怀疑存在颅内压增高时，应先行头颅CT检查，必要时，可先予以脱水治疗再行穿刺。 4. 申请单应注明标本来源、标本采集时间、送检目的、临床诊断等。应注明是否已经使用抗菌药物。特殊病原菌检查如奴卡菌、真菌、分枝杆菌应注明。不同来源部位要注明，脑室分流的标本应注明"脑室分流液"而不是"脑脊液"；注明患者年龄，为病原体诊断提供线索。 5. 脑脊液应由临床医生采集，采集过程中严格执行无菌操作规程。

参 考 文 献

[1] 王辉,任健康,王明贵. 临床微生物学检验[M].北京：人民卫生出版社,2015：242-243.
[2] James H. Jorgensen, Michael A. Pfaller. 临床微生物学手册[M].王辉,马筱玲,钱渊,等译.北京：中华医学电子音像出版社，2017：332-335.
[3] 中华人民共和国国家卫生和计划生育委员会. WS/T 640-2018临床微生物学检验标本的采集和转运[EB/OL].(2018-12-11)[2019-01-08]. http://wsbz. nhfpc. gov. cn/wsbzw/upload/news/8002db9d08174f028813c07245d243b3. pdf.
[4] 中华预防医学会医院感染控制分会.临床微生物标本采集和送检指南[J].中华医院感染学杂志,2018,28(20)：3192-3200.

124. 皮肤组织及伤口标本采集与转运标准操作规程

持有部门:		文件编号:
制订者:	审核者:	版次:
制订日期:	审核日期:	执行日期:

采集与运送流程

是否烧伤创面? ──是──→ 清洁: 用无菌生理盐水或注射用水清洁创面 ──→
1. 表面拭子: 采用无菌棉拭子用力刮取创面, 置无菌试管内, 封闭管口
2. 组织细菌定量培养: 在无菌条件下, 切取深度烧伤痂下组织, 以0.3~0.5 g为宜
3. 厌氧培养: 用注射器抽吸采集深部、创面边缘作为厌氧培养的标本[b]

│否
↓

是否脓疱或水疱? ──是──→ 75%乙醇消毒 ──→
1. 挑破脓疱, 用拭子收集脓液
2. 较大的脓疱宜直接用注射器抽取脓液送检
3. 陈旧的脓疱, 去除损伤表面, 用拭子擦拭损伤基底组织送检

│否
↓

是否开放性脓肿? ──是──→ 清洁: 用无菌生理盐水或注射用水彻底冲洗创面 ──→
采样: 用拭子采集深部伤口或遗疡基底部分泌物[d] 或剪取深部病损边缘的组织放入无菌容器内[d]

│否
↓

是否闭合性脓肿? ──是──→ 消毒: 对病灶局部的皮肤或者黏膜表面彻底消毒 ──→
采样: 用注射器抽取脓液(>1 ml), 无菌转移所有抽吸物至厌氧和需氧转运装置中[c]; 或脓肿切开引流后, 取脓肿壁的一部分送检, 分别送需氧及厌氧培养

送检[f]

采集与运送流程	注:
	a 烧伤的组织宜做定量培养,定量检验结果≥10⁵ CFU/g 则预示有可能进展为创伤相关脓毒症。
	b 厌氧培养时,不能使用普通拭子采集标本。
	c 开放性伤口采集伤口拭子最好适用专用采样棉质拭子,不要使用采样棉拭子;伤口拭子采集最少同时采集两支,一支用于培养,一支用于涂片镜检;拭子采集后宜置于转运送培养基中运送。
	d 无论是浅表伤口标本、深部伤口标本,均宜从感染进展的前缘采集活检组织。活检标本和抽吸物(脓液,渗出液)优于拭子标本;浅表伤口标本口本不能进行厌氧培养。
	e 不能用注射器转移。
	f 标本采集后应立即送检,通常温暂存不超过1小时;若不能及时送检,需4℃保存,但不能超过24小时;厌氧菌培养不可放置冰箱保存;组织标本可加生理盐水以保持标本湿润,并在15~30分钟内送至实验室,不可冷藏。
注意事项	1. 尽可能在抗菌药物使用前采集标本。
	2. 厌氧培养应注意避免正常菌群污染和接触空气。
	3. 严格无菌操作,使用无菌容器。
	4. 闭合性脓肿或深部切口感染标本不能用拭子采集。
	5. 出现发热,寒战等全身感染症状患者应同时送检血培养。
	6. 标本量不足或组织干涸,样本外漏或容器破损,标本明显受到污染以及标本相关信息不齐全时,实验室可拒收标本。

参考文献

[1] 中华人民共和国国家卫生健康委员会. WS/T 640—2018 临床微生物学检验标本的采集和转运[EB/OL]. (2018-12-11)[2019-01-08]. http://wsbz.nhfpc.gov.cn/wsbzw/news/8002d9d08174f028813c07245d243b3.pdf.

[2] 中华预防医学会医院感染控制分会. 临床微生物标本采集和送检指南[J]. 中华医院感染学杂志,2018,28(20):3192-3200.

[3] 尚红. 全国临床检验操作规程[M]. 4版. 北京:人民卫生出版社.2014:644-645.

125. 尿培养标本采集与转运标准操作规程

持有部门：

制订者：　　　　　　　审核者：

制订日期：　　　　　　审核日期：

文件编号：

版次：

执行日期：

适应证：

1. 患者出现尿频、尿急、尿痛、血尿、肾区疼痛等症状，同时可能伴有寒战、高热、白细胞计数升高，怀疑存在泌尿系统感染时；尿常规结果提示泌尿系统感染时；留置导尿管患者出现发热时。

2. 对于门诊患者，大部分非复杂性泌尿系统感染患者，一般可采集清洁中段尿进行常规培养；对于有持续症状但既往培养未发现致病菌，有持续症状但治疗无效的患者以及怀疑为少见菌感染的患者，一般可通过耻骨上膀胱穿刺或膀胱导尿采集尿标本进行特殊培养，包括厌氧培养等。

3. 对于留置导尿管患者，如无症状，通常不建议常规进行尿培养检测。

尿液标本的常用采集方法

采集尿液标本

├ 清洁中段尿采集[b]
├ 留置导尿管采集[a]
├ 耻骨上膀胱穿刺采集
└ 直接导尿管采集

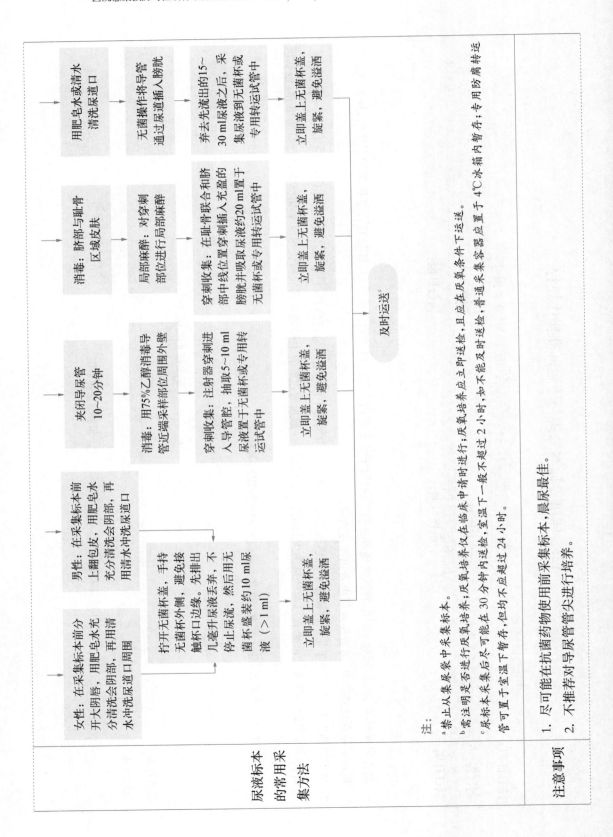

尿液标本的常用采集方法

女性:在采集标本前分开大阴唇,用肥皂水充分清洗会阴部,再用清水冲洗尿道口周围

男性:在采集标本前上翻包皮,用肥皂水充分清洗会阴部,再用清水冲洗尿道口

拧开无菌杯盖,手持无菌杯外侧,避免接触杯口边缘。先排出几毫升尿液弃去,不停止尿流,然后用无菌杯盛接约10 ml尿液

立即盖上无菌杯盖,旋紧,避免溢洒

夹闭导尿管10~20分钟

消毒:用75%乙醇消毒导管近端采样部位周围外壁

穿刺收集:注射器穿刺进入导管腔,抽取5~10 ml尿液置于无菌杯或专用转运管中

立即盖上无菌杯盖,旋紧,避免溢洒

消毒:脐部与耻骨区域皮肤

局部麻醉:对穿刺部位进行局部麻醉

穿刺收集:在耻骨联合和脐部中线位置穿刺插入充盈的膀胱并吸取20 ml尿液置于无菌杯或专用转运试管中

立即盖上无菌杯盖,旋紧,避免溢洒

用肥皂水或清水清洗尿道口

无菌操作将导管通过尿道插入膀胱

弃去先流出的15~30 ml尿液之后,采集尿液到无菌杯或专用转运管中

立即盖上无菌杯盖,旋紧,避免溢洒

及时运送[c]

注:

[a] 禁止从集尿袋中采集标本。

[b] 需注明是否进行厌氧培养;厌氧培养仅在临床申请时进行;厌氧培养应在厌氧条件下运送。

[c] 尿标本采集后尽可能在30分钟内送检,室温下能在2小时内送检,室温下一般不超过2小时,如不能及时送检,普通采集容器应置于4℃冰箱内暂存;专用防腐转运管可置于室温下暂存,但均不应超过24小时。

注意事项

1. 尽可能在抗菌药物使用前采集标本,晨尿最佳。

2. 不推荐对导尿管尖进行培养。

| 注意事项 | 3. 做厌氧菌培养仅可采用耻骨上膀胱穿刺采集的标本。
4. 申请单上应注明标本采集自留置导尿管/直接导尿管/穿刺尿液等，并标明患者是否有症状、既往培养结果、是否使用了抗菌药物及药物种类。 |

[1] 中华预防医学会医院感染控制分会. 临床微生物标本采集和送检指南[J]. 中华医院感染学杂志, 2018, 28(20): 3192-3200.
[2] 中华人民共和国国家卫生和计划生育委员会. WS/T 489—2016 尿路感染临床微生物实验室诊断[EB/OL]. (2016-07-07)[2018-12-28]. http://www.nhc.gov.cn/zhuz/s9492/201607/3f24a40bb2b844b8358a217a3a72072.shtml.
[3] James H. Jorgensen, Michael A. Pfaller. 临床微生物学手册[M]. 王辉, 马筱玲, 钱渊, 等译. 北京: 中华医学电子音像出版社, 2017: 332-352.
[4] 中华人民共和国国家卫生和计划生育委员会. WS/T 640—2018 临床微生物学检验标本的采集与转运[EB/OL]. (2018-12-11)[2018-12-28]. http://www.nhfpc.gov.cn/xxgk/pages/wsbzsearch.jsp.

126. 粪便标本采集与转运标准操作规程

持有部门：			文件编号：	
制订者：		审核者：	版次：	
制订日期：		审核日期：	执行日期：	

采样指征：

1. 患者出现腹痛、腹泻(水样便、脓血便等)，或伴有发热。
2. 粪便常规镜检异常，如粪便涂片镜检白细胞≥5/HP。
3. 下列腹泻患者宜连续 3 天送检标本：入院前 72 小时内出现症状的社区获得性腹泻；医院获得性腹泻(入院 72 小时后出现症状)且至少有下列情况之一：65 岁以上并伴有基础疾病、人类免疫缺陷病毒(HIV)感染、粒细胞缺乏(中性粒细胞<0.5×10^9/L)及疑似院内暴发感染时。

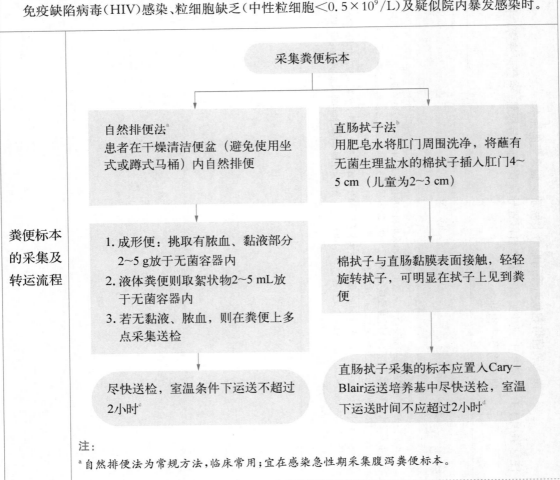

注：

[a] 自然排便法为常规方法，临床常用；宜在感染急性期采集腹泻粪便标本。

粪便标本的采集及转运流程	[b]直肠拭子法只适用于重症腹泻且暂时没有粪便的患者或婴幼儿,不推荐使用拭子做常规性病原菌培养;不宜使用拭子进行艰难梭菌采样。 [c]尽快送检,室温下运送时间不应超过 2 小时,如不能及时送检可使用 Cary-Blair 运送培养基于 4℃冰箱保存,不超过 24 小时。 [d]如不能及时转运,可置于 4℃冰箱保存,但不超过 24 小时。
采集与转运注意事项	1. 粪便标本常规培养通常针对沙门菌属和志贺菌属。如果怀疑其他细菌感染如艰难梭菌感染,宜先咨询实验室。常规不做厌氧培养。 2. 肠炎和发热患者宜同时进行血培养。 3. 尽可能在应用抗菌药物治疗前采集。 4. 艰难梭菌采集后应尽快送检,转运宜使用厌氧袋。 5. 为提高阳性检出率,可重复送检标本,在不同的时间采集 2～3 份,若需要连续采集 3 份标本,则 2 次采集标本间隔 48 小时。 6. 高度怀疑霍乱弧菌感染的标本需专人运送,运送必须符合特殊标本的生物安全要求。 7. 如果怀疑患者感染大肠埃希菌 O157∶H7、耶尔森菌属、弧菌属、气单胞菌属或邻单胞菌属,应通知实验室。

参 考 文 献

[1] 中华人民共和国国家卫生健康委员会. WS/T 640—2018 临床微生物学检验标本的采集和转运[EB/OL]. (2018－01－03)[2019－01－08]. http://wsbz. nhfpc. gov. cn/wsbzw/upload/news/8002db9d08174f028813c07245d243b3. pdf.
[2] 中华预防医学会医院感染控制分会. 临床微生物标本采集和送检指南[J]. 中华医院感染学杂志,2018,28(20):3192-3200.
[3] Baron EJ, Miller JM, Weinstein MP, et al. A guide to uilization of the microbiology laboratory for diagnosis of infectious diseases: 2013 Recommendations by the Infectious Diseases Society of America (IDSA) and the American Society for Microbiology (ASM)[J]. Clinical infectious Diseases, 2013,57: e67-e68.
[4] 王辉,任健康,王明贵,等. 临床微生物学检验[M]. 北京:人民卫生出版社,2015:290.

第11章

抗菌药物管理

127. Ⅰ类切口手术围术期预防性使用抗菌药物标准操作规程

持有部门:		文件编号:
制订者:	审核者:	版次:
制订日期:	审核日期:	执行日期:

措施类别	关 键 控 制 点	说　明
常见污染菌	1. 主要为革兰阳性菌,如金黄色葡萄球菌、凝固酶阴性葡萄球菌。 2. 部分乳腺手术可见链球菌。	细菌主要来自皮肤寄殖或手术过程中污染的细菌。
给药指征	以下情况可考虑围术期预防性使用抗菌药物。 1. 预估手术范围大、手术时间长、污染机会增加。 2. 手术涉及重要脏器,一旦发生感染将造成严重后果者,如头颅手术、心脏手术等。 3. 异物植入手术,如人工瓣膜置换、永久性心脏起搏器植入、人工关节置换等。 4. 有感染高危因素如高龄、糖尿病、免疫功能低下(尤其是接受器官移植者)、营养不良等患者。	
药物类别选择	1. 首选第一、第二代头孢菌素。 2. 头孢菌素类过敏者,可选择克林霉素。 3. 手术涉及重要脏器或植入物(如人工心脏瓣膜置换术、人工关节置换术等)且术前发现患者为耐甲氧西林金黄色葡萄球菌(MRSA)定植或者该机构 MRSA 发生率高,可选用万古霉素。 4. 眼科手术可应用妥布霉素或左氧氟沙星滴眼液滴眼。	1. 循证医学推荐:第一代头孢菌素为头孢唑林,第二代头孢菌素为头孢呋辛。 2. 选用万古霉素时,应严格控制使用时限。

给药方案	1. 术前：在皮肤、黏膜切开前 0.5～1 小时内或麻醉开始时给药；万古霉素由于需输注较长时间，应在手术前 1～2 小时开始给药。 2. 术中追加指征：手术时间超过药物半衰期的 2 倍或失血量＞1 500 ml。 3. 术后用药时限：用药时间不超过 24 小时，心脏手术可视情况延长至 48 小时。	1. 一般给予一次标准剂量即可达到预防目的。 2. 给药间隔应从术前给药时间起算，而不是手术开始时间。 3. 延长用药会增加细菌耐药性和感染艰难梭菌的风险。 4. 术中追加时机可结合药物半衰期，血清蛋白结合率，患者基本情况如体重、肾功能等综合决定。可采用在病历信息系统中增加"提醒功能"等措施提高术中追加依从性。
不推荐的措施	联合用药。	
	选用广谱抗菌药物。	
	留置引流管时，延长术后用药时间。	
	切口局部涂抹抗菌药物。	
	神经外科手术选择头孢曲松。	

参 考 文 献

[1] 国家卫计委办公厅，国家中医药管理局办公室，解放军总后勤部卫生部药品器材局. 抗菌药物临床应用指导原则（2015 年版）[EB/OL]. (2015 - 08 - 27)[2018 - 01 - 23]. http://www. gov. cn/ foot/sitel/ 20150827/9021440664034848/pdf.

[2] 颜青，夏培元，杨帆. 临床药物治疗学感染性疾病[M]. 北京：人民卫生出版社，2017：47 - 124.

[3] Bratzler DW, Dellinger EP, Olsen KM, et al. Clinical practice guidelines for antimicrobial prophylaxis in surgery [J]. American Journal of Health-System Pharmacy, 2013，70：195 - 283.

[4] 周华，李光辉，陈佰义，等. 中国产超广谱 β-内酰胺酶肠杆菌科细菌感染应对策略专家共识[J]. 中华医学杂志，2014,6(94)：1847 - 1856.

128. Ⅱ、Ⅲ类切口手术围术期预防性使用抗菌药物标准操作规程

持有部门：		文件编号：	
制订者：	审核者：	版次：	
制订日期：	审核日期：	执行日期：	

手术名称	可能的污染菌	推荐药物	说　明
头颈部手术(经口腔黏膜)、脑外科手术(经鼻窦、鼻腔、口咽部)	金黄色葡萄球菌、链球菌属、口咽部厌氧菌(如消化链球菌)。	第一、第二代头孢菌素±甲硝唑或克林霉素±庆大霉素。	1. "±"是指两种药物可联合应用，或可不联合应用(下同)。 2. 有循证医学证据的第一代头孢菌素主要为头孢唑啉，第二代头孢菌素主要为头孢呋辛(下同)。
耳鼻喉科手术	金黄色葡萄球菌、凝固酶阴性葡萄球菌。	第一、第二代头孢菌素。	如复杂性鼻中隔鼻成形术。
胸外科手术(食管、肺)	金黄色葡萄球菌、凝固酶阴性葡萄球菌、肺炎链球菌、革兰阴性杆菌。	第一、第二代头孢菌素。	
胃、十二指肠、小肠手术	革兰阴性杆菌、链球菌属、口咽部厌氧菌(如消化链球菌)。	第一、第二代头孢菌素或头霉素类。	对β-内酰胺类抗菌药物过敏者,可用克林霉素＋氨基糖苷类，或氨基糖苷类＋甲硝唑。
结肠手术，直肠手术，阑尾手术,肝、胆系统及胰腺手术	革兰阴性杆菌、厌氧菌(如脆弱拟杆菌)。	第一、第二代头孢菌素或头孢曲松±甲硝唑，或头霉素类。	1. 对β-内酰胺类抗菌药物过敏者,可用克林霉素＋氨基糖苷类，或氨基糖苷类＋甲硝唑。

			2. 择期结肠、直肠手术选择机械性肠道准备联合口服抗菌药物时,口服抗菌药物可选择肠道不吸收或较少吸收的种类。
经直肠前列腺活检	革兰阴性杆菌。	氟喹诺酮类。	我国大肠埃希菌对氟喹诺酮类耐药率高,预防应用需严加限制。
进入泌尿道或经阴道的泌尿外科手术、经皮肾镜手术	革兰阴性杆菌。	第一、第二代头孢菌素,或氟喹诺酮类。	如:经尿道膀胱肿瘤或前列腺切除术、异体植入及取出术,切开造口术、支架植入及取出术。
涉及肠道的泌尿外科手术	革兰阴性杆菌,厌氧菌。	第一、第二代头孢菌素,或氨基糖苷类＋甲硝唑。	
有假体植入的泌尿系统手术	葡萄球菌属、革兰阴性杆菌。	第一、第二代头孢菌素＋氨基糖苷类。	
皮瓣转移术、植皮术	金黄色葡萄球菌、凝固酶阴性葡萄球菌、链球菌属、革兰阴性菌。	第一、第二代头孢菌素。	
外固定架植入术	金黄色葡萄球菌、凝固酶阴性葡萄球菌、链球菌属。	第一、第二代头孢菌素。	
截肢术、开放骨折内固定术	金黄色葡萄球菌、凝固酶阴性葡萄球菌、链球菌属、革兰阴性菌、厌氧菌。	第一、第二代头孢菌素±甲硝唑。	

经阴道或经腹腔子宫切除术	革兰阴性杆菌、肠球菌属、B 组链球菌、厌氧菌。	第一、第二代头孢菌素(经阴道手术加用甲硝唑),或头霉素类。	对 β-内酰胺类过敏者,可选择克林霉素 + 氨基糖苷类,或氨基糖苷类 + 甲硝唑。
腹腔镜子宫肌瘤剔除术(使用举宫器)	革兰阴性杆菌、肠球菌属、B 组链球菌、厌氧菌。	第一、第二代头孢菌素 ± 甲硝唑,或头霉素类。	
剖宫产术	革兰阴性杆菌、肠球菌属、B 组链球菌、厌氧菌。	第一、第二代头孢菌素 ± 甲硝唑。	在切皮前 30~60 分钟给药可减少手术切口感染和子宫内膜炎发生率。
措 施 类 别	关 键 控 制 点		说 明
给药方案	1. 术前:在皮肤、黏膜切开前 0.5~1 小时内或麻醉开始时给药;氟喹诺酮类由于需输注较长时间,应在手术前 1~2 小时开始给药。 2. 术中追加指征:手术时间超过药物半衰期的 2 倍或失血量>1 500 ml。 3. 术后用药时限:用药时间不超过 24 小时,Ⅲ 类切口手术必要时延长至 48 小时。		1. 一般给予一次标准剂量即可达到预防目的。 2. 给药间隔应从术前给药时间起算,而不是手术开始时间。 3. 延长用药会增加细菌耐药性和感染艰难梭菌的风险。 4. 术中追加时机可结合药物半衰期,血清蛋白结合率,患者基本情况如体重、肾功能等综合决定。可采用在病历信息系统中增加"提醒功能"等措施提高术中追加依从性。
不推荐的措施	留置引流管时,延长术后用药时间。		
	切口局部涂抹抗菌药物。		
	在关闭切口前使用抗菌药物溶液冲洗术区。		

注意事项	1. 头孢菌素过敏者,针对革兰阳性菌可用克林霉素;针对革兰阴性杆菌可用氨基糖苷类等。 2. Ⅳ类切口在手术前即已开始治疗性应用抗菌药物,术中、术后继续使用抗菌药物不属预防应用范畴。

[1] 国家卫计委办公厅,国家中医药管理局办公室,解放军总后勤部卫生部药品器材局. 抗菌药物临床应用指导原则(2015 年版)[EB/OL]. (2015 – 08 – 27)[2018 – 01 – 23]. http://www. gov. cn/foot/sitel/20150827/9021440664034848/pdf.

[2] 颜青,夏培元,杨帆. 临床药物治疗学感染性疾病[M]. 北京:人民卫生出版社,2017:47 – 124.

[3] Bratzler DW, Dellinger EP, Olsen KM, et al. Clinical practice guidelines for antimicrobialprophylaxis in surgery [J]. American Journal of Health-System Pharmacy, 2013, 70:195 – 283.

[4] Gilbert DN, Chambers HF, Eliopoulos GM, et al. 桑福德抗微生物治疗指南[M]. 范洪伟,王焕玲,吕玮,等译. 46 版. 北京:中国协和医科大学出版社,2017.

129. 侵入性诊疗操作预防性使用抗菌药物标准操作规程

持有部门:		文件编号:	
制订者:	审核者:	版次:	
制订日期:	审核日期:	执行日期:	
诊疗操作类别	预防性使用抗菌药物建议	说　明	
血管(包括冠状动脉)造影术、血管成形术、支架植入术及导管内溶栓术	不推荐常规预防用药。	对于7天内再次行血管介入手术者、需要留置导管或导管鞘超过24小时者,建议预防性使用头孢唑林1次。	
下腔静脉滤器植入术	不推荐常规预防用药。		
肾、肺或其他(除肝外)肿瘤化疗栓塞	不推荐常规预防用药。		
子宫肌瘤-子宫动脉栓塞术	不推荐常规预防用药。		
隧道式血管导管或药盒置入术	不推荐常规预防用药。		
主动脉内支架植入术	高危患者建议预防性使用头孢唑林1次。	高危患者主要是指高龄、糖尿病或其他免疫功能低下人群。	
先天性心脏缺损封堵术	建议使用头孢唑林1次。		
心脏射频消融术	建议使用头孢唑林1次。		
脾动脉、肾动脉栓塞术	建议使用头孢唑林,用药时间不超过24小时。		
肝动脉化疗栓塞(TACE)	建议使用头孢唑林或头孢呋辛±甲硝唑,用药时间不超过24小时。	"±"是指联合或不联合用药。	

食管静脉曲张硬化治疗	建议使用头孢唑林或头孢呋辛,用药时间不超过 24 小时。	头孢菌素过敏患者可考虑使用氟喹诺酮类。国内大肠埃希菌对氟喹诺酮类药物耐药率高,预防应用应严加限制。
经颈静脉肝内门静脉分流术（TIPS）	建议使用氨苄西林/舒巴坦或阿莫西林/克拉维酸,用药时间不超过 24 小时。	
血管畸形、动脉瘤、血管栓塞术	不推荐常规预防用药。	存在皮肤坏死时,建议使用头孢唑林 1 次。
腹膜透析置管术	建议使用头孢唑林 1 次。	
血液透析置管术	不推荐常规预防用药。	
中心静脉置管术	不推荐常规预防用药。	对于免疫功能低下并且即将接受化疗的患者,推荐使用头孢唑林 1 次。
输尿管镜和膀胱镜检查、尿动力学检查	术前尿液检查无菌者,通常不需预防用药。	对于高龄、免疫功能低下、存在泌尿系统解剖异常等感染高危人群,可预防用药,推荐选择氟喹诺酮类,或 SMZ/TMP,或头孢唑林或头孢呋辛,或氨基糖苷类。
经内镜逆行胰胆管造影（ERCP）	建议使用头孢呋辛或头孢曲松 1 次。	

注意:

1. 预防性使用抗菌药物应在操作前 30 分钟内给药。

2. 对 β-内酰胺类药物过敏者可使用克林霉素。

3. 以下情况可考虑使用万古霉素:患者携带/感染耐甲氧西林金黄色葡萄球菌(MRSA)、耐甲氧西林凝固酶阴性葡萄球菌(MRCNS)或实施手术的医疗机构 MRSA、MRCNS 发生率较高。

参考文献

[1] 国家卫计委办公厅,国家中医药管理局办公室,解放军总后勤部卫生部药品器材局.抗菌药物临床应用指导原则(2015年版) [EB/OL].(2015-08-27)[2018-01-23].http://www.gov.cn/foot/sitel/20150827/9021440664034848/pdf.

[2] Bratzler DW, Dellinger EP, Olsen KM, et al. Clinical practice guidelines for antimicrobial prophylaxis in surgery [J]. Am J Health-Syst Pharm, 2013;70:195-283.

[3] Gilbert DN, Chambers HF, Eliopoulos GM, et al. 桑福德抗微生物治疗指南[M].范洪伟,王焕玲,吕玮,等译.46版.北京:中国协和医科大学出版社,2017.

第12章

医院感染暴发

130. 医院感染暴发处置标准操作规程

持有部门:		文件编号:
制订者:	审核者:	版次:
制订日期:	审核日期:	执行日期:

定义:

1. 医院感染暴发:在医疗机构或其科室的患者中,短时间内发生 3 例以上同种同源感染病例的现象。

2. 疑似医院感染暴发:在医疗机构或其科室的患者中,短时间内出现 3 例以上临床症候群相似、怀疑有共同感染源的感染病例的现象;或者 3 例以上怀疑有共同感染源或共同感染途径的感染病例的现象。

适用范围:适用于各类医疗机构医院感染暴发或疑似医院感染暴发的处置。

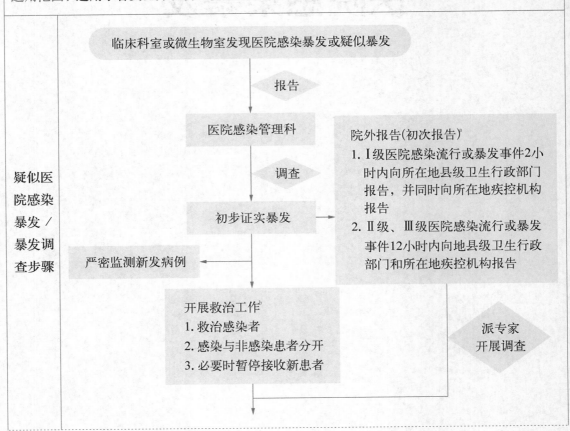

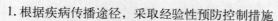

疑似医院感染暴发／暴发调查步骤

1. 根据疾病传播途径，采取经验性预防控制措施
2. 消毒隔离
3. 个人防护
4. 医疗废物无害化处理、排泄物等无害化处理
5. 防止交叉感染和污染

1. 启动病原学检查
2. 启动流行病学调查：具体参照"131.医院感染暴发流行病学调查标准操作规程"

医院感染暴发调查资料分析
1. 临床资料分析
2. 流行病学资料分析
3. 实验室资料分析

1. 分析暴发的原因
2. 推测可能的感染源、感染途径或感染因素
3. 评价采取控制措施的效果

根据调查结果及新发病例情况及时调整控制措施

观察无新发病例，确认暴发终止

订正报告：暴发终止一周内写出调查报告，总结经验，制定防范措施

注：

[a] Ⅲ级医院感染流行或暴发事件指发生以下情形之一时：① 5 例以上疑似医院感染暴发；② 3 例以上医院感染暴发。Ⅱ级医院感染流行或暴发事件指发生以下情形之一时：① 5 例以上医院感染暴发；② 由于医院感染暴发直接导致患者死亡；③ 由于医院感染暴发导致 3 人以上人身损害后果。Ⅰ级医院感染流行或暴发事件指发生以下情形之一时：① 10 例以上的医院感染暴发；② 发生特殊病原体或者新发病原体的医院感染；③ 可能造成重大公共影响或者严重后果的医院感染。

[b] 医疗机构发现疑似医院感染暴发时，应遵循"边调查、边控制、及时应对、妥善处置"的基本原则。

[1] 中华人民共和国国家卫生和计划生育委员会. WS/T 524—2016 医院感染暴发控制指南[EB/OL]. (2016－08－02)[2019－01－05]. http://www.moh.gov.cn/zhuz/s9496/201608/c7fb101ae975443c885ed7e4039ab5e8.shtml.

[2] 中华人民共和国卫生部. 医院感染暴发报告及处置管理规范. [EB/OL]. (2009 - 07 - 20)[2019 - 01 - 01]. http://www.nhc.gov. cn/yzygj/s3585/200907/26cb84859f864f2ba6fbb4cd922d2594. shtml.

附件1　案例1　光滑念珠菌引起的血流感染

发现疑似暴发	2005 年,在某医院的腹膜透析患者群体中,4 周时间内(3 月 1 日至 4 月 1 日)发生 4 例败血症,均为光滑念珠菌感染引起。而在此事件发生前的 12 个月内无类似病例发生。发现这一情况后,医院感染管理部门认为这是一起疑似医院感染暴发事件,立即报告当地疾控部门,并启动了调查处置工作。
初步控制措施	1. 发现感染病例后,患者所在科室及时对感染者进行隔离,专人护理,积极救治患者。 2. 同时启动暴发调查,临床科室与医院感染管理部门密切配合,查找感染原因。
病例搜索	1. 调查期间,通过每日筛查培养,严密监测新发病例;并对既往病例进行搜索;从电脑系统中回顾性调查自 2005 年以来所有腹膜透析患者血液的微生物学检测结果,确保没有遗漏。 2. 感染患者定义为:医院内接受腹膜透析治疗的患者中发生败血症,且病原体为光滑念珠菌的患者。

流行病学调查	三间分布。	1. 3 月 1 日至 4 月 1 日期间,接受腹膜透析治疗的患者中 4 例光滑念珠菌败血症,分布在两个病房。 2. 4 名患者均为女性,平均年龄 52 岁(30~62 岁),均为终末期肾衰竭的尿毒症患者,均进行了静脉用药。 3. 在患者出现临床症状的 2~10 天内真菌培养呈阳性,细菌培养均为阴性。4 人均接受了两性霉素 B 治疗。

附表 130 - 1　感染病例基本情况

患者编号	病区	性别	初始诊断	症状	出现感染症状距最后一次静脉药物时间(天)	感染病原菌
A	内科 1 病区	女	尿毒症	发热	5	光滑念珠菌
B	内科 2 病区	女	尿毒症	发热	7	光滑念珠菌
C	内科 2 病区	女	尿毒症	发热	10	光滑念珠菌
D	内科 2 病区	女	尿毒症	发热	6	光滑念珠菌

流行病学调查	环境卫生学、流行病学调查，寻找危险因素。	与感染者接触的医务人员。	1. 对与4名患者有接触的所有医务人员进行调查。 2. 根据光滑念珠菌的特性，采集曾经对感染者进行诊疗护理的医务人员的手、咽拭子、肛门拭子等标本。均未发现光滑念珠菌。 3. 护理感染者的医务人员均不相同，未发现4名患者的感染与特定的医护人员有关。
		治疗过程调查。	1. 该院进行腹膜透析的患者分布在3个病区，4名感染患者集中在其中的2个病区。 2. 感控护士对全院行腹膜透析治疗的3个病区进行现场观察，列出需要注意的操作名称，并形成清单，对整个静脉用药过程进行逐一评估。 3. 评估后发现，4名感染者集中在2个内科病区，操作规程大致相同。调查者先对整个操作流程所需要接触到的环境和物品进行了采样，包括操作台、消毒剂、肝素溶液、透析液、配置好未使用的静脉用药、患者相关拭子（鼻、会阴及透析导管出口）等，均未培养出光滑念珠菌。 4. 调查者对操作流程进行进一步比较评估。感染病区和非感染病区的操作大体上相同，唯一不同的是需要加热的静脉用药，加热方式不同。该院对静脉输液的加热采取水浴加热和加热柜或干式加热两种方式，发生感染的2个病区均采用水浴缸进行静脉用药加热。 5. 因此，调查人员怀疑感染的暴发与加热方式有关。
		病例对照研究。	1. 为进一步确定危险因素与本次感染暴发的流行病学联系，调查者进行了病例对照研究。 2. 由于发生感染的均为腹膜透析患者，于是将暴发时段内（3月1日至4月1日）进行腹膜透析的患者中进行了静脉输液且未发生光滑念珠菌性败血症的设为对照组。 3. 根据文献报道收集真菌败血症的相关危险因素，包括静脉输液加热方式、基本信息、基础疾病、近期接受抗菌药物治疗情况、既往细菌败血症发生情况，以及近期透析导管更换情况等。 4. 结果显示，使用经水浴缸加热的静脉输液是唯一的危险因素，病例组使用率100%，而对照组使用率仅10%（3/30），差异有统计学意义（P=0.001），证实使用水浴缸加热静脉药物是引起本次感染暴发的危险因素。

流行病学调查	微生物学检测。	调查者再次对使用中的 3 个用于加热的水浴缸进行采样,在水浴缸的底部培养出光滑念珠菌。
	分子流行病学检测。	1. 生物分型结果显示,4 名患者所感染的光滑念珠菌和水浴缸中的光滑念珠菌产生了相同的图谱序列,且与对照株不同。 2. 染色体 DNA 指纹图谱结果显示,来自 4 名患者和水浴缸的光滑念珠菌有 12 个条带完全相同,且与对照株不同。 3. 抗菌药物敏感性试结果也提示来自 4 名患者和水浴缸的光滑念珠菌药敏结果相似,且与对照株不同。 4. 这些结果进一步证实了引起本次暴发的"源头"为被污染的水浴缸。
推测传播途径		1. 通过遗传学检测、药敏试验结果以及染色体 DNA 指纹图谱鉴定结果结合推断,被污染的水浴缸可能是感染源。 2. 可能的传播途径是水浴缸中的光滑念珠菌污染了静脉输液袋,护士将输液袋从水浴缸拿出时又污染了手,继而通过护士在治疗过程中的各种操作污染了药物,从而导致感染。也存在着水中的真菌飞溅到托盘或患者体表,然后污染药物导致感染的可能。
制定防控措施并评价效果		1. 针对以上调查结果及推断,全院范围内禁止使用水浴法加热静脉输液,推荐使用干式加热方法;加强手卫生,在处理静脉用药前均要求严格执行手卫生并戴手套。 2. 上述措施采取后,截止至 2006 年 12 月未再出现新发病例。持续监测未发现新发病例,暴发得到有效控制。
总结		1. 暴发调查需要将微生物学和流行病学资料相结合。本次调查中,流行病学资料提示了可能的传染源,并通过微生物学的方法得到证实。在暴发调查中应正确使用同源性分析技术,以便获取直接证据。 2. 进行暴发调查时,应着重关注细节。在实施医院感染暴发事件调查前,应熟悉目标问题调查的标准操作流程,调查时不应忽略每一个环节。在暴发事件发生后尽快开展现场直接观察,减少因采取补救性干预措施对现场调查所造成的影响,以获取有价值的证据。 3. 进行环境、仪器设备等的清洁消毒时应认真、彻底,应特别关注一些日常清洁消毒过程中容易被忽略的可拆卸设备、设施及其零部件。

附件2 案例2 医院内的麻疹聚集性感染

发现临床症状相似的聚集性感染	2017年3月,某医院急诊科内的医务人员相继出现了发热和皮疹等类似麻疹的症状。从3月8日至3月12日,共有4名医务人员(1名医生,3名护士)发生类似症状。科内人员意识到可能发生了麻疹的医院感染暴发,遂立即报告医院感染管理部门,启动暴发调查。
初步控制措施	1. 对于感染的医务人员,立即隔离,并密切监测,避免严重并发症的出现。 2. 加强急诊病房内的通风,不能自然通风的,采取机械通风。 3. 严密监测新发病例。
查找传染源	1. 经查,3月1日一名主诉为发热、皮疹的患者入住急诊留观病房,即日诊断为麻疹。发生感染的医务人员,当日均与患者有过接触。 2. 初步推断,该患者为此次暴发的传染源。

病例搜索	病例定义。	1. 疑似病例:患者有发热和皮疹及咳嗽、鼻炎或结膜炎等症状中的一种或多种,但无实验室检查结果。 2. 确诊病例:在疑似病例的血清或咽拭子标本中检测到麻疹免疫球蛋白IgM阳性或麻疹病毒RNA阳性。
	病例情况。	1. 调查期间共采集150位疑似患者的血清和咽拭子标本进行麻疹病毒IgM ELISA检测及麻疹病毒RNA PCR检测。 2. 截至3月30日,该院共确诊麻疹病例80例,其中医务人员74例,占92.5%;患者6例。流行病学曲线见附图130-1,确诊患者基本情况见附表130-2。

病例
搜索

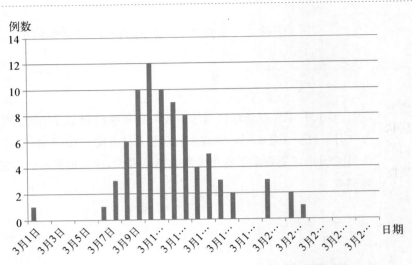

附图 130-1 2015 年 3 月 1 日至 3 月 30 日麻疹事件的流行病学曲线

附表 130-2 确诊患者基本情况

患者情况(n＝80)	人数(所占百分比)
年龄(岁)	
1~18	10(12.5%)
19~40	50(62.5%)
>40	20(25.0%)
职业	
护士	42(52.5%)
医生	15(18.8%)
其他医技人员	17(21.3%)
来院就诊患者	6(7.5%)
临床症状	
皮疹	48(60%)
卡他症状	68(85%)
结膜炎	50(62.5%)
肺炎	5(6.3%)

制定防控措施	1. 针对病例监测情况,医院制订了进一步的防控措施,主要包括: (1) 在隔离区域加强通风和消毒措施; (2) 对确诊患者进行隔离,优先隔离那些具有强传染性的重症患者和学生;其余症状较轻的医务人员在家进行隔离观察; (3) 为全院所有职工进行麻疹免疫状况的评估,并强化接种; (4) 对确诊病例进行密切监测,尤其注意严重并发症的出现;对症状较严重的患者进行医学干预; (5) 取消院内聚集性的活动,取消院内多学科会诊和治疗; (6) 在 3 月 20 日前完成对全院范围内的麻疹疫苗接种。 2. 此后新发患者逐渐减少,3 月 29 日后,再无新病例出现。
现场调查	1. 本次暴发调查并没有对确诊病例麻疹病毒的同源性进行分析,因此无法确定准确的感染源。 2. 调查专家到急诊留观病房进行实地调查发现,感染源留观区域(也是被感染护士较聚集的地点)与外界无自然通风窗口相连,收治患者较多,床位密度大。当时医疗机构没有在第一时间对密切接触或间接接触首发病例的工作人员进行有效隔离,导致感染在医护人员中扩散。 3. 该院急诊医生多为临床科室派驻医生,频繁在派出科室和急诊科之间穿梭,导致间接接触人员数量剧增,涉及面扩大,为在急诊获得的麻疹病毒在派出科室内传播提供了条件,在 3 月中旬出现确诊患者高峰。 4. 针对现场调查结果,院方再次制订了整改措施,包括: (1) 感染留观病房设在通风好,相对偏僻的区域; (2) 强化预检分诊管理,对发热皮疹患者及时隔离; (3) 接触麻疹患者的医务人员立即接种疫苗等。
总结	1. 发热皮疹患者的管理:麻疹重在早诊断、早隔离,对发热患者应设立独立的就诊区域,并严格执行发热患者预检分诊制度。 2. 重视麻疹疫苗的接种:本次事件的 80 例确诊患者中有 56 例(占 70%)曾在幼儿时期(8 月龄)接种过一次麻疹疫苗,虽然这些人群已具备麻疹病毒的免疫力,但在本次事件中仍被感染,表明他们仍然具有麻疹病毒的易感性,说明接种过疫苗并不代表无获得感染的风险,必要时仍须进行二次接种以强化麻疹免疫功能。

131. 医院感染暴发流行病学调查标准操作规程

持有部门：		文件编号：	
制订者：	审核者：	版次：	
制订日期：	审核日期：	执行日期：	

适用范围：适用于发生医院感染暴发或疑似医院感染暴发流行病学调查时。

调查步骤	关 键 控 制 点
前期准备	1. 管理机制：多部门协作，确保人员、设施和经费到位。 2. 了解现场信息：发病地点、人数、可疑感染源和病原体、事件严重程度。 3. 文献复习：疾病、调查、采样、检验方面的知识，可能病原体及相关危险因素等。 4. 调查人员及物资准备：调查队伍，采样和防护用品（根据检验目的，确定样品的类型、采样时机及方法）。
证实暴发存在	将目前的数量与以前可比的数量进行对比（前提是需要排除假暴发）。
核实诊断	1. 调查获取详细的临床资料。 2. 审核临床表现、实验室结果与流行病学资料。 3. 描述疾病谱的特征，核实诊断。
建立病例定义	1. 病例定义是确定调查对象的划分依据；病例定义以调查对象的主要临床表现为依据，应明确限定时间、地点和人群；必要时可有影像学或检验资料，不应包括所研究的暴露和危险因素。 2. 建立病例定义。 （1）确诊病例：经实验室查证； （2）临床病例：典型病例特征，不需要实验室证据； （3）可能、疑似病例：部分典型特征。
搜索病例	按照病例定义进行识别和分类，按不同类别进行计数。

个案调查	1. 开展病例个案调查，获得病例的发病经过、诊治过程等详细信息。 2. 个案调查内容一般包括基本信息、临床资料、流行病学资料等。 3. 个案调查表可参照 WS/T 524—2016《医院感染暴发控制指南》附录 A。
描述三间分布	1. 时间分布。 2. 空间分布。 3. 人群分布。
建立假设	1. 疾病假设。 2. 贮存宿主假设。 3. 传播途径假设。 4. 媒介假设。 5. 危险因素假设。
检验假设	1. 考虑因果关系，设计分析研究来检验假设，常用的有队列研究、病例-对照研究。 2. 根据分析研究的结果，通过采样、微生物实验室鉴定等方法寻找病原体。 3. 通过脉冲场凝胶电泳（PFGE）等技术手段证实同源性。
重新调查并验证假设	重新回顾和审视前面每一个过程是否正确。 1. 病例筛查：核实暴发。 2. 病原调查：证实相关危险因素的相关性。 3. 现场调查：原因推断。 4. 分子流行病学：证实同源性。 5. 病例对照研究、队列研究：证实相关因素。
撰写流行病学调查报告	完整的流行病学调查包括标题、前言（事情经过）、基本情况、核实诊断、病因或流行因素推断验证、诊疗防控措施与效果评价、问题与建议、小结。
其他管理要求	1. 医疗机构发现疑似医院感染暴发时，应遵循"边调查、边控制、及时应对、妥善处置"的基本原则。 2. 流行病学调查中，医院感染管理专职人员、临床医务人员、微生物实验室人员及医院管理人员等应及时进行信息的交流、更新与反馈。

| 医院感染暴发
流行病学调查
流程图 | 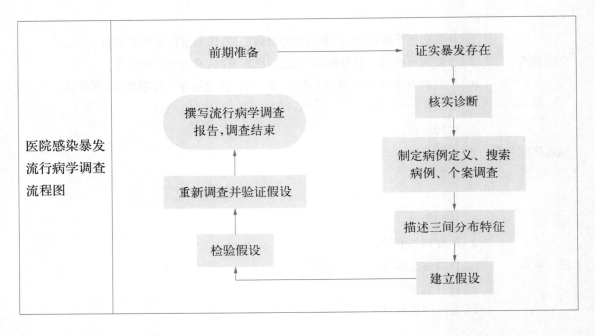 |

[1] 中华人民共和国国家卫生和计划生育委员会. WS/T 524—2016 医院感染暴发控制指南[EB/OL]. (2016 - 08 - 02)[2019 - 01 - 05]. http://www. moh. gov. cn/zhuz/s9496/201608/c7fb101ae975443c885ed7e4039ab5e9. shtml.

[2] Buffetbataillon S, Rabier V, Bétrémieux P, et al. Outbreak of Serratia marcescens in a neonatal intensive care unit: contaminated unmedicated liquid soap and risk factors [J]. Journal of Hospital Infection, 2009, 72(1): 17 - 22.

附件 案例 黏质沙雷菌引起的新生儿医院感染暴发流行病学调查

背景	地点：某家大型教学医院的 NICU，共 12 张病床，分布在 10 间病房。 事件：3 个月内，5 名患儿临床标本分离出黏质沙雷菌。
前期准备	人员和物资准备，通过查阅文献了解新生儿感染危险因素，包括性别、低出生体重、早产、长期使用呼吸机、长期使用抗菌药物、口腔清洁护理和手卫生执行存在缺陷等。
证实暴发存在	
病例定义	本案例中病例定义为：临床标本中分离出黏质沙雷菌的患儿。
病例搜索	对 NICU 的所有患儿进行呼吸道和消化道定植的筛查。

个案调查	每周针对所有临床标本分离出黏质沙雷菌的患儿，医院感染管理专职人员、临床医生、微生物学专业人员共同探讨寻找相关的病例信息、流行病学信息等。
描述三间分布	对标本培养阳性的患儿进行时间（住院时间、培养阳性时间、出院时间等）分布统计描述。
建立假设、检验假设	1. 应用病例对照研究，发现入住10号病房为有统计学意义的危险因素。 2. 对10号病房所有的水样标本采样，并未分离出黏质沙雷菌。 3. 对10号病房皂液分配器进行采样，分离出黏质沙雷菌。 4. 通过PFGE技术进行同源性鉴定后，证实皂液分配器标本中分离出的黏质沙雷菌与患者标本中分离出的是相同基因型菌株。
重新调查并验证假设	通过回顾调查过程，推测黏质沙雷菌污染了皂液分配器，导致医务人员手被污染，并通过医务人员的手感染了患儿。
撰写流行病学调查报告	

第13章

常见、新发传染病预防与控制策略

132. 结核病医院感染预防与控制标准操作规程

持有部门：			文件编号：	
制订者：		审核者：		版次：
制订日期：		审核日期：		执行日期：

适用范围：适用于收治开放性肺结核患者的病区。

措施类别	干 预 措 施
患者安置	1. 疑似肺结核患者：单间安置直至连续 3 次痰涂片阴性或胃液检测阴性（儿童患者）。 2. 痰涂片结核杆菌阳性患者：尽量将患者安置于负压病室，接受正确抗结核治疗 14 天并临床症状改善（如不再咳嗽）后方可解除隔离。 3. 确诊的多重耐药结核杆菌患者：必须将患者安置于带有卫生间的负压隔离病室直至出院。工作人员必须每日检查负压系统运行状态并记录。 4. 痰涂片阳性患者在接受 14 天抗结核治疗并临床症状缓解后，如仍需住院治疗，不应与 HIV 患者、免疫抑制患者[如实体器官移植、接受生物制剂（如抗肿瘤坏死因子）治疗的患者]以及囊性纤维化的患者同室安置。 5. 安置痰涂片阳性患者的病室门应保持关闭状态。 6. 如果患者不适宜单间安置或不适宜保持关门状态，临床团队应每日进行风险评估并记录。
职业暴露	1. 减少医务人员暴露的根本在于早诊断、早隔离、采取空气预防措施和早治疗。 2. 所有为痰涂片阳性患者进行诊疗操作的工作人员均应做好个人防护。
患者转运	1. 在患者病情改善前应尽可能减少患者的转运。 2. 如果痰涂片阳性患者在接受抗结核治疗 14 天之内必须转运，患者应自离开病室至返回病室期间佩戴医用外科口罩。 3. 转运前应通知接收科室。
职业防护	1. 医务人员为患者进行常规诊疗及实施会产生气溶胶的操作时均应穿着一次性防护服、戴一次性手套和医用防护口罩。 2. 当实施可能发生血液、体液喷溅的操作时，应佩戴防护面屏。

职业防护	3. 如果医务人员在实施会产生气溶胶的操作后仍需留在隔离病室内,则应佩戴所有防护用品至少 2 小时。
解除隔离	1. 痰涂片阳性的非多重耐药结核杆菌患者: （1）至少接受规范抗结核治疗 14 天后,无呕吐、腹泻,患者依从性好; （2）患者临床症状改善,如停止咳嗽; （3）解除隔离的患者仍应继续观察,如病情恶化应再次隔离。 2. 多重耐药的结核杆菌（MDR – TB）或泛耐药结核杆菌（XDR – TB）肺结核患者:整个住院治疗期间应采取隔离措施。 3. 痰涂片阴性或疑似肺结核患者:分别 3 次痰涂片或胃液涂片（最好是连续 3 天早晨采样）阴性;标本应同时送涂片和培养。 4. 肺外结核:除了结核病灶引流的情况外,一般不需要隔离。
医疗废物	患者产生的生活垃圾也应作为感染性医疗废物处置。
注意事项	手卫生、环境清洁消毒等内容参照相关标准操作规程。

 参 考 文 献

[1] NHS. Standard operating procedure of tuberculosis [EB/OL]. (2018 – 08 – 15)[2019 – 02 – 22]. https：//www. nhsggc. org. uk/media/250008/sop-tb-interim-v7 – 15 – 08 – 18. pdf.

133. 麻疹医院感染预防与控制标准操作规程

持有部门:		文件编号:	
制订者:	审核者:	版次:	
制订日期:	审核日期:	执行日期:	

措施类别	干 预 措 施
预检分诊	在麻疹流行期间,预检分诊应增加询问皮疹的情况。发现疑似麻疹或麻疹患者,应引导患者至发热门诊或感染病科就诊。
患者安置	1. 如有条件,应将患者安置于负压病室。 2. 如未设负压病室,疑似或确诊患者单间隔离,隔离病室门应保持关闭,病室门口应有明显的警示标识。 3. 患者活动应限制在隔离病室内,隔离至出疹后5天。 4. 减少非必要的转运,如确需转运,转运前必须通知所有接收科室,并明确接收科室有能力收治该患者。转运宜选择负压转运车,如无负压转运车,转运途中应保持通风良好,并在患者病情允许时佩戴医用外科口罩。 5. 免疫功能低下、怀孕以及儿童不宜探视。 6. 宜专人诊疗护理。
职业防护	1. 直接接触患者或患者周围环境时应穿戴隔离衣和清洁手套。 2. 进入隔离病室,应佩戴医用防护口罩,如果有血液或体液喷溅的可能,应佩戴防护面屏或护目镜。
手卫生	参照"1. 医务人员手卫生基本原则"。
诊疗设备	1. 尽量使用一次性诊疗器械,使用后作为感染性医疗废物处置。 2. 低度危险性诊疗器械应专人专用。 3. 尽量减少病室内的医疗设备数量。 4. 浴盆、坐浴器、淋浴等公共设施使用后应清洁并消毒。
环境清洁与消毒	1. 使用500 mg/L的含氯消毒剂或其他有效消毒剂对病室环境进行清洁消毒,至少每日2次。

环境清洁与消毒	2. 患者出院后,应进行终末消毒。 3. 环境及物体表面被患者的血液、体液污染后,应先使用吸湿材料擦拭去除污染物,再用含氯消毒剂擦拭消毒。 4. 所有织物均按照感染性织物管理。盛装织物的包装袋外部应标识清楚。
职业暴露的预防	1. 不应安排孕妇、免疫功能低下的工作人员为确诊或疑似麻疹患者进行诊疗。 2. 无麻疹免疫力的工作人员暴露后可尽快注射麻疹疫苗或免疫球蛋白。
呼吸道防护/咳嗽礼仪	1. 应鼓励患者在咳嗽、打喷嚏或者擤鼻涕时用纸巾遮掩口鼻。接触分泌物后及时洗手。 2. 患者病情允许时应佩戴医用外科口罩,除非患者佩戴氧气面罩。
医疗废物	所有产生的废物,包括生活垃圾均作为医疗废物处置。

 参考文献

[1] 李兰娟,任红. 传染病学[M]. 8 版. 人民卫生出版社,2013:63-68.
[2] 范娟,李茂军,吴青,等. 儿童麻疹的临床管理——美国传染病学会 2015 年报告简介[J]. 中华实用儿科临床杂志,2015,30(22):1684-1686.

134. 手足口病医院感染预防与控制标准操作规程

持有部门：		文件编号：	
制订者：	审核者：	版次：	
制订日期：	审核日期：	执行日期：	

定义：手足口病是由肠道病毒(enterovirus，EV)感染引起的一种儿童常见传染病，5 岁以下儿童多发。主要致病病原体包括柯萨奇病毒、埃可病毒和肠道病毒 71 型等，其中以 CV - A16 型和 EV71 型最为常见。肠道病毒各型之间无交叉免疫力。患儿和隐性感染者为主要传染源。

措施类别	关 键 控 制 点	说 明
预检分诊	手足口病流行季节在儿科门诊设置手足口病专用诊室或接诊台，尽早分流患儿。	流行高峰季节一般为 5～7 月。
患者管理	1. 应采取标准预防＋飞沫预防的隔离措施。 2. 疑似患者单间隔离。 3. 确诊患者应尽量单间隔离；如无法单间隔离，轻症患者可同室安置，重症患者应单间隔离。 4. 病室外设立隔离标志。 5. 患者及陪护家属应注意个人卫生，重点包括手卫生和呼吸道卫生/咳嗽礼仪。 6. 患儿应避免接触其他患儿。	肠道病毒各型之间无交叉免疫力，因此，机体可先后或同时感染多种不同血清型和亚组病毒。
防护用品的使用	1. 在实施可能接触患者分泌物、排泄物的操作时应戴手套，必要时穿戴隔离衣。 2. 当实施可能发生黏膜暴露的操作时应佩戴外科口罩、面罩等防护用品。 3. 患者病情允许的情况下应佩戴医用外科口罩。 4. 保洁人员对卫生间进行保洁时，应做好个人防护，佩戴手套、医用外科口罩，必要时穿防渗透隔离衣。	

手卫生	1. 无论是否佩戴手套,接触患者分泌物或排泄物后应立即使用流动水＋皂液洗手。 2. 含醇类的手消毒剂对肠道病毒无效。	
环境和诊疗器械的清洁消毒	1. 诊室、病室应保持良好通风,可采取机械通风,也可采用自然通风。 2. 增加候诊及就诊等区域物体表面的清洁频次,采用湿式清洁。 3. 增加高频接触物体表面的清洁消毒频次。 4. 患儿的玩具等物品应彻底清洁消毒。 5. 增加卫生间清洁消毒频次。	1. 环境表面、地面应选择中水平或高水平消毒剂如500 mg/L 含氯消毒液、0.5％过氧乙酸溶液等。 2. 75％乙醇和5％来苏儿对肠道病毒无效。
疫苗接种	儿童接种 EV71 疫苗,应对接种后的发病风险或偶合发病的可能性进行充分告知。	EV71 疫苗只对 EV71 感染引起的手足口病具有保护作用,不能预防 CV－A16 或其他肠道病毒引起的手足口病。
不推荐的措施	1. 预防性应用抗病毒药物。 2. 常规采用喷洒消毒剂的方法对室内空气进行消毒。	

参 考 文 献

[1] 中华人民共和国卫生部. 手足口病预防控制指南(2009 版)[EB/OL]. (2009－06－04)[2018－08－29]. http://www. gov. cn/gzdt/2009－06/04/content_1332078. htm.

[2] 中华人民共和国国家卫生部. 医院隔离技术规范[EB/OL]. (2009－04－23)[2018－08－30]. http://www. nhfpc. gov. cn/zhuz/s9496/200904/40116. shtml.

[3] 中华人民共和国国家卫生部. 医疗机构消毒技术规范[EB/OL]. (2012－04－17)[2018－08－30]. http://www. nhfpc. gov. cn/zwgkzt/wsbysj/201204/54506. shtml.

[4] 中国疾病预防控制中心. 肠道病毒 71 型灭活疫苗使用技术指南[EB/OL]. (2016－06－08)[2018－10－09]. http://www. chinacdc. cn/zxdt/201606/t20160608_131032. html.

[5] 中华人民共和国国家卫生健康委员会. 手足口病诊疗指南(2018 年版)[EB/OL]. (2018－05－15)[2018－10－9]. http://www. nhfpc. gov. cn/yzygj/s3594q/201805/5db274d8697a41ea84e88eedd8bf8f63. shtml.

135. 埃博拉出血热预防与控制标准操作规程

持有部门:		文件编号:	
制订者:	审核者:	版次:	
制订日期:	审核日期:	执行日期:	

定义:埃博拉出血热(Ebola virus disease,EVD)是由埃博拉病毒(Ebola virus)引起的一种急性出血性传染病。主要通过接触患者或感染动物的血液、体液、分泌物和排泄物及其污染物等而感染。

措施类别	关 键 控 制 点	说 明
患者安置	1. 留观、疑似患者单间安置,房间应设洗浴间,病室门应保持关闭。 2. 如有条件,宜将疑似或确诊患者安置于负压病房。 3. 患者的活动范围应当严格限制在隔离病房内。	若确需离开隔离病房,应当采取相应措施防止造成交叉感染。
职业防护用品的使用		参照"136. 埃博拉出血热预防与控制中医务人员防护用品使用标准操作规程"。
医疗设备	1. 优先使用一次性医疗用品。 2. 医疗设备应专人专用。 3. 所有非专用的、不可丢弃的医疗设备应按照说明书和相关要求处理。	重复使用的诊疗器械、器具消毒时可采用 1 000~2 000 mg/L 的含氯消毒液浸泡 30 分钟后,再按照常规程序进行处理。
产生气溶胶的操作	1. 应避免能够产生气溶胶的操作。 2. 如果患者需实施产生气溶胶的操作,应采取措施减少暴露。 (1) 在实施产生气溶胶操作时,参观人员不得在场; (2) 操作时仅限必需的医务人员在场;	1. 产生气溶胶的操作包括气道正压通气(BiPAP)、支气管镜检查、痰诱导、气管插管与拔管、气道开放吸引等。 2. 由于重复使用呼吸器的再处理存在潜在的风险,应优先考虑使用过滤面罩式呼吸器。

产生气溶胶的操作	(3) 应在单人间中实施操作，如果有负压隔离病房应尽量采用； (4) 操作过程中应保持房门关闭，进出房间应在操作结束片刻后； (5) 医务人员应正确穿戴职业防护用品； (6) 操作后应对诊疗环境进行清洁消毒。	
手卫生		参照"136. 埃博拉出血热防控中医务人员防护用品使用标准操作规程"。
环境清洁消毒	1. 物体表面、地面有肉眼可见污染物时，应先使用一次性吸水材料蘸取 5 000～10 000 mg/L 的含氯消毒液完全清除污染物，然后常规消毒。 2. 使用合适的消毒剂常规对物体表面、地面进行清洁消毒。 3. 患者出院、死亡、转院后应进行终末消毒。	1. 物体表面：首选 1 000～2 000 mg/L 的含氯消毒液擦拭消毒，不耐腐蚀的表面使用 2％双链季铵盐或 75％乙醇擦拭消毒（2 遍），每天 1～2 次。 2. 地面：无明显污染物时可用 2 000～5 000 mg/L 的含氯消毒液擦拭或喷洒消毒，每天 1～2 次。 3. 终末消毒：房间、转运车辆等密闭场所可先用 500 mg/L 的二氧化氯溶液或 3％过氧化氢溶液喷雾消毒，推荐用量均为 20～30 ml/m³，作用 30～60 分钟后再对重点污染部位、物品、地面等进行消毒处理。消毒后清水擦拭干净。
安全注射及锐器伤防护	1. 进入患者治疗区域的任何注射装置或胃肠外用药容器须专人专用，并在使用地点就地处置。 2. 尽可能减少针头及其他锐器的使用。 3. 采血操作和实验室检测应仅限于必要的诊断和治疗。 4. 必须极大地关注所有针头和锐器的处理，使用后丢弃在锐器盒中。	

隔离的期限	隔离的期限应在个案调查的基础上确定。	考虑的因素应包括但不限于：埃博拉出血热相关症状、症状消失的时间、其他需要特别隔离的情况(如结核病、艰难梭菌感染)以及实验室结果。
分诊筛查	1. 对符合"留观、疑似病例"诊断标准的患者,应立即提供口罩,并指导正确佩戴,按照指定路径引导患者至发热门诊诊室。 2. 初步判断为留观或疑似病例者,隔离在临时隔离场所,及时按规定上报,并将患者转至定点医院。	
废弃物处理	1. 患者所有的废弃物应当视为感染性医疗废物。 2. 双层封扎、标识清楚、密闭转运、无害化处理。	
尸体处理	1. 减少尸体的搬运和转运。 2. 尸体应当用密封防渗漏尸体袋双层包裹,及时火化。	
密切接触者的管理	对密切接触者立即进行医学观察,医学观察的期限为自最后一次暴露之日起21天。	
医务人员健康管理	1. 应对医务人员进行健康监测,如出现埃博拉出血热临床症状,立即隔离、诊治并报告。 2. 医务人员暴露后按密切接触者管理。 3. 医务人员应当安排好班次进行轮换,合理控制工作时间,避免因热负荷引起的相关疾病。	

参 考 文 献

[1] 中华人民共和国国家卫生和计划生育委员会. 埃博拉出血热医院感染预防与控制技术指南(第二版)[EB/OL]. (2014 - 12 - 12) [2018 - 08 - 21]. http://www. nhfpc. gov. cn/yzygj/s2909/201412/9e3da6a41aa94c718baa3031895f862b. shtml.

[2] CDC. Infection prevention and control recommendations for hospitalized patients with known or suspected Ebola virus disease in U. S. hospitals [EB/OL]. (2014 - 11 - 02)[2018 - 08 - 21]. https://stacks. cdc. gov/view/cdc/25703.

136. 埃博拉出血热预防与控制中医务人员
防护用品使用标准操作规程

持有部门：		文件编号：
制订者：	审核者：	版次：
制订日期：	审核日期：	执行日期：

措施类别	关 键 控 制 点
基本要求	1. 医务人员需接受正确穿脱防护用品的培训，并经实践操作合格后方可进入隔离区域。 2. 穿戴防护用品前先检查用品的质量，并选择适宜型号防护用品。 3. 穿脱区域应配备穿衣镜。 4. 病室入口处应设置检查人员，以确保进入病室的工作人员正确使用个人防护用品。 5. 使用后的一次性防护用品按照医疗废物处置，可重复使用防护用品严格遵循消毒与灭菌流程进行处置。
应根据不同暴露风险等级穿戴合适的防护用品	1. 低风险暴露防护。 (1) 防护措施：穿工作服、戴一次性工作帽和一次性医用外科口罩； (2) 适用于预计不会直接接触埃博拉出血热患者或患者的污染物及其污染物品和环境表面的人员，包括：① 未直接参与埃博拉患者诊疗、转运的一般医务人员或其他辅助人员；② 诊疗急救、转运、流行病学调查、清洁消毒过程的外围人员，如工作组织者、司机、翻译和引导员等。 2. 高风险暴露防护。 (1) 防护措施：① 戴双层乳胶手套，推荐外层手套为长袖、一次性医用防护服、医用防护口罩或动力送风过滤式呼吸器、护目镜、防护面屏或头罩、工作鞋、长筒胶靴、一次性防水靴套；② 接触患者、患者的污染物及其污染物品和环境表面的医务人员和清洁消毒人员，加穿防水围裙或防水隔离衣；③ 搬运有症状患者和尸体、进行环境清洁消毒或医疗废物处理时，加戴长袖加厚橡胶手套； (2) 适用于直接接触患者或可能接触患者或患者的污染物及其污染物品和环境表面的医务人员，包括：① 为患者实施诊疗护理工作的医务人员；② 近距离(1 m 以内)接触患者的流行病学调查人员和标本采集人员；③ 对病室环境进行清洁消毒的人员或处置医疗废物的人员；④ 搬运患者或尸体的人员；⑤ 进行尸体解剖的人员。

穿戴及使用防护用品时的注意事项	1. 重点做好眼、鼻腔、口腔黏膜和手的防护。 2. 防护口罩和自吸过滤式呼吸器戴上后，在进入污染区域前，应进行密合性检查。 3. 脱摘防护用品时遵循从污染到洁净的顺序，原则上先脱污染较重和体积较大的物品。在脱摘过程中，避免接触面部等裸露皮肤和黏膜。 4. 脱摘个人防护用品前如外层有肉眼可见污染物时应使用吸水材料蘸取5 000 mg/L的含氯消毒液擦拭消毒。
手卫生	1. 医务人员应增加手卫生频率，包括接触所有患者前、后，接触潜在的感染性物质以及穿脱防护用品前、后，包括摘手套后。 2. 如果手部有可见污染，应使用肥皂和流动水洗手，不应单纯使用含醇的手消毒剂。

［1］中华人民共和国国家卫生和计划生育委员会. 埃博拉出血热医院感染预防与控制技术指南（第二版）［EB/OL］.（2014－12－12）［2018－08－21］. http://www.nhfpc.gov.cn/yzygj/s2909/201412/9e3da6a41aa94c718baa3031895f862b.shtml.

［2］CDC. Infection prevention and control recommendations for hospitalized patients with known or suspected Ebola virus disease in U.S. hospitals［EB/OL］.（2014－11－02）［2018－08－21］. https：//stacks.cdc.gov/view/cdc/25703.

137. 人感染 H7N9 禽流感医院感染预防与控制标准操作规程

持有部门：			文件编号：	
制订者：		审核者：		版次：
制订日期：		审核日期：		执行日期：
干预措施	关 键 控 制 点			
在标准预防基础上,采取飞沫预防和接触预防措施	1. 疑似患者应单间隔离,经病原学确诊的同类型感染患者可以同室安置。有条件时,患者可安置在负压病房。 2. 严格探视制度,原则上不设陪护。 3. 病情允许时,患者应戴医用外科口罩。 4. 指导患者遵循呼吸道卫生/咳嗽礼仪。即:咳嗽或打喷嚏时用纸巾遮掩口鼻,纸巾丢弃至医疗废物容器内,在接触呼吸道分泌物后及时洗手或者使用手消毒剂消毒双手。 5. 患者的活动限制在隔离病房内。 6. 用于疑似或确诊患者的听诊器、体温计、血压计等医疗器具应专人专用。 7. 疑似或确诊患者宜专人诊疗与护理。 8. 限制无关医务人员出入隔离病室和接触疑似/确诊患者。			
根据预期暴露的风险,正确使用个人防护用品	1. 应配备充足、符合要求的防护用品。 2. 遵循标准预防原则,根据预期暴露的风险,正确使用及穿脱防护用品。 3. 接触患者或者进入隔离病房时,应佩戴医用外科口罩,对疑似或确诊患者进行气管插管等引发气溶胶的操作时,应佩戴医用防护口罩、护目镜,穿隔离衣等。 4. 医用外科口罩、医用防护口罩、护目镜、隔离衣等防护用品被患者血液、体液、分泌物等污染时,应当及时更换。			
手卫生	1. 病室应配备速干手消毒剂。 2. 医务人员应严格按照手卫生规范执行手卫生。			
环境和设备管理	1. 加强诊疗环境的通风,必要时进行空气消毒。 2. 每位患者用后的医疗器械、器具应按照常规程序进行清洁与消毒。			

环境和设备管理	3. 患者出院、转院、转诊后对病室、转运车辆进行终末消毒。 4. 患者死亡后,应当及时对尸体进行处理:用双层布单包裹尸体,装入双层尸体袋中,由专用车辆直接送至指定地点火化或深埋。
预检分诊与转诊	1. 设置预检分诊台,对发热患者做好预检分诊。 2. 发现疑似患者后,应由专人按照指定路线引导进入发热门诊或者隔离病区。 3. 如需要转诊,宜使用负压转运车。非负压转运车转运中应保持良好通风。转运中医务人员做好个人防护。 4. 疫情流行时,应设置一定区域便于患者救治。
规范处置医疗废物	1. 患者产生的生活垃圾按感染性废物处置。 2. 医疗废物应当使用双层包装物并及时密封。
不常规推荐或不推荐的措施	1. 不推荐预防性应用抗病毒药物。 2. 进行非产生气溶胶的一般诊疗操作时,不建议将穿戴医用防护服、医用防护口罩作为预防传播的措施。 3. 不宜采用喷洒消毒剂的方法进行空气消毒。

[1] 中华人民共和国国家卫生和计划生育委员会医政司. 人感染 H7N9 禽流感医院感染预防与控制技术指南(2013 年版)[EB/OL]. (2013 - 04 - 02)[2018 - 08 - 29]. http://www. moh. gov. cn/mohyzs/s3585/201304/25a6ba8ff2214f6e89d9683cce25b2fc. shtml.

[2] 中华人民共和国国家卫生部. 医院隔离技术规范[EB/OL]. (2009 - 04 - 23)[2018 - 08 - 30]. http://www. nhfpc. gov. cn/zhuz/s9496/200904/40116. shtml.

138. 中东呼吸综合征医院感染预防与控制标准操作规程

持有部门：		文件编号：	
制订者：	审核者：	版次：	
制订日期：	审核日期：	执行日期：	

定义：中东呼吸综合征(MERS)是由中东呼吸综合征冠状病毒(MERS-CoV)引起的感染性呼吸道疾病。MERS-CoV 是一种具有包膜的新型冠状病毒。目前证据显示单峰驼是 MERS-CoV 的主要宿主，但单峰驼在病毒传播中的确切作用以及传播途径尚不明确。该病毒不易发生人际间传播，除非是密切接触，例如在未做好职业防护的情况下对感染患者进行诊疗。大多数第二代病例发生在医务人员、在院的其他患者或探视的家属。人际间主要通过飞沫经呼吸道传播，也可通过密切接触患者的分泌物或排泄物而传播。尚无证据表明该病毒具有持续人际间传播的能力。

措施类别	关 键 控 制 点	说 明
接触预防与 飞沫预防	1. 对于所有存在发热和呼吸道症状的患者应经验性实施接触预防与飞沫预防。 2. 进入患者的病室应佩戴手套。 3. 如果预计衣服或前臂会直接接触患者或患者诊疗环境的表面或物体，则应穿长袖的防护服（隔离衣）。 4. 当与患者的距离在 1 m 之内时应进行面部防护（医用外科口罩、眼罩或防护面罩等）。 5. 进入患者病室前应穿戴好所有个人防护用品。 6. 离开患者病室前应脱下用于接触和飞沫预防的个人防护用品。	患者体温基本正常、临床症状好转时，病原学检测间隔 2～4 天，连续 2 次阴性，可根据相应规定解除隔离措施。
空气预防	1. 进行产生气溶胶的诊疗操作时应实施空气预防。 2. 如可行，产生气溶胶的诊疗操作应在负压隔离病室内实施。 3. 对确诊或疑似 MERS 患者实施产生气溶胶的诊疗操作时，在场的所有医务人员应佩戴医用防护口罩以及面部或眼部保护用品。在离开	减少气溶胶产生的对策包括以下几条： 1. 产生气溶胶的诊疗操作应仅限于必需时。 2. 操作应择期实施并做好相关计划。

空气预防	病室后应摘下医用防护口罩。 4. 在实施产生气溶胶的诊疗操作时,应采取措施减少气溶胶的产生。	3. 应对患者实施适当的镇静。 4. 应限制病室内的工作人员数量。 5. 适当维持病室内的通风。
呼吸道卫生／咳嗽礼仪	1. 指导患者实施呼吸道卫生/咳嗽礼仪。 2. 患者病情允许时,佩戴医用外科口罩。 3. 咳嗽、打喷嚏时使用口罩或纸巾;擤鼻涕时使用一次性纸巾;然后手卫生。 4. 咳嗽或打喷嚏时,如没有纸巾或口罩可用,可使用上臂衣袖遮掩口鼻。	
手卫生	当有手卫生指征时,医务人员应进行手卫生,尤其在脱掉手套和隔离衣后,摘掉口罩、面部防护器或呼吸防护器前,接触血液、体液后,离开患者诊疗环境后。	推荐使用含乙醇(60%～90%)的快速手消毒剂,当手部有可见污染时使用肥皂和流动水洗手。
患者安置与管理	1. 疑似及确诊患者应单间安置,房间内应设有专用的洗手池和卫生间。 2. 如确需同室安置,只有经病原学确诊的感染患者方可同室安置。 3. 如有条件,应将患者安置到负压隔离病房。 4. 患者病室入口处应标识"接触预防和飞沫预防"。 5. 患者的活动应限制在隔离病室内,如确需离开病室,应有医务人员随行,并佩戴医用外科口罩,做好呼吸道卫生措施,做好手卫生。 6. 患者死亡后,对尸体进行处理。 7. 原则上不设陪护,并严格控制探视。	尸体处理方法为:用双层布单包裹尸体,装入双层尸体袋中,由专用车辆直接送至指定地点火化;因民族习惯和宗教信仰不能进行火化的,应当经上述处理后,按照规定深埋。
规范使用防护用品	1. 应在病室外提供用于接触和飞沫预防的防护用品,并在进入病室前穿戴好。 2. 进入隔离病房的医务人员应戴医用外科口罩、医用乳胶清洁手套,穿防护服(隔离衣),脱手套及防护用品后应洗手或手消毒。	

规范使用防护用品	3. 医务人员进行可能受到患者血液、体液、分泌物等物质喷溅的操作时,应当戴医用防护口罩、医用乳胶手套、护目镜或防护面屏,穿防渗防护服。	
环境和设备的清洁消毒	1. 患者用后的医疗设备、器具应进行清洁与消毒。 2. 不能清洁或消毒的物品应作为医疗废物处置。 3. 用于疑似或确诊患者的听诊器、体温计、血压计等医疗器具应专人专用。	
其他措施	1. 对医务人员发现、报告与处置疫情的能力进行培训,做到早发现、早诊断、早隔离、早报告。 2. 发现有急性呼吸道感染症状的患者应引导至感染病科或发热门诊。对于无发热门诊的医院,一旦发现疑似患者,应就地隔离并妥善转诊至定点医疗机构。 3. 对发热和有呼吸道症状的患者应询问发病前14 天是否去过疫源地。 4. 患者产生的生活垃圾按感染性废物处置。医疗废物应当使用双层包装物,并及时密封。	

参 考 文 献

[1] 中国疾病预防控制中心. 中东呼吸综合征医院感染预防与控制技术指南(2015 年版)[EB/OL]. (2015 - 06 - 16)[2018 - 08 - 29]. http://www.chinacdc.cn/jkzt/crb/qt/szkb_8131/jszl_2275/201506/t20150616_115956.html.
[2] 中华人民共和国国家卫生部. 医院隔离技术规范[EB/OL]. (2009 - 04 - 23)[2018 - 08 - 30]. http://www.nhfpc.gov.cn/zhuz/s9496/200904/40116.shtml.
[3] 中华人民共和国国家卫生部. 医疗机构消毒技术规范[EB/OL]. (2012 - 04 - 17)[2018 - 08 - 30]. http://www.nhfpc.gov.cn/zwgkzt/wsbysj/201204/54506.shtml.
[4] 中华人民共和国国家卫生部. 医院空气净化管理规范[EB/OL]. (2012 - 04 - 17)[2018 - 08 - 30]. http://www.nhfpc.gov.cn/zwgkzt/wsbysj/201204/54506.shtml.
[5] 中华人民共和国国家卫生和计划生育委员会. 中东呼吸综合征病例诊疗方案(2015 年版)[EB/OL]. (2015 - 06 - 16)[2018 - 08 - 29]. http://www.nhfpc.gov.cn/yzygj/s3593g/201506/406012948be04c738de7c04944786f0d.shtml.

第14章

医疗废物及污水处理

139. 医疗废物处置标准操作规程

持有部门：		文件编号：
制订者：	审核者：	版次：
制订日期：	审核日期：	执行日期：

措施类别	关键控制点	说明
分类收集	1. 使用符合 HJ 421—2008 标准的包装袋和容器收集，包装袋及容器醒目处有警示标识。 2. 少量的药物性废物可混入感染性废物，但应当在标签上注明。 3. 大量的药物性废物，化学性废物中批量的废化学试剂、废消毒剂，批量的含有汞的体温计、血压计等医疗器具报废时，应当交由指定的部门或机构处置。 4. 医疗废物中病原体的培养基、标本和菌种、毒种保存液等高危险废物，应当首先在产生地点进行压力蒸汽灭菌或者化学消毒处理，然后按感染性废物收集处理。 　(1) 在产生地点首选压力蒸汽灭菌处置； 　(2) 普通的血清标本可直接按照感染性废物处置，不必在产生地点做预处置。 5. 具有污水消毒处理设施并达标排放的医疗机构，患者的引流液、体液、排泄物等，可直接排入污水处理系统；无污水消毒处理设施或不能达标排放的，应按照国家规定进行消毒，达到国家规定的排放标准后方可排入污水处理系统。	1. "批量的废化学试剂、废消毒剂"通常是指成批的废弃的未使用过的包装完整的化学试剂和消毒剂。 2. 以下物品通常认为是生活垃圾： 　(1) 废弃的干手纸； 　(2) 一般患者使用后的纸尿裤、卫生巾等； 　(3) 未被血液、体液污染的一次性鞋套。 3. 使用后输液瓶处置参照"140. 使用后输液瓶（袋）分类管理"。
包装及封口	1. 采取隔离措施的传染病患者/疑似患者产生的医疗废物应当使用双层包装物。 2. 医疗废物袋推荐采用"鹅颈式"封口，用自封带扎紧。 3. 锐器盒一旦锁扣，不得强行打开。	包装物或者容器的外表面被感染性废物污染时，应当对被污染处进行消毒处理或者增加一层包装。

转运	按照规定路线、规定时间进行运送。时间应避开人流高峰,路线应避免占用清洁通道。	运送容器应在每天工作结束后消毒。
暂存	1. 病理性废物应低温贮存或具备防腐条件。 2. 暂存地点应保持良好的通风。	每日工作结束后消毒工作场所。
交接	1. 交接双方应共同清点医疗废物种类、数量或称重等。 2. 院内交接处置资料至少保存 3 年。 3. 医疗废物应交由取得县级以上人民政府环境保护行政主管部门许可的医疗废物集中处置单位处置,交接时应填写危险废物转移联单,并保存 5 年。 4. 所有交接务必面对面进行。	对于部分一旦流失,会造成重大影响的医疗废物,交接时可登记详细信息,如报废血液可登记编号等唯一标识等。
个人防护	1. 医疗废物处置相关专职人员应定期体检,推荐注射乙肝疫苗。 2. 医疗废物暂存处办公区应配备有职业暴露应急处置箱。	
豁免管理	根据《国家危险废物名录》(环境保护部、国家发展和改革委员会、公安部令第 39 号)中"危险废物豁免管理清单"的规定,19 张床以下(含 19 张)的医疗卫生机构上送医疗废物时,其收集过程不按危险废物管理。	
医疗废物收集流程		

医疗废物
├── 感染性废物
├── 损伤性废物
├── 病理性废物
├── 药物性废物 ── 是 ── 少量? ── 否
└── 化学性废物

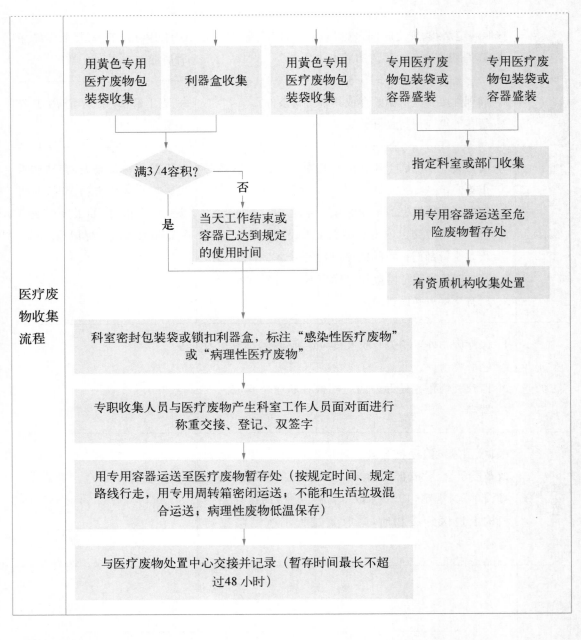

医疗废物收集流程

用黄色专用医疗废物包装袋收集

利器盒收集

用黄色专用医疗废物包装袋收集

专用医疗废物包装袋或容器盛装

专用医疗废物包装袋或容器盛装

满 3/4 容积？

否

是

当天工作结束或容器已达到规定的使用时间

指定科室或部门收集

用专用容器运送至危险废物暂存处

有资质机构收集处置

科室密封包装袋或锁扣利器盒，标注"感染性医疗废物"或"病理性医疗废物"

专职收集人员与医疗废物产生科室工作人员面对面进行称重交接、登记、双签字

用专用容器运送至医疗废物暂存处（按规定时间、规定路线行走，用专用周转箱密闭运送；不能和生活垃圾混合运送；病理性废物低温保存）

与医疗废物处置中心交接并记录（暂存时间最长不超过 48 小时）

参 考 文 献

[1] 中华人民共和国国务院. 医疗废物管理条例(中华人民共和国国务院令第 380 号). [EB/OL]. (2003 – 06 – 16)[2018 – 07 – 22]. http://www. nhfpc. gov. cn/zwgkzt/wsbysj/200804/18302. shtml.

[2] 中华人民共和国国家卫生部. 关于印发《医疗废物分类目录》的通知(卫医发〔2003〕287 号)[EB/OL]. (2003 – 10 – 10)[2018 – 07 – 22]. http://www. moh. gov. cn/mohbgt/pw10304/200804/18361. shtml.

[3] 中华人民共和国生态环境部. HJ 421—2008 医疗废物专用包装袋、容器和警示标志标准[EB/OL]. (2008 – 02 – 27)[2018 – 07 – 22]. http://www. zhb. gov. cn/gkml/zj/gg/200910/t20091021_171796. htm.

[4] 中华人民共和国国家卫生健康委员会. 医疗卫生机构医疗废物管理办法(卫生部令第 36 号)[EB/OL]. (2003 – 10 – 15)[2018 –

07 - 22]. http://www.nhfpc.gov.cn/zwgk/wlwl/200804/133efb6d99cd47d4ac6765a16874161c.shtml.

[5] 中华人民共和国生态环境部.国家危险废物名录(部令第 39 号)[EB/OL].(2016 - 06 - 14)[2018 - 07 - 22]. http://www.zhb.gov.cn/gkml/hbb/bl/201606/t20160621_354852.htm.

[6] 中华人民共和国国家卫生健康委员会.关于在医疗机构推进生活垃圾分类管理的通知(国卫办医发〔2017〕30 号)[EB/OL].(2017 - 09 - 27)[2019 - 01 - 02]. http://www.nhfpc.gov.cn/yzygj/s3585/201711/94826c0e542343ab8c1091310678bdf7.shtml.

140. 使用后输液瓶(袋)分类管理

持有部门:		文件编号:
制订者:	审核者:	版次:
制订日期:	审核日期:	执行日期:

使用后输液瓶（袋）

是否被血液、体液污染？ —— 是 → 按照感染性医疗废物处置

否

是否来自传染病区？ —— 是 → 按照感染性医疗废物处置

否

是否来自采取隔离措施的患者？ —— 是 → 按照感染性医疗废物处置

否

输液是否涉及细胞毒性药物？ —— 是 → 按照药物性医疗废物管理，交给指定机构或部门处置

否

输液是否涉及麻醉类、精神类、易制毒药品和放射性药品？ —— 是 → 交给指定机构处置

否

是否残留少量经稀释的普通药液？ —— 是 → 按照可回收固体废物处置

注意：本流程图仅适用单一情况，如输液涉及细胞毒性药物或麻醉类、精神类、易制毒药品和放射类药品的同时又被血液、体液污染时，其分类管理应遵循其他管理要求。

参 考 文 献

[1] 中华人民共和国环境保护部,中华人民共和国国家发展和改革委员会,中华人民共和国公安部. 国家危险废物名录(环境保护部、国家发展和改革委员会、公安部令第 39 号)[EB/OL]. (2016 - 06 - 14)[2018 - 07 - 22]. http://www. zhb. gov. cn/gkml/hbb/bl/201606/t20160621_354852. htm.

[2] 中华人民共和国国家卫生和计划生育委员会. 关于在医疗机构推进生活垃圾分类管理的通知(国卫办医发〔2017〕30 号)[EB/OL]. (2017 - 09 - 27)[2019 - 01 - 02]. http://www. nhfpc. gov. cn/yzygj/s3585/201711/94826c0e542343ab8c1091310678bdf7. shtml.

141. 医疗废物泄漏、流失、扩散等意外事故处置标准操作规程

持有部门:		文件编号:	
制订者:	审核者:	版次:	
制订日期:	审核日期:	执行日期:	

措施类别	关键控制点	说　明
院内报告	1. 及时报告本院医疗废物主管部门、医院感染管理科等相关部门和人员,必要时由主管部门负责人报告医疗废物意外事故应急处置领导小组组长。 2. 确定医疗废物的类别、数量、意外事故发生时间、影响范围及严重程度,评估是否启动应急预案。	1. 由发现者立即进行报告。 2. 医疗废物泄漏、流失、扩散应急处置预案或相关制度中应公布有关科室及负责人联系方式。
现场处理	1. 封锁污染现场,疏散泄漏地、扩散地周围人员。 2. 使用警示标牌或隔离带等工具进行隔离。 3. 污染区域消毒。 　(1) 消毒工作从污染最轻区域向污染最严重区域进行; 　(2) 可能被污染的所有使用过的工具也应当进行消毒; 　(3) 消毒人员做好卫生安全防护,包括穿戴手套、防护镜或面罩、防水靴、防水罩袍等。	1. 医疗废物意外事故应急处置小组成员共同参与。 2. 医院感染管理科和(或)护理部做好消毒工作指导。
人员救治和通报	1. 如有人员发生伤害,应积极采取救治措施。 2. 向可能因医疗废物流失、扩散造成伤害的周边居民及单位通报。	
调查	1. 对事件的起因和经过进行调查。 2. 发生流失时,应对周边废物回收站进行调查和告知,嘱其发现流失的医疗废物时及时告知医院。	调查结束后形成调查报告。
院外报告	医疗机构在事件发生后 48 小时内向所在地县级卫生行政主管部门、环境保护行政主管部门报告。调查处理工作结束后,将调查处理结果进行报告。	

参 考 文 献

［1］ 中华人民共和国国务院. 医疗废物管理条例（中华人民共和国国务院令第 380 号）［EB/OL］.（2003－06－16）［2018－07－22］. http://www. nhfpc. gov. cn/zwgkzt/wsbysj/200804/18302. shtml.
［2］ 中华人民共和国卫生部. 医疗卫生机构医疗废物管理办法（卫生部令第 36 号）［EB/OL］.（2003－10－15）［2018－07－22］. http://www. nhfpc. gov. cn/zwgk/wlwl/200804/133efb6d99cd47d4ac6765a16874161c. shtml.

142. 医疗机构污水处理标准操作规程

持有部门:		文件编号:
制订者:	审核者:	版次:
制订日期:	审核日期:	执行日期:

适用范围:

1. 加强处理效果的一级强化处理适用于处理出水最终进入二级处理城市污水处理厂的综合医院。
2. 二级处理工艺适用于传染病医院(包括有传染病房的综合医院)和排入自然水体的综合医院污水处理。
3. 简易生化处理工艺作为对于边远山区、经济欠发达地区医院污水处理的过渡措施,以逐步实现二级处理或加强处理效果的一级处理。

措施类别	干预措施	关键控制点	说明
	试运行与验收。	1. 化学法治理需经过一个月的试运行,二级生化法处理需经过三个月以上的试运行。 2. 正式投入运行之前,必须向环境保护行政主管部门提出竣工验收申请。验收合格后方可正式运转使用并达标排放。	1. 带传染病房的综合医疗机构,应将传染病房污水与非传染病房污水分开。 2. 传染病房的污水、粪便经过消毒后方可与其他污水合并处理。 3. 不得将固体传染性废物、各种化学废液弃置和倾倒排入下水道。
管理要求	使用合格消毒产品和设施。	1. 污水处理设备优先选用经过环保产品认证的环保设备。 2. 对消毒产品和设施应执行进货验收制度。	
	电气设备正常运行与规范操作。	执行供电管理部门的安全操作规程和相应设备操作说明。	

管理要求	设置消防器材。	易燃易爆的车间或现场所应按消防部门要求设置消防器材。
	应急防范。	设立应急的配套设施或预留应急改造的空间，具备应急改造的条件。
	工作人员持证上岗。	操作和维修人员均需要经过技术培训和生产实践。
	运行管理。	根据工艺要求，定期对构筑物、设备、电气及自控仪表进行检查维护，确保处理设施稳定运行。
日常运行	运行的技术指标。	1. 运行率应>95%（以运行天数计）。 2. 达标率应>95%（以运行天数和主要水质指标计）。 3. 设备的综合完好率应>90%。
	意外事件的处理。	1. 因故需减少污水处理量或停止运转时，应先向环保部门报告，批准后方可进行。 2. 由于紧急事故造成停止运行时，应立即报告环保部门。
	建立健全运行台账。	如实填写运行记录，并妥善保存。
监测		理化指标的监测是判断医院污水处理系统运行状况和处理效果的重要手段，对保证污水处理系统的正常运行和出水达标极为重要。

职业安全	健全管理文件和运行体系。	1. 制订并实施有效的职业卫生程序，包括必要的免疫接种，预防过度暴露于有害环境中的措施以及医疗监督。 2. 对工作人员进行个人卫生方面的培训。
	工作环境符合要求。	1. 位于室内的污水处理系统必须设有强制通风设备。 2. 对于医院污水处理站的密闭系统，应配置监测、报警装置，并有发生事故时的应急措施。 3. 有便利的洗手设施。
	防护用品。	1. 配备全套工作服、手套、面罩和护目镜及防毒面具。 2. 定期进行健康检查。 3. 工作场所应该备有急救箱。
污水处理工艺选择原则		医院 → 县及县以上医院 → 必须二级处理 → 排入自然水体 → 传染病医院 → 预消毒处理 → 二级处理 → 排入城市下水道 → 综合医院 →（推荐采用二级处理 ／ 加强处理效果的一级处理）→ 排入城市下水道 → 排入城市污水处理厂

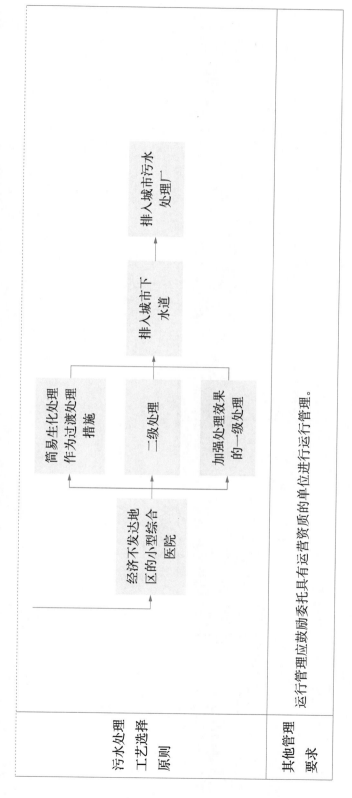

污水处理工艺选择原则	经济不发达地区的小型综合医院 → 简易生化处理作为过渡处理措施 → 排入城市下水道 → 排入城市污水处理厂
	二级处理
	加强处理效果的一级处理
其他管理要求	运行管理应鼓励委托具有运营资质的单位进行运行管理。

 参 考 文 献

[1] 国家环境保护总局. 医院污水处理技术指南(环发〔2003〕197 号)[EB/OL]. (2003 - 12 - 10)[2018 - 09 - 14]. http://www. mee. gov. cn/gzfw_13107/kjbz/qthjbhbz/hjbhgcjsgf/201605/t20160522_342578. shtml.

[2] 国家环境保护总局，国家质量监督检验检疫总局. GB 18466—2005 医疗机构水污染物排放标准[EB/OL]. (2016 - 01 - 01)[2019 - 04 - 01]. http://kjs. mee. gov. cn/hjbhbz/bzwb/shjbh/swrwpfbz/200601/t20060101_69193. shtml.

第15章

消毒药械及一次性
医疗器械管理

143. 消毒产品资质审核标准操作规程

持有部门:		文件编号:	
制订者:	审核者:	版次:	
制订日期:	审核日期:	执行日期:	

定义:

1. 第一类消毒产品:具有较高风险,用于医疗器械的高水平消毒剂和消毒器械、灭菌剂和灭菌器械、皮肤/黏膜消毒剂、灭菌生物指示物、灭菌效果化学指示物。

2. 第二类消毒产品:具有中度风险,需要加强管理以保证安全、有效的消毒产品,包括除第一类产品外的消毒剂、消毒器械、化学指示物,以及带有灭菌标识的灭菌物品包装物、抗(抑)菌制剂。

3. 第三类:具有低风险,除抗(抑)菌制剂外的卫生用品。

4. 定制消毒器械:为单一项目设计制造,没有批量生产的非定型消毒器械。

适用范围: 适用于医院感染管理部门对消毒产品资质的审核。

	应提供以下证件的复印件并加盖公章。 1. 产品责任单位工商营业执照、组织机构代码证和税务登记证三证合一证:国产产品责任单位为生产企业,委托生产加工时,特指委托方;进口产品的责任单位为在华责任单位。 2.《消毒产品生产企业卫生许可证》。 3.《消毒产品卫生安全评价报告》。
产品责任 单位相关 的材料	(1) 基本要求:① 第一类、第二类产品首次上市前经过卫生安全评价合格;② 第三类产品无须办理许可或卫生安全评价即可上市;③ "三新"消毒产品应取得卫生许可批件; (2) 需要卫生安全评价的消毒产品:① 卫生用品中用于皮肤黏膜抗抑菌制剂;② 消毒剂,如空气消毒剂、皮肤黏膜消毒剂、物体表面消毒剂;③ 消毒器械,生物、化学指示剂,灭菌包装物; (3) 卫生安全评价报告包括:① 评价报告封面;② 产品标签(铭牌)、说明书;③ 检验报告(含结论);④ 国产产品生产企业卫生许可证;⑤ 进口产品生产国(地区)允许生产销售证明文件及报关单。

消毒产品经营单位	1. 工商营业执照、组织机构代码证和税务登记证三证合一证。 2. 销售人员身份证复印件,加盖本企业公章的授权书原件。授权书应当载明授权销售的品种、地域、期限,注明销售人员的身份证号码。 3. 产品责任单位提供的相关材料。
医疗机构审核内容	卫生安全评价报告核查。 1. 产品名称:必须一字不差(包括品牌名)。不一致的,视为与卫生安全评价不同的产品。 2. 责任单位/实际生产企业名称:单位名称、生产企业地址、证号均应一字不差,否则视为无生产企业卫生许可证的产品。 3. 产品在许可类别内:产品应在卫生许可核准的范围内,超出的,视为无生产企业卫生许可证的产品。用于皮肤黏膜抗抑菌制剂生产类别中应注明"净化",否则视为无生产企业卫生许可证的产品。 4. 检验报告项目:《国家卫生健康委办公厅关于全国消毒产品网上备案信息服务平台上线的通知》(国卫办监督函〔2018〕864号)附表2中"2.1 消毒产品首次备案的检验项目清单"。重点审核:检验机构资质(盖CMA章),检验项目完整性,检验结果是否合格,是否存在多款产品使用同一份检验报告,抗菌产品做抑菌试验、抑菌产品做抗菌试验。 5. 标签说明书宣传内容:是否出现禁止标注内容,使用范围、使用方法、抑杀微生物类别是否有检验报告,是否符合《消毒产品标签说明书管理规范》的要求。

参 考 文 献

[1] 中华人民共和国国家卫生和计划生育委员会. 消毒产品卫生安全评价规定[EB/OL]. (2014 - 06 - 27)[2019 - 02 - 03]. http://www. nhc. gov. cn/zhjcj/s9139/201407/1046fe10c0984ab19f7c63720e89f71a. shtml.
[2] 中华人民共和国国家卫生健康委员会. 消毒产品卫生安全评价技术要求[EB/OL]. (2018 - 10 - 10)[2019 - 02 - 03]. http://wsbz. nhfpc. gov. cn/wsbzw/upload/news/493e5f2908b846caa134b1c2ff84435c. pdf.

附表143 – 1 消毒药械资质审核登记表

消毒产品名称:	消毒产品类别:一类□ 二类□ 三类□
消毒产品生产企业	

企业名称				
营业执照	编号：		有效期：	年　月　日
消毒产品生产企业 卫生许可证	生产类别：			
	有效期：　　年　月　日至　　年　月　日			
消毒产品卫生 安全评价报告	有效期：　　年　月　日至　　年　月　日			
	标签(铭牌)、说明书符合标准、规范：是□　　否□			
	检测报告 (原件)	格式是否符合 WS 628—2018 附录要求：是□　否□		
		检测机构：		
		检测项目是否符合 WS 628—2018 要求：是□　否□		
		报告日期：		
		结论：		
	企业标准/质量标准：			
	进口产品生产国(地区)允许生产销售的证明文件：有□　无□			
	进口产品报关单：有□　无□			
	产品配方(原件)：有□　无□			
	消毒器械结构图(原件)：有□　无□			
	全国消毒产品网上备案信息服务平台检索结果：有□　无□			
消毒产品经营企业				
企业名称				
营业执照	编号：		有效期：	年　月　日
消毒产品授权委托书	生产企业对经营企业	有效期：		
	经营企业对个人	有效期：		

审核情况			
审核日期		审核人	
审核部门(章)		审核意见	
医院感染管理部门负责人签字:			

说明：

1. 新消毒产品(新材料、新工艺技术和新杀菌原理生产消毒剂和消毒器械)应提供卫生许可批件。

2. 上市后的消毒产品有以下情形改变的,消毒产品生产企业应对相关检验项目重新检测并更新评价资料：

(1) 实际生产地址迁移、另设分厂或车间、转委托生产加工的；

(2) 消毒剂、抗(抑)菌制剂、生物指示物、化学指示物、带有灭菌标识的灭菌物品包装物及 PCD 延长产品有效期的；

(3) 消毒剂、消毒器械和抗(抑)菌制剂增加使用范围或改变使用方法的；

(4) 第一类消毒产品卫生安全评价报告四年有效期满前。

3. 所有检测项目应使用同一个批次产品完成,补做检验项目的可使用不同批次,并重新测定有效成分含量、pH,其中有效成分为非单纯化学成分的产品应重新测定一项抗力最强的微生物杀灭(或抑制)试验和 pH。

4. 同一个消毒产品涉及不同类别时,应当以较高风险类别进行管理。